T0279401

LA SOLUCIÓN HEARTMATH

Doc Childre y Howard Martin, con Donna Beech

LA SOLUCIÓN HEARTMATH

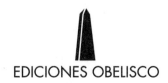

EDICIONES OBELISCO

Si este libro le ha interesado y desea que le mantengamos informado
de nuestras publicaciones, escríbanos indicándonos qué temas son de su interés
(Astrología, Autoayuda, Psicología, Artes Marciales, Naturismo,
Espiritualidad, Tradición…) y gustosamente le complaceremos.

Puede consultar nuestro catálogo en www.edicionesobelisco.com

*Los editores no han comprobado la eficacia ni el resultado de las recetas,
productos, fórmulas técnicas, ejercicios o similares contenidos en este libro.
Instan a los lectores a consultar al médico o especialista de la salud ante
cualquier duda que surja. No asumen, por lo tanto, responsabilidad alguna
en cuanto a su utilización ni realizan asesoramiento al respecto.*

Colección Espiritualidad y Vida interior
LA SOLUCIÓN HEARTMATH
Doc Childre y Howard Martin, con Donna Beech

Título original: *The HeartMath Solution*

1.ª edición: mayo de 2022

Traducción: *Raquel Mosquera*
Maquetación: *Juan Bejarano*
Corrección: *TsEdi, Teleservicios Editoriales, S. L.*
Diseño de cubierta: *Enrique Iborra*

© 1999, Doc Childre & Howard Martin
Publicado por acuerdo con HarperOne, sello editorial de HarperCollins Publishers
(Reservados todos los derechos)
© 2022, Ediciones Obelisco, S. L.
(Reservados los derechos para la presente edición)

Edita: Ediciones Obelisco, S. L.
Collita, 23-25. Pol. Ind. Molí de la Bastida
08191 Rubí - Barcelona - España
Tel. 93 309 85 25
E-mail: info@edicionesobelisco.com

ISBN: 978-84-9111-859-6
Depósito Legal: B-7.819-2022

Impreso en los talleres gráficos de Romanyà/Valls S. A.
Verdaguer, 1 - 08786 Capellades - Barcelona

Printed in Spain

Dedicatoria

Este libro está dedicado a ayudar a los millones de personas que desean aprender más sobre cómo alinear la mente con el corazón y a aquellos que se están dando cuenta de que ha llegado el momento de adquirir habilidades prácticas de gestión emocional para sobrevivir y prosperar en el cambiante mundo actual.

Nota importante para el lector

El material de este libro pretende ofrecer una visión general de las nuevas investigaciones relacionadas con el papel del corazón en el bienestar. Esta investigación está ampliamente referenciada para los lectores que deseen seguir investigando y estudiando. Se ha hecho todo lo posible para proporcionar la información más precisa, fiable y actual. Cualquier sugerencia de técnicas, tratamientos o cambios en el estilo de vida a los que se hace referencia o que están implícitos en este libro deben llevarse a cabo sólo con la orientación de un médico, terapeuta o profesional de la salud titulado. Las ideas, sugerencias y técnicas de este libro no deben utilizarse en sustitución de terapias y recomendaciones médicas adecuadas.

Prólogo

Es raro que uno se encuentre con una solución que vaya mucho más allá del problema original, pero ése ha sido mi caso con el trabajo evolutivo de HeartMath.

En la vida moderna encontramos referencias al corazón en muchos contextos diferentes: sentimos amor en nuestro «corazón» o sentimos una «conexión de corazón»; ponemos nuestro «corazón» en un proyecto o en nuestro trabajo; nos llega «al corazón» un cumplido o una crítica; nuestro valor es una medida de nuestro «corazón» o «nos sale del corazón» cuando actuamos con compasión. Sin embargo, ¿qué significa en realidad «corazón» en estas expresiones cotidianas? Desde luego, la palabra no se refiere al órgano llamado corazón que estudié durante mi formación médica, que bombea cada segundo para suministrar oxígeno y los nutrientes de la sangre a nuestras células por todo el cuerpo.

La medicina occidental convencional habla del corazón únicamente en términos de su función fisiológica. En esa definición médica, el corazón es un órgano muscular de varias cámaras atravesado por circuitos eléctricos. El corazón se describe a menudo como una bomba y las arterias como tuberías, es decir, el equivalente biológico de la bomba del pozo y las tuberías de una casa. Esta descripción contrasta tanto con nuestro sentido emocional del corazón que uno se pregunta si existe alguna conexión entre lo literal y lo figurado, o lo físico y lo místico. Esta pregunta es la base de la solución

HeartMath, y su respuesta puede tener un efecto significativo en la salud y el bienestar general.

La diferencia entre la definición física y emocional de «corazón» tiene su origen en la división entre el cuerpo y la mente tan extendida en la medicina actual. Hemos separado el papel de nuestros pensamientos y tensiones diarias de los efectos que producen en el cuerpo físico. A lo largo de su formación médica, a los médicos se les habla de las causas bacterianas, metabólicas, tóxicas y de otros tipos de enfermedades físicas, pero la relación de nuestros pensamientos y emociones con el cambio físico se ignora en su mayor parte. Esto ha conducido en gran medida a un modelo médico que puede resultar deshumanizado al centrarse únicamente en las manifestaciones físicas específicas de la enfermedad, perdiendo así de vista a la persona en su totalidad.

La respuesta de los profesionales sanitarios preocupados por esta división entre cuerpo y mente ha sido el desarrollo de campos como la medicina psicosomática y conductual y, más recientemente, los estudios de psiconeuroinmunología. Para subsanar esta división, han surgido nuevas prácticas que se han denominado «holísticas», «complementarias» o «integradoras», prácticas que buscan integrar y abordar todo el espectro del cuerpo, la mente y el espíritu. HeartMath, cuya belleza reside en su sencillez y profundidad, es uno de estos enfoques.

Como médico, me fascina la relación entre el tiempo y la salud. La mayoría de nosotros, en la sociedad moderna, tenemos la sensación de que nunca tenemos suficiente tiempo, un sentimiento que se traduce en el frenesí y las prisas que subyacen a todo nuestro estrés y conducen a graves enfermedades y trastornos. Al reconocer que el tiempo es la dimensión rítmica de la vida, he empezado a ver que la salud es un delicado equilibrio de ritmo, mientras que la enfermedad es el resultado de la falta de éste. En una época en la que el caos y la falta de ritmo forman parte de la vida cotidiana, es esencial que desarrollemos ejercicios que ayuden a restablecer y regular los ritmos normales y así promover la salud. El trabajo que Doc

Childre y Howard Martin presentan en *La solución HeartMath* muestra una forma significativa de modificar los patrones y ritmos dentro del cuerpo físico, restaurando la salud a través de la comprensión del corazón como algo más que una bomba física y viendo cómo los propios ritmos se regulan mediante el amor.

Este libro muestra en profundidad cómo el corazón se halla en el centro de nuestro cuerpo y en el centro de cómo pensamos y sentimos. La «solución» se deriva de comprender que el corazón es tanto un objeto físico como un órgano rítmico y el amor mismo. Reconoce al corazón como la fuerza rítmica central del cuerpo y nos muestra cómo utilizar el poder coherente del amor para gestionar nuestros pensamientos y emociones. Como un guijarro que crea una estela de ondas cuando se arroja en un lago en calma, así el amor y los sentimientos positivos en el corazón crean un ritmo que difunde la salud y el bienestar por todo el cuerpo. En la medicina moderna, esto es difícil de entender debido a nuestra tendencia a separar y diferenciar la mente y la materia, o las emociones y el cuerpo físico, en lugar de reorganizar la interconexión entre ellos.

Cuando conocí HeartMath, me sorprendió su inusual combinación de investigación científica y sabiduría emocional. Conocía los estudios que sugerían que la meditación o los buenos pensamientos pueden hacer que una persona se sienta mejor, menos deprimida o más sana, pero estos estudios podrían considerarse ciencia «blanda». Sin embargo, aquí había estudios que mostraban cambios significativos en los patrones del ritmo cardíaco y la química sanguínea. HeartMath representa un importante punto de convergencia: mostrar realmente el impacto de sentir amor, compasión y gratitud en las condiciones fisiológicas subyacentes. Este trabajo demuestra claramente que el uso de los ejercicios de HeartMath puede afectar profundamente a nuestra salud y tener un efecto positivo en la forma en que pensamos, sentimos, trabajamos y nos relacionamos en todos los aspectos de la vida.

Si nos tomamos en serio este libro, nos veremos a nosotros mismos, a los demás y al mundo que nos rodea de forma muy diferente para siempre. La investigación de HeartMath confirma nuestra comprensión intuitiva del corazón con una ciencia sólida y explica cómo el campo electromagnético que irradia el corazón puede afectar a quienes nos rodean. Las herramientas y técnicas de HeartMath nos muestran cómo pasar del pensamiento lineal a la percepción intuitiva, proporcionando una mayor inteligencia y soluciones creativas a nuestros retos presentes y futuros.

La solución HeartMath es prometedora para una sociedad que considera la ciencia como su religión y que exige estudios científicos y resultados con cambios numéricos significativos antes de conceder credibilidad al enfoque. El poder de HeartMath radica en que está arraigado tanto en la investigación y la comprensión científica como en la sabiduría del amor. Proporciona un nuevo (a la par que antiguo) significado al «corazón», que abarca todos los aspectos de lo que sabemos que es.

—Dr. Stephan Rechtschaffen, autor de *¡Cambie el ritmo!: aprenda a crear tiempo para disfrutar de la vida,* y presidente del Instituto Omega.

Agradecimientos

La creación de *La solución HeartMath* ha sido toda una experiencia desde su inicio hasta su finalización. Aunque existen otros libros sobre aspectos específicos de HeartMath, este libro se escribió con el fin de reunir muchos de estos elementos en una sola obra y, al mismo tiempo, presentar nueva información, aplicaciones y experiencias obtenidas en los últimos años. Para lograr ese objetivo y crear un libro definitivo sobre HeartMath, hemos necesitado la ayuda y el apoyo de muchas personas.

Muchos amigos y colegas han dedicado años de servicio, tanto a nivel personal como profesional, a desarrollar e implementar el sistema HeartMath. Algunos de ellos han aportado valiosas contribuciones a este libro, y sin duda seguirán contribuyendo de muchas maneras (visibles y no visibles) a su éxito. Nos gustaría hacerles llegar nuestro agradecimiento.

Muchas gracias a:

Sara Paddison, presidenta del Instituto HeartMath, por su incansable dedicación, orientación y dirección, y por su inestimable ayuda en el proyecto de *La solución HeartMath*.

Deborah Rozman, vicepresidenta ejecutiva de HeartMath LLC, por su inconmensurable ayuda en la redacción de este libro y por sus contribuciones a la externalización de HeartMath a través de su formación en psicología y sus habilidades empresariales, liderazgo y representación pública.

Rollin McCraty, director de investigación del Instituto HeartMath, y sus colegas, por llevar a cabo una investigación científica de vanguardia que está creando un nuevo modelo de visión del corazón y mejorando la salud de miles de personas.

Bruce Cryer, vicepresidente de desarrollo empresarial global de HeartMath LLC, y su equipo, que han llevado este trabajo con tanta habilidad y eficacia a empresas y organizaciones de todo el mundo.

Joseph Sundram, por su servicio dedicado a hacer llegar HeartMath a las agencias gubernamentales y al ejército, así como a los desfavorecidos, que tanta ayuda necesitan.

Jeff Goelitz y Stephanie Herzog, por las innovadoras contribuciones que están aportando en la educación y el desarrollo infantil.

David McArthur, por su profundo compromiso para proporcionar HeartMath a organizaciones religiosas de todo tipo.

Jerry Kaiser y Robert Massy, por el trabajo innovador que están realizando con proveedores de servicios sanitarios y personas con problemas de salud.

Un agradecimiento especial a Kathryn McArthur, Dana Tomasino, Wendy Rickert y Mike Atkinson por ocuparse de los numerosos detalles necesarios para completar este libro.

Hay muchas más personas a las que dar las gracias, como mínimo, así que les agradecemos a todos su sincero trabajo, su apoyo y su profunda amistad.

Mucho amor y respeto para todo el personal y el Instituto HeartMath, HeartMath LLC, y nuestros socios y asociados en todo el mundo.

También nos gustaría dar las gracias a todo el personal de Harper San Francisco por creer y apoyar *La solución HeartMath*. Gracias también a Donna Beech, la excelente escritora colaboradora que nos ayudó a lo largo de la redacción de este libro haciéndolo aún más divertido, y a nuestro agente, Andrew Blauner, que sin duda sería finalista del premio al «Agente literario más sincero» si alguna vez se concediera.

Apreciamos mucho el duro trabajo y el sincero cuidado que estas numerosas personas han invertido en este libro.

Doc Childre y Howard Martin

Introducción

El sistema HeartMath, del que se derivó *La solución HeartMath*, fue creado por Doc Childre, un investigador del estrés, autor y asesor de líderes en negocios, ciencia y medicina. HeartMath ofrece una visión innovadora de la psicología, la fisiología y el potencial humano, que proporciona un nuevo modelo de vida eficiente en el mundo moderno.

Doc ha pasado la mayor parte de su vida adulta investigando y desarrollando el sistema HeartMath. Su objetivo con este sistema ha sido proporcionar a las personas la capacidad de desarrollar una nueva inteligencia y unos sentimientos más afectuosos y compasivos que les ayuden a enfrentarse a los numerosos retos de la vida con resiliencia y aplomo. Fue por este sincero deseo de ayudar a la gente por lo que, en 1991, Doc, junto con un pequeño grupo de profesionales que representaban un amplio espectro de talentos, experiencia y conocimientos, fundó el Instituto HeartMath, una organización educativa y de investigación sin ánimo de lucro. La investigación del instituto ha hecho incursiones pioneras en los campos de la neurociencia, la cardiología, la psicología, la fisiología, la bioquímica, la bioelectricidad y la física. Para impulsar sus objetivos de investigación, el instituto formó un consejo asesor científico compuesto por líderes en muchos de los campos mencionados para proporcionar orientación y revisión por expertos. Esta colaboración ha dado lugar a los apasionantes nuevos descubrimientos que se presentan en este libro.

Las técnicas científicamente validadas del sistema HeartMath han sido integradas en seminarios y consultorías impartidas por HeartMath LLC, la organización maestra de formación autorizada por el instituto y dirigida por Doc Childre, y a través de sus formadores autorizados en todo el mundo.

En la actualidad, el sistema HeartMath se imparte oficialmente en cuatro continentes en diversos contextos sociales, como empresas, organismos gubernamentales, instituciones sanitarias y sistemas educativos.

He formado parte del desarrollo de HeartMath durante casi treinta años, desempeñando muchos papeles durante las distintas etapas de crecimiento del sistema. Durante los últimos ocho años, he sido principalmente empresario, formador y portavoz de HeartMath.

En la actualidad, soy vicepresidente ejecutivo y jefe creativo de HeartMath LLC, una empresa de marketing de ventas que crea y publica productos basados en el sistema HeartMath. Estas funciones me han colocado en una posición central para gran parte de lo que HeartMath está haciendo en el mundo. He tenido la oportunidad de contribuir a este libro y expresar algo de lo que he aprendido sobre el corazón, sobre mí mismo, sobre la gente y sobre la vida durante estos muchos años. Me siento honrado de hacerlo y agradezco sinceramente la oportunidad.

Empecé a descubrir el corazón cuando era un joven músico de rock que vivía en Carolina del Norte. Mientras intentaba dar un sentido coherente a una vida que sólo podía calificarse como bastante caótica, empecé a escuchar la voz de mi corazón. Descubrí que a menudo me proporcionaba una brújula fiable para tomar decisiones importantes, lo que fue motivación suficiente para seguir adelante. Afortunadamente, mi asociación con Doc y su trabajo durante este tiempo me ofreció la oportunidad de aprender más. Desarrollar el respeto por la inteligencia del corazón a una edad temprana ha sido, con diferencia, lo que más ha contribuido a mi éxito en la vida.

Una de las intenciones de este libro es confirmarte a ti, lector, lo que quizás ya sientas o sepas: que el corazón está implicado en la comprensión de uno mismo, de las personas y de la vida. Si te tomas a pecho lo que lees y haces un esfuerzo, aunque sea pequeño pero sincero, por aplicar lo que aprendes, experimentarás un profundo cambio en tus percepciones y emociones, y la vida responderá en consecuencia. No necesitarás años para beneficiarte de la solución HeartMath. De hecho, te ahorrará años de búsqueda de respuestas que están tan cerca como pasar de la mente al corazón.

Hoy en día, no hay tiempo suficiente para que todo el mundo se dedique a convertirse en seres humanos más inteligentes y solidarios. Nuestros retos actuales y futuros exigen el descubrimiento de nuevas fuentes internas necesarias para cambiar a un ritmo más rápido. El sencillo sistema que se ofrece en *La solución HeartMath* muestra cómo establecer una conexión directa con el recurso de la inteligencia intuitiva del corazón. A medida que las personas desarrollan esta inteligencia, les da el poder que necesitan para gestionar su mente y sus emociones y lograr una mayor capacidad para crear cambios positivos en la sociedad.

La solución HeartMath presenta tres tipos de información: conceptos, herramientas y técnicas, e investigación biomédica, psicológica y de ciencias sociales. La combinación de estos elementos proporciona un sistema integral para liberar el potencial innato y lograr un rápido avance personal, interpersonal y social.

En el mundo actual, muchas personas confían en la ciencia y la tecnología, y obtienen valiosos conocimientos, inspiración y comodidad de los avances y mejoras de la vida que proporciona la ciencia. Otros intuyen que la fe en la ciencia puede ser limitante, que se necesita algo más para la realización del espíritu humano.

Uno de los aspectos emocionantes de la vida en la cúspide del nuevo siglo es que la gente percibe la posibilidad de una fusión entre la ciencia y el espíritu. Como verás en este libro, nuestros años de experiencia, práctica e investigación nos dicen que el corazón es la puerta de entrada a esta unión.

Gracias a las investigaciones del instituto, en conjunción con las de otros, hemos podido construir un caso convincente de que el corazón tiene una inteligencia que influye en nuestras percepciones. Nuestro reto de investigación ha sido ver si (y de qué manera) el «corazón» filosófico o metafórico y el corazón físico interactúan. Hemos descubierto que sí lo hacen, y de varias maneras. Sin embargo, por muy impresionante que sea lo que hemos descubierto, aún queda mucho por aprender. Dado que los instrumentos científicos disponibles no pueden medir todos los efectos del corazón, la imagen total aún no está completa. Los neurocardiólogos y otros científicos están empezando a trazar las vías y a comprender la mecánica de la comunicación entre el corazón y el cerebro.

Más allá de lo que hemos podido demostrar a través de la ciencia, nuestra teoría es que el corazón nos vincula con una inteligencia superior a través de un dominio intuitivo en el que se funden el espíritu y la humanidad. Este dominio intuitivo es algo mucho más grande de lo que la capacidad perceptiva de la raza humana ha sido capaz de captar, pero podemos desarrollar esa capacidad perceptiva a medida que aprendemos a hacer lo que los sabios y los filósofos nos han pedido desde hace siglos: escuchar y seguir la sabiduría del corazón.

Podemos aprender mucho de la ciencia, pero no tenemos que esperar a que la ciencia lo demuestre todo para poder acceder a la sabiduría y la inteligencia de nuestro corazón. Muchas personas intuyen que ese acceso es posible; de hecho, lo anhelan, sólo que no saben cómo lograrlo. Están esperando un método fiable.

La solución HeartMath ofrece una metodología paso a paso para que las personas desarrollen la inteligencia intuitiva de su propio corazón. No es el único sistema para equilibrar la mente y las emociones y contactar con la intuición del corazón, pero es un sistema que *funciona*. HeartMath está siendo aplicado con éxito por muchos miles de personas que utilizan de forma sistemática las herramientas y técnicas que ofrecemos para aumentar su conciencia.

Con el aumento del estrés en el mundo, las personas buscan formas de encontrar más equilibrio mental y emocional en sus vidas. A medida que despiertan ante nuevas posibilidades, se motivan para gestionarse mejor a nivel mental y emocional en áreas que han evitado o no han sabido abordar. Estas personas se convierten en pioneras que sientan las bases para los demás.

Mi esperanza al compartir este trabajo es ayudar a la gente a experimentar un grado mucho mayor de bienestar mental y emocional, una mayor conciencia y plenitud. Una cosa que he aprendido de la práctica del sistema HeartMath es que la realización comienza en el interior y luego se hace evidente en el exterior, donde se puede apreciar más.

Si la realización que supera las expectativas puede ocurrirme a mí, también puede ocurrirte a ti. Creo sinceramente que todas las cosas buenas que me han llegado lo han hecho porque he aprendido a escuchar y seguir a mi corazón. *La solución HeartMath* presenta una manera de hacer exactamente eso. En nombre de Doc y en el mío propio, ¡que lo *disfrutes*!

Howard Martin

PARTE 1

LA INTELIGENCIA DEL CORAZÓN

La solución HeartMath es un sistema integral que proporciona información, herramientas y técnicas para acceder a la inteligencia de tu corazón. La parte 1 está diseñada para proporcionarte la base necesaria para dar el primer paso de la solución HeartMath: reconocer la inteligencia de tu corazón.

Esta primera sección describirá la inteligencia del corazón, explicará cómo funciona y analizará por qué es tan importante. Se presentarán investigaciones científicas que revelan la existencia de una inteligencia que reside en el corazón y muestran cómo éste se comunica con el cerebro y el resto del cuerpo. Esta investigación ha demostrado que cuando la inteligencia del corazón está involucrada, puede reducir la presión arterial, mejorar el sistema nervioso y el equilibrio hormonal, y facilitar la función cerebral.

Para que la mente, las emociones y el cuerpo rindan al máximo, el corazón y el cerebro deben estar en armonía. Aprender a alinear estas dos fuentes de inteligencia integradas pero separadas es otra parte importante de esta sección.

En la parte 1:

- Te darás cuenta de la importancia de la inteligencia del corazón.
- Comprenderás la comunicación biológica entre el corazón, el cerebro y el resto del cuerpo.
- Distinguirás la diferencia entre la cabeza y el corazón.

CAPÍTULO 1

MÁS ALLÁ DEL CEREBRO: EL CORAZÓN INTELIGENTE

Eran las 5:45 de la mañana del martes 6 de febrero de 1995. Estábamos en el centro de negocios de HeartMath en Boulder Creek, California. La doctora Donna Willis, editora médica del programa *Today* de la NBC, había llamado la tarde anterior para decir que habían decidido emitir un segmento sobre nuestro trabajo a la mañana siguiente. Lo iban a llamar «Amor y Salud». La doctora Willis empezaría con un resumen de las investigaciones del Instituto de HeartMath sobre la energía eléctrica producida por el corazón. A continuación, hablaría a Bryant Gumbel y a los espectadores de nuestra técnica Freeze-frame®, que utiliza el poder del corazón para controlar la mente y las emociones.

—Tendremos sólo unos segundos para darles tu número –dijo el doctor Willis–, pero tal vez quieras poner a algunos de los tuyos al teléfono, por si acaso.

Con poco tiempo para prepararnos, rápidamente dispusimos que nuestro personal llegara temprano para atender cualquier llamada, ¡y fue una suerte que lo hiciéramos! En cuanto el número de teléfono apareció en la pantalla, la centralita se iluminó. Durante el resto del día hasta la noche y al día siguiente durante todo el día, recibimos llamadas casi continuamente. Cada vez que el programa se emitía en una nueva zona horaria, llegaba otra oleada de llamadas.

Hablamos con miles de personas de todo el país, desde padres anónimos en guetos de grandes ciudades hasta líderes de la ciencia, la medicina, la empresa, la educación y la religión. Antes de que terminara, habíamos recibido llamadas de todo el mundo; todo ello a raíz de un segmento de cuatro minutos en un programa de televisión nacional en el que aparecía nuestro número de teléfono en la pantalla durante cinco breves segundos. ¿Por qué fue tan magnética esa breve mención al corazón?

Las personas que nos llamaron sabían instintivamente que el corazón desempeñaba un papel importante en su bienestar general. «Lo sabía desde el principio», decían, y ahora estaban ansiosos por saber más. Querían saber cómo podían utilizar sus pensamientos y sentimientos para mejorar su salud mental, emocional y física. Otras personas, que asociaban el corazón con el amor, se preguntaban qué podían hacer para traer más «corazón» a sus vidas.

Esta respuesta inmediata confirmó aún más nuestra antigua creencia de que la gente está dispuesta a poner el corazón a trabajar en sus vidas. Sin conocer los detalles, intuyen que los sentimientos afectuosos y positivos están relacionados de algún modo con la salud y hacen todo lo posible por fomentar esos sentimientos en sus vidas.

La mayoría de la gente prefiere ser afectuosa y sentirse agradecida que resentida y deprimida. Pero, a menudo, el mundo que nos rodea parece girar fuera de control. A pesar de nuestras mejores intenciones, es difícil mantener nuestro equilibrio emocional cuando nos enfrentamos cada día (a veces cada hora) a situaciones estresantes.

A todos nos han dicho en algún momento que sigamos a nuestro corazón, y en principio parece una gran idea. Pero el problema es que seguir realmente a nuestro corazón (y amar a la gente, incluidos nosotros mismos) es mucho más fácil de decir que de hacer. ¿Por dónde empezamos? La gente *habla* de seguir al corazón, pero nadie nos muestra cómo hacerlo. ¿Qué significa realmente seguir al corazón? ¿Y cómo nos amamos a nosotros mismos? Aparte de que el amor es un sentimiento bonito, ¿por qué deberíamos amar a otras personas? Te mostraremos un enfoque práctico y sistemático para responder a estas preguntas por ti mismo y te explicaremos los enormes beneficios que obtendrás al hacerlo.

En los últimos veinte años, los científicos han descubierto nuevos datos sobre el corazón que nos hacen ver que es mucho más complejo de lo que habíamos imaginado. Ahora tenemos pruebas científicas de que el corazón nos envía señales emocionales e intuitivas para ayudar a gobernar nuestras vidas. En lugar de limitarse a bombear sangre, dirige y alinea muchos sistemas del cuerpo para que puedan funcionar en armonía unos con otros. Y aunque el corazón está en constante comunicación con el cerebro, ahora sabemos que toma muchas de sus propias decisiones.

Debido a esta nueva evidencia, tenemos que reconsiderar toda nuestra actitud respecto a «seguir a nuestro corazón». En el Instituto HeartMath (IHM), los científicos han descubierto que el corazón es capaz de transmitirnos mensajes y ayudarnos mucho más de lo que nadie sospechaba. A lo largo de este libro, compartiremos las investigaciones que proporcionan nuevas pruebas del poder de la inteligencia del corazón y mostraremos cómo esa inteligencia puede tener un impacto medible en nuestra toma de decisiones, nuestros problemas de salud, nuestra productividad en el trabajo, la capacidad de aprendizaje de nuestros hijos, nuestras familias y la calidad general de nuestras vidas.

Es hora de volver a examinar el corazón. Como sociedad, tenemos que sacar el concepto de corazón de su confinamiento en la religión y la filosofía y ponerlo en la «calle», donde más se necesita. La solución HeartMath es un sistema completo que te proporcionará nueva información sobre la inteligencia del corazón, nuevas herramientas, técnicas y ejercicios para acceder a esa inteligencia, e instrucciones y ejemplos sobre cómo y cuándo aplicarla para mejorar tu vida.

La investigación biomédica, psicológica y de ciencias sociales que se presenta en este libro proporciona los fundamentos de la solución HeartMath. A medida que aprendas y apliques este sistema, obtendrás rápidamente nuevas soluciones a los problemas, nuevos conocimientos y una mayor comprensión de ti mismo, de los demás, de la sociedad y de la vida misma.

El corazón no es sensiblero ni sentimental; es inteligente y poderoso, y creemos que es la promesa para el siguiente nivel de desarrollo humano y para la supervivencia de nuestro mundo.

Al entrar en el nuevo milenio, nuestra sociedad, cada vez más globalizada, se enfrenta a enormes desafíos: las estructuras de poder del mundo están cambiando; los líderes sufren falta de credibilidad; la tecnología está conectando rápidamente el mundo a través de la televisión por satélite e Internet creando tanto oportunidades como desafíos; cada vez más naciones adquieren capacidades nucleares; las amenazas del terrorismo, los cambios climáticos globales y la incertidumbre prevalecen, y muchas instituciones y sistemas importantes en los que confiamos para la seguridad y el orden están fuera de control.

En gran parte debido a todo este cambio, el estrés está en su punto más álgido. Como dijo Albert Einstein hace años: «Los problemas importantes a los que nos enfrentamos hoy no pueden resolverse con el mismo nivel de pensamiento que teníamos cuando los creamos». Desarrollar la capacidad de afrontar el reto de vivir en un mundo estresante y en constante cambio es ahora más importante que nunca. Vivir feliz y de forma saludable en toda la agitación que trae el progreso requiere explorar nuevas ideas.

Hace cientos de años era obvio para todos que la Tierra era plana. Este hecho era claramente observable; la tierra se extendía hasta donde se podía ver. Sin embargo, cuando se dispuso de medios para viajar más lejos y observar mejor, todo cambió. En el siglo xv, las exploraciones de Colón y Magallanes demostraron al mundo lo que Copérnico ya había calculado matemáticamente: a pesar de las apariencias, la Tierra es redonda. Entonces Galileo verificó la teoría de Copérnico de que la Tierra gira alrededor del Sol, y no al revés. En el lapso de unas pocas décadas, nuestro mundo se había puesto patas arriba.

En el reino del corazón, los Magallanes han regresado con noticias de nuevas y extrañas tierras. Nos dicen: «Nuestros antiguos modelos se basaban en información limitada».[1] Nuevos descubrimientos revelan ahora que dentro de cada uno de nosotros existe una inteligencia organizadora y central que puede elevarnos más allá de nuestros problemas y hacia una nueva experiencia de plenitud incluso en medio del caos. Se trata de una fuente intuitiva y rápida de sabiduría y percepción clara, una inteligencia que abarca y fomenta tanto la inteligencia mental como la emocional. La llamamos «inteligencia del corazón».

La inteligencia del corazón es el flujo inteligente de conciencia y perspicacia que experimentamos una vez que la mente y las emociones entran en equilibrio y coherencia a través de un proceso autoiniciado. Esta forma de inteligencia se experimenta como un conocimiento directo e intuitivo que se manifiesta en pensamientos y emociones que son beneficiosos para nosotros y para los demás.

La solución HeartMath proporciona una forma sistemática de activar y desarrollar conscientemente esta inteligencia del corazón. Con esa solución, podemos aprender a ampliar nuestra conciencia y aportar una nueva coherencia a nuestras vidas. En resumen, podemos ir más allá del cerebro.

Exploración temprana del corazón

Cuando yo (Doc) fundé el Instituto HeartMath en 1991, mis colegas y yo nos embarcamos en un estudio en profundidad de la obra e investigaciones publicadas sobre el corazón. Habiendo experimentado mejoras significativas en nuestras propias vidas a través de la práctica de escuchar y seguir a nuestros corazones, dirigimos nuestra curiosidad a la investigación de *cómo* y *por qué* funciona ese proceso. Nos preguntamos: «¿El corazón opera simplemente bajo la direc-

---

1. DOSSEY, L.: *Space, Time & Medicine,* p. 11. Shambhala, Boston, 1985. (Trad. español: *Tiempo, espacio y medicina.* Kairós, 2006).

ción del cerebro, o posee una especie de inteligencia que influye en nuestra mente y nuestras emociones?». Queríamos entender cómo el corazón físico se comunica con el cuerpo y cómo influye en todo nuestro sistema.

Aunque las palabras «corazón» y «matemáticas» rara vez se utilizan juntas, me pareció que esta combinación que invita a la reflexión reflejaba los dos aspectos más esenciales de nuestro trabajo. La palabra «corazón» tiene un significado para casi todo el mundo, por supuesto. Cuando pensamos en el «corazón», pensamos en el corazón físico, así como en cualidades como la sabiduría, el amor, la compasión, la cortesía y la fuerza; los aspectos más importantes de todos los seres humanos. La palabra «matemáticas» también resulta familiar para la mayoría de las personas. En el contexto de «HeartMath», se refiere a los peldaños del sistema: el enfoque de las tuercas y los tornillos para desplegar de forma sistemática las cualidades del «corazón». También se refiere a las ecuaciones fisiológicas y psicológicas para acceder y desarrollar el increíble potencial del corazón. El término «HeartMath» representa, pues, la importancia del fuego y la precisión en nuestra exploración del corazón.

Durante siglos, poetas y filósofos han intuido que el corazón está en el centro de nuestras vidas. Saint-Exupéry, tal vez el autor más espontáneamente infantil de nuestro tiempo, escribió: «Y he aquí mi secreto, un secreto muy simple: sólo se puede ver bien con el corazón; lo esencial es invisible a los ojos».[2]

Las lenguas del mundo están llenas de frases hechas sobre el corazón. Las utilizamos para expresar nuestro conocimiento instintivo de que el corazón es la fuente de nuestras cualidades superiores. Cuando las personas son sinceras, solemos decir que «hablan desde el corazón». Cuando se vuelcan en una actividad, decimos que lo hacen «con todo el corazón». Cuando las personas traicionan sus propios intereses, comentamos que están «pensando con la cabeza,

2. DE SAINT-EXUPÉRY, A.: *The Little Prince*. Harcourt Brace Jovanovich, San Diego, 1943; cita p. 70. (Trad. español: *El principito*. Salamandra, 2019).

no con el corazón». Y cuando caen en la desesperación, nos preocupa que se hayan «descorazonado». Incluso nuestros gestos indican la importancia que damos al corazón: cuando las personas se señalan a sí mismas, generalmente lo hacen hacia el corazón.

En nuestras exploraciones, prestamos mucha atención a lo que se había escrito y dicho sobre el corazón a lo largo de la historia, preguntándonos si había algo más en la palabra «corazón» que una mera metáfora. Si nuestra cultura fuera la única que utiliza el corazón como metáfora de los sentimientos de alta calidad, podríamos considerar que no es más que un giro provincial transmitido por nuestros antepasados. Pero a lo largo de los siglos, en casi todas las culturas se ha hablado del corazón como fuente de sabiduría y de sentimientos y muchas religiones se refieren al corazón como la sede del alma o el lugar de conexión entre el espíritu y la humanidad.

Una de las observaciones que más nos ha intrigado es que, a lo largo de los tiempos, se ha hablado del corazón como fuente no sólo de la virtud, sino también de la inteligencia. El papel del corazón como inteligencia dentro del sistema humano es uno de los temas más frecuentes en las tradiciones antiguas y en los escritos de inspiración. Blaise Pascal afirmó: «Conocemos la verdad no sólo por la razón, sino también por el corazón». Lord Chesterfield escribió: «El corazón tiene tal influencia sobre el entendimiento que vale la pena involucrarlo en nuestro interés». Y Thomas Carlyle concluyó: «Es el corazón el que siempre ve, antes de que la cabeza pueda ver».

Muchas culturas antiguas, entre ellas la mesopotámica, la egipcia, la babilónica y la griega, sostenían que el órgano primario capaz de influir y dirigir nuestras emociones, nuestra moralidad y nuestra capacidad de decisión era el corazón y, en consecuencia, atribuían una enorme importancia emocional y moral a su comportamiento.

Perspectivas similares se encuentran en las biblias hebrea y cristiana, así como en las tradiciones china, hindú e islámica. El dicho del Antiguo Testamento en Proverbios 23, 7: «Porque como un hombre piensa en su corazón, así es él» se desarrolla en el Nuevo Testamento en Lucas 5, 22: «¿Qué razón tenéis en vuestros corazones?». Éstos son sólo dos ejemplos. Y en la antigua tradición judaica, el centro del corazón, uno de los *Sefirot* (centros de energía) se conoce como *Tiffer et* (belleza, armonía, equilibrio).

En la Cábala, el corazón es la Esfera Central, la única de las diez que toca todas las demás, y tiene fama de contener la clave de los misterios de la salud radiante, la alegría y el bienestar. El aspecto del equilibrio y la consecución del equilibrio corporal también se atribuye al corazón en las tradiciones yóguicas, que reconocen el corazón como la sede de la conciencia individual, el centro de la vida. En la práctica yóguica, el corazón físico se considera, tanto de forma literal como figurada, el guía o «gurú» interno, y con este fin, muchas prácticas yóguicas cultivan la conciencia del propio latido del corazón.

En la medicina tradicional china, el corazón se considera la sede de la conexión entre la mente y el cuerpo, formando un puente entre ambos. Se dice que la sangre del corazón alberga el *shen*, que puede traducirse como «mente» y «espíritu». Así pues, la mente o el espíritu se alojan en el corazón, y los vasos sanguíneos son los canales de comunicación que llevan los mensajes rítmicos vitales del corazón a todo el cuerpo, manteniendo todo en sincronía. No es de extrañar, pues, que la medicina china sostenga que el estado de cada órgano corporal, así como el funcionamiento integral del cuerpo en su conjunto, pueden evaluarse a través del pulso del corazón.

Mientras que en Occidente se considera que el pensamiento es exclusivamente una función del cerebro, la propia lengua china representa una perspectiva diferente. Los caracteres chinos para «pensar», «pensamiento», «intención», «escuchar», «virtud» y «amor» incluyen el carácter para «corazón». Un antiguo diccionario chino describe los «hilos de seda» que conectan el cerebro y el corazón. En el idioma japonés hay dos palabras distintas para describir el corazón: *shinzu* denota el órgano físico, mientras que *kokoro* se refiere a la «mente del corazón».[3]

---

3. CARR, S.: «The Heart as a Monarch, The Prime Meridian, Winter», pp. 1-13, 1996.

Todas estas concepciones tienen en común que el corazón alberga una «inteligencia» que opera independientemente del cerebro, pero en comunicación con él. ¿Están todas las culturas que comparten este punto de vista simplemente equivocadas, o quizás no son lo suficientemente sofisticadas a nivel científico para entender la inteligencia?

Una nueva comprensión del corazón

A pesar de las coloridas metáforas sobre el corazón que enriquecen los numerosos idiomas del mundo, a la mayoría de nosotros nos han enseñado que el corazón es sólo un músculo de unos trescientos gramos que bombea sangre y mantiene la circulación hasta que morimos. Cuando algo va mal, se contrata a un técnico (llamado médico) para que repare el órgano. En el peor de los casos, se sustituye la bomba por otra de alguien que acaba de morir. Esta visión biológica considera al corazón como una pieza de trabajo, desprovista de inteligencia o emoción independientes.

Desde el punto de vista biológico, la eficacia del corazón es sorprendente. El corazón funciona sin interrupción durante setenta u ochenta años, sin cuidados ni limpieza, sin reparaciones ni sustituciones. Durante un período de setenta años, late cien mil veces al día, aproximadamente cuarenta millones de veces al año (casi tres mil millones de pulsaciones en total). Bombea siete litros de sangre por minuto (más de trescientos ochenta litros por hora) a través de un sistema vascular de unos sesenta mil kilómetros de longitud (más de dos veces la circunferencia de la Tierra).[4]

El corazón empieza a latir en el feto antes de que se haya formado el cerebro. Los científicos aún no saben exactamente qué es lo que desencadena los latidos, pero utilizan la palabra «autorrítmico» para indicar que el latido se inicia por sí mismo desde el interior del corazón.

---

4. SCHIEFELBEIN, S.: «The powerful river», en POOLE, R.: *The Incredible Machine*. The National Geographic Society, Washington, D.C., 1986.

Cuando el cerebro empieza a desarrollarse, crece de abajo hacia arriba. Partiendo de la parte más primitiva del cerebro (el tronco encefálico), comienzan a surgir los centros emocionales (la amígdala y el hipocampo). Los investigadores del cerebro saben que el cerebro pensante se desarrolla a partir de las regiones emocionales. Esto dice mucho de la relación entre el pensamiento y el sentimiento. En un niño que aún no ha nacido, existe un cerebro emocional mucho antes de que exista uno racional, y un corazón que late antes que ninguno de los dos.

Aunque el origen del latido se encuentra en el propio corazón, se cree que el ritmo de los latidos está controlado por el cerebro a través del sistema nervioso autónomo. Pero, sorprendentemente, el corazón no necesita una conexión permanente con el cerebro para seguir latiendo. Por ejemplo, cuando alguien se somete a un trasplante de corazón, los nervios que van del cerebro al corazón se seccionan, y los cirujanos aún no saben cómo reconectarlos. Pero eso no impide que el corazón funcione. Después de que los cirujanos hayan implantado un corazón y restaurado su latido en el pecho de una nueva persona, el corazón sigue latiendo, aunque ya no hay conexión con el cerebro.

El cerebro del corazón

En los últimos años, los neurocientíficos han hecho un descubrimiento apasionante. Han descubierto que el corazón tiene su propio sistema nervioso independiente, un complejo sistema denominado «el cerebro del corazón». Hay al menos cuarenta mil neuronas (células nerviosas) en el corazón, tantas como las que se encuentran en varios centros subcorticales del cerebro.[5] El cerebro y el sistema nervioso intrínsecos del corazón transmiten información al cerebro del cráneo, creando un sistema de comunicación bidireccional entre

5. ARMOUR, J. y ARDELL, J.: *Neurocardiology.* Oxford University Press, Nueva York, 1984.

el corazón y el cerebro. Las señales enviadas desde el corazón al cerebro afectan a muchas áreas y funciones de la amígdala, el tálamo y el córtex.

La amígdala es una estructura con forma de almendra situada en el interior del sistema de procesamiento emocional del cerebro. Está especializada en los recuerdos emocionales fuertes. El córtex es donde se produce el aprendizaje y el razonamiento. Nos ayuda a resolver problemas y a distinguir el bien del mal. La amígdala, el tálamo y el córtex trabajan en estrecha colaboración. Cuando llega una nueva información, la amígdala evalúa su importancia emocional. Busca asociaciones, comparando lo que es familiar en la memoria emocional con esta nueva información que llega al cerebro. A continuación, se comunica con el córtex para determinar qué acciones serían apropiadas.[6]

El descubrimiento de que el corazón tiene su propio sistema nervioso (un «cerebro» que afecta a la amígdala, el tálamo y el córtex) ayuda a explicar lo que los fisiólogos John y Beatrice Lacey, del Instituto de Investigación Fels, descubrieron en los años setenta. En aquella época, se sabía que el sistema nervioso del cuerpo conectaba el corazón con el cerebro, pero los científicos suponían que el cerebro tomaba todas las decisiones. Las investigaciones de los Lacey demostraron que ocurría algo más.

Los Lacey descubrieron que cuando el cerebro enviaba «órdenes» al corazón a través del sistema nervioso, éste no obedecía de forma automática. En su lugar, el corazón respondía como si tuviera su propia lógica distintiva. A veces, cuando el cerebro enviaba una señal de excitación al cuerpo en respuesta a los estímulos, los latidos del corazón se aceleraban en consecuencia. Pero, con frecuencia, se ralentizaba mientras otros órganos respondían a la estimulación. La selectividad de la respuesta del corazón indicaba que no se limitaba a responder de forma mecánica a una señal del cere-

---

6. LeDoux, J.: *The Emotinal Brain: The Mysterious Underpinnings of Emotional Life*. Simon & Schuster, Nueva York, 1996.

bro. Más bien, la respuesta del corazón parecía depender de la naturaleza de la tarea en cuestión y del tipo de procesamiento mental que requería.

Y lo que es más intrigante, los Lacey descubrieron que el corazón parecía enviar mensajes al cerebro que éste no sólo entendía, sino que obedecía. Y parecía que estos mensajes del corazón podían influir realmente en el comportamiento de una persona.[7]

Los Lacey y otros descubrieron que los latidos de nuestro corazón no son sólo los latidos mecánicos de una bomba diligente, sino un lenguaje inteligente que influye de forma significativa en nuestra forma de percibir y reaccionar ante el mundo. Investigadores posteriores también descubrieron que los patrones de latidos rítmicos del corazón se transforman en impulsos neuronales que afectan directamente a la actividad eléctrica de los centros cerebrales superiores, los que intervienen en el procesamiento cognitivo y emocional.[8,9,10]

En los años setenta, las ideas de los Lacey se consideraban controvertidas. Sin embargo, incluso entonces, los pensadores con visión de futuro vislumbraron la profundidad y el alcance de estas implicaciones sobre el corazón. En 1977, el doctor Francis Waldrop, entonces director del Instituto Nacional de Salud Mental, afirmó en un artículo de revisión del trabajo de los Lacey que «a largo plazo, su investigación puede decirnos mucho sobre lo que

7. LACEY, J. y LACEY, B.: «Some autonomic-central nervous system interrelationships», en BLACK, P.: *Physiological Correlates of Emotion*, pp. 205-207. Academic Press, Nueva York, 1970.

8. FRYSINGER, R.C. y HARPER, R.M.: «Cardiac and respiratory correlations with unit discharge in epileptic human temporal lobe», en *Epilepsia*, vol. 31, n.º 2, pp. 162-171, 1990.

9. SCHANDRY, R.; SPARRER, B. y WEITKUNAT, R.: «From the heart to the brain: a study of heartbeat contingent scalp potentials», en *International Journal of Neuroscience*, vol. 30, pp. 261-275, 1986.

10. McCRATY, R.; TILLER, W.A. y ATKINSON, M.: «Head-heart entrainment: A preliminary survey», en *Proceedings of the Brain-Mind Applied Neurophysiology EEG Neurofeedback Meeting*. Key West, Florida, 1996.

hace de cada uno de nosotros una persona completa y puede sugerir técnicas que pueden devolver la salud a una persona angustiada».[11]

Uno de nuestros objetivos, al perseguir la solución HeartMath, era llevar el trabajo de los Lacey aún más lejos. Habían establecido la capacidad del corazón de (en efecto) «pensar por sí mismo» en determinadas circunstancias. Queríamos entender cómo el corazón formula su lógica e influye en el comportamiento.

¿Qué es la inteligencia?

Durante décadas, los investigadores han tratado de comprender la naturaleza de la inteligencia. Los primeros tests de CI se diseñaron a principios de este siglo para medir la inteligencia como capacidad cognitiva e intelecto, y nuestros sistemas escolares se orientaron a ayudar a las personas a desarrollar ambas capacidades. Como se descubrió que las puntuaciones del CI no aumentaban mucho entre el jardín de infancia y la edad adulta, independientemente de la educación que recibieran las personas, muchos expertos en CI argumentaron que la inteligencia es hereditaria y no puede cambiarse. Suscribían estimaciones muy diferentes sobre la heredabilidad de la inteligencia, que oscilaban entre el 40 y el 80 %.[12]

Posteriormente, en 1985, Howard Gardner publicó su investigación sobre las «inteligencias múltiples» en su libro *Frames of Mind*, que puso en tela de juicio nuestras suposiciones sobre la inteligencia. Gardner determinó que la inteligencia es mucho más que el mero intelecto. Sostenía que el sistema humano tiene muchos tipos de inteligencias independientes, como la lógico-matemática, la espacial, la musical, la corporal-cinestésica, la intrapersonal (que se ocupa del conocimiento de uno mismo) y la interpersonal (que se ocupa del conocimiento de los demás). Las inves-

---

11. ROSENDFELD, S.A.: *Conversations Between the Heart and Brain*, cita p. ii. National Institute of Mental Health, Rockville, Maryland, 1977.

12. GOLEMAN, D.: *Emotional Intelligence*, cita p. 47. Bantam Books, Nueva York, 1995. (Trad. español: *La inteligencia emocional*. Zeta Bolsillo, 2009).

tigaciones de Gardner hicieron que muchas personas reconsideraran la visión tradicional de la inteligencia como un constructo unidimensional y que pensaran de forma nueva en los factores que determinan el éxito personal, social y profesional.[13] Sus descubrimientos estimularon a los educadores a escribir nuevos planes de estudio para ayudar a los niños a aprender a través de su inteligencia dominante. Por ejemplo, a los niños con alta inteligencia corporal-cinestésica se les enseña matemáticas utilizando juegos y movimientos físicos para aumentar la capacidad de aprendizaje, la comprensión y la retención.

Más adelante, en la década de 1980, John Mayer, psicólogo de la Universidad de New Hampshire, y Peter Salovey, de Yale, formularon conjuntamente una nueva teoría de la «inteligencia emocional» que determina la calidad de nuestras relaciones intrapersonales e interpersonales. La definición de Mayer y Salovey de la inteligencia emocional incluye cinco ámbitos: conocer las propias emociones, gestionar las emociones, motivarse a uno mismo, reconocer las emociones en los demás y manejar las relaciones.[14] El desarrollo de la inteligencia emocional implica la autoconciencia de «tomar conciencia tanto de nuestro estado de ánimo como de nuestros pensamientos sobre nuestro estado de ánimo».

Reuven Bar-On, psicólogo clínico y profesor de medicina en la Facultad de Medicina de la Universidad de Tel Aviv, acuñó el término «cociente emocional» (o «CE») en 1985. Bar-On dedicó más de quince años de investigación a desarrollar una encuesta psicológica formal que pretende medir la inteligencia emocional de las personas. Basándose en sus investigaciones y resultados, Bar-On resumió las cualidades que contribuyen a la inteligencia emocional de la siguiente manera:

---

13. GARDNER, H.: *Frames of Mind.* Basic Books, Nueva York, 1985.
14. MAYER, J. y SALOVEY, P.: «Emotional intelligence», en *Applied and Preventive Psychology,* vol. 4, n.º 3, pp. 197-208, 1995.

«Se cree que los individuos más emocionales son aquellos que son capaces de reconocer y expresar sus emociones, que poseen una autoestima positiva y son capaces de actualizar sus capacidades potenciales y llevar una vida bastante feliz; son capaces de entender la forma de sentir de los demás y son capaces de establecer y mantener relaciones interpersonales mutuamente satisfactorias y responsables sin llegar a depender de los demás; son generalmente optimistas, flexibles, realistas y tienen bastante éxito en la resolución de problemas y en el afrontamiento del estrés sin perder el control».[15]

En 1996 Daniel Goleman escribió su innovador libro *Inteligencia emocional*. Las exhaustivas investigaciones de Goleman confirmaron que el éxito en la vida se basa más en nuestra capacidad de gestionar nuestras emociones que en nuestras capacidades intelectuales y que la falta de éxito se debe la mayoría de las veces a nuestra mala gestión de las emociones. Su investigación ayuda a explicar por qué muchos individuos con un alto coeficiente intelectual fracasan en la vida mientras que otros con un coeficiente intelectual modesto obtienen resultados excepcionales. Según Goleman, la buena noticia sobre la inteligencia emocional es que, a diferencia del CI, puede desarrollarse y aumentar a lo largo de la vida.

En su libro, Goleman dice que el abecé de la inteligencia emocional implica «ser consciente de uno mismo, ver los vínculos entre los pensamientos, los sentimientos y las reacciones; saber si los pensamientos o los sentimientos rigen una decisión; ver las consecuencias de las opciones alternativas; y aplicar estos conocimientos a las elecciones».

Este nivel de percepción aguda es una tarea difícil para la mayoría de las personas. En nuestra acelerada vida actual, ¿cómo nos de-

---

15. Bar-On, R.: «The era of the "EQ": Defining and assessing emotional intelligence». Presentado en la 104.ª Convención Annual de la American Psychological Association, Toronto, 1996.

tenemos a averiguar todos estos sutiles factores? ¿Cómo podemos encontrar la inteligencia emocional en medio de una discusión o de una importante negociación comercial (una situación de alto riesgo en la que debemos tomar decisiones rápidamente)? ¿Y cómo podemos aumentar la inteligencia emocional en nuestra sociedad en general? «La cuestión», dice Goleman, «es cómo podemos aportar inteligencia a nuestras emociones, civismo a nuestras calles y afecto a nuestra vida en comunidad».

Cultivar la inteligencia del corazón

La respuesta está en cultivar la inteligencia del corazón. Nuestra teoría es que la inteligencia del corazón realmente transfiere la inteligencia a las emociones e infunde el poder de la gestión emocional. En otras palabras, la inteligencia del corazón es realmente la fuente de la inteligencia emocional. A partir de nuestra investigación en el Instituto HeartMath, hemos llegado a la conclusión de que la *inteligencia* y la *intuición* se intensifican cuando aprendemos a escuchar más profundamente a nuestro propio corazón. A través de aprender a descifrar los mensajes que recibimos de nuestro corazón, obtenemos la percepción aguda necesaria para gestionar eficazmente nuestras emociones en medio de las situaciones y desafíos de la vida. Cuanto más aprendamos a escuchar y seguir la inteligencia de nuestro corazón, más instruidas, equilibradas y coherentes serán nuestras emociones.

Sin la influencia orientadora del corazón, caemos fácilmente en emociones reactivas como la inseguridad, la ira, el miedo y la culpa, así como en otras reacciones y comportamientos que agotan la energía. Es esta falta de gestión emocional la que lleva la falta de civismo a nuestros hogares y calles y la falta de cuidado en nuestras interacciones con los demás, por no hablar de la aparición de enfermedades y la aceleración del envejecimiento.

Al principio de la investigación del Instituto, observamos que cuando las emociones negativas desequilibraban el sistema nervioso, creaban ritmos cardíacos que parecían irregulares y desordenados.[16] Era fácil ver que un estado crónico de desequilibrio del sistema nervioso y cardiovascular supondría un estrés para el corazón y otros órganos que podría desembocar en graves problemas de salud.

Las emociones positivas, por el contrario, aumentan el orden y el equilibrio en el sistema nervioso y producen ritmos cardíacos suaves y armoniosos. Pero estos ritmos armoniosos y coherentes no sólo reducen el estrés, sino que mejoran la capacidad de las personas para percibir con claridad el mundo que les rodea. Para poder seguir estudiando estos efectos positivos, enseñamos a nuestros sujetos de investigación técnicas que les permitían generar un estado de equilibrio y armonía interior *a voluntad* en el laboratorio.[17,18] Estas técnicas constituyen el núcleo de la solución Heart-Math.

Las técnicas que aprenderás en este libro han sido probadas en cientos de personas de todos los ámbitos de la vida. Una vez que los ritmos cardíacos de estos sujetos de investigación entraron en equilibrio y armonía, descubrimos que informaron sistemáticamente de una mayor claridad mental e intuición. Cuando sus ritmos cardíacos cambiaron, ganaron un nuevo control sobre sus percepciones; y al ganar control sobre sus percepciones, fueron capaces de reducir el estrés y aumentar su efectividad.

Al seguir practicando estas técnicas en su vida diaria, manifestaron una mayor creatividad, una mejor comunicación con los demás

---

16. Mc Craty, R., Atkinson, M., Tiller, W.A. *et al.*: «The effects of emotions on short-term heart rate variability using power spectrum analysis», en *American Journal of Cardiology* vol. 76, pp. 1089-1093, 1995.

17. McCraty, R., Atkinson, M. y Tiller, W.A.: «New electrophysiological correlates associated with intentional heart focus», en *Subtle Energies,* vol. 4, n.º 3, pp. 251-268, 1995.

18. Tiller, W., McCraty, R., y Atkinson, M.: «Cardiac coherence: A new non-invasive measure of autonomic system order», en *Alternative Therapies in Health and Medicine*, vol. 2, n.º 1, pp. 52-65, 1996.

y una experiencia emocional más rica de las texturas de la vida. También descubrieron que, en este estado más equilibrado y coherente, su percepción de los problemas o las situaciones difíciles a menudo se ampliaba lo suficiente como para que surgieran nuevas perspectivas y soluciones.

Después de que los científicos del Instituto de HeartMath empezaran a obtener resultados consistentes en el laboratorio, extendieron sus experimentos al lugar de trabajo. Se pidió a los sujetos de estos nuevos estudios que aplicaran las técnicas de la solución HeartMath durante situaciones de estrés en el trabajo. Los resultados mostraron que estos sujetos eran capaces de generar los mismos ritmos cardíacos armoniosos y los mismos cambios en el equilibrio del sistema nervioso en el lugar de trabajo como lo habían hecho otros sujetos en el laboratorio.

Los resultados a largo plazo fueron aún más alentadores. A medida que los participantes en el lugar de trabajo practicaban la activación de los ritmos cardíacos equilibrados de forma constante en su vida diaria, empezaron a reportar beneficios que iban más allá de nuestras expectativas. Manifestaron una mayor capacidad para mantener una perspectiva positiva, equilibrar sus emociones y acceder a un flujo intuitivo día a día, incluso en medio de los desafíos.

Su capacidad para mantener estos cambios era importante, ya que sugería que los participantes eran capaces de *reeducar sus sistemas* para operar en un estado de mayor armonía, física, mental y emocional.

Las herramientas de la solución HeartMath habían permitido a estos sujetos de investigación experimentar emociones positivas a voluntad. Sin embargo, incluso más allá de eso, habían cambiado el tenor de las vidas de los participantes al permitir una experiencia consistente de emociones positivas. En lugar de reaccionar constantemente a las circunstancias, estas personas recibieron la ayuda de la inteligencia cardíaca para dar un sentido coherente a sus vidas.

A medida que la ciencia sigue descubriendo cómo las personas pueden aprovechar y dirigir el poder coherente del corazón, ofrece una enorme esperanza de que la sociedad pueda pasar del desorden y el caos a una nueva era de coherencia y calidad de vida para todos.

¿Cómo funciona la inteligencia del corazón?

A lo largo de este libro presentaremos estudios de investigación que ayudan a explicar cómo y por qué funciona la inteligencia del corazón. En el laboratorio, los científicos del Instituto han descubierto que cuando los sujetos se concentran en el área del corazón y activan un sentimiento central del mismo, como el amor, el aprecio o el interés por los demás, este enfoque cambia inmediatamente sus ritmos cardíacos. Cuando los ritmos se vuelven más coherentes, se inicia una cascada de acontecimientos neuronales y bioquímicos que afectan prácticamente a todos los órganos del cuerpo.

Los sentimientos básicos del corazón afectan a las dos ramas del sistema nervioso autónomo: *reducen* la actividad del sistema nervioso simpático (esa rama del sistema que acelera el ritmo cardíaco, contrae los vasos sanguíneos y estimula la liberación de las hormonas del estrés) y aumentan la actividad del sistema nervioso parasimpático (la rama del sistema que reduce el ritmo cardíaco y relaja los sistemas internos del cuerpo), aumentando así su efectividad. Además, se mejora el equilibrio entre estas dos ramas del sistema nervioso para que trabajen juntas con mayor eficacia. Esta colaboración se traduce en una disminución de la fricción y el desgaste de los nervios y los órganos internos.

Las emociones positivas, como la felicidad, el aprecio, la compasión, la atención y el amor, no sólo cambian los patrones de actividad del sistema nervioso, sino que también reducen la producción de cortisol, la hormona del estrés. Dado que la misma hormona precursora se utiliza en la fabricación tanto del cortisol como de la hormona antienvejecimiento DHEA, cuando se reduce el cortisol aumenta la producción de DHEA. Se sabe que esta poderosa hormona tiene efectos protectores y regenerativos en muchos de los sistemas del cuerpo, y se cree que contrarresta muchos de los efectos del envejecimiento.[19]

Se ha demostrado que experimentar el cuidado y la compasión aumenta los niveles de IgA, un importante anticuerpo secretor que es la primera línea de defensa del sistema inmunitario.[20] El aumento de los niveles de IgA nos hace más resistentes a las infecciones y enfermedades. Numerosos estudios han revelado que sentirse querido y atendido, junto con cuidar de los que nos rodean, desempeña en realidad un papel más importante en el aumento de nuestra salud y longevidad que factores físicos como la edad, la presión arterial, el colesterol o el tabaquismo.[21,22,23,24,25]

Dado que se ha demostrado que el acto de suscitar la inteligencia del corazón facilita el funcionamiento del cerebro, ajusta el equilibrio

19. McCRATY, R.; BARRIOS-CHOPLIN, B.; ROZMAN, D. *et al.*: «The impact of a new emotional self-management program on stress, emotions, heart rate variability, DHEA, and cortisol», en *Integrative Physiological and Behavioral Science,* vol. 33, n.º 2, pp. 151-170, 1998.

20. REIN, G.; ATKINSON, M. y McCRATY, R.: «The physiological and psychological effects of compassion and anger», en *Journal of Advancement in Medicine,* vol. 8, n.º 2, pp. 87-105, 1995.

21. MEDALIE, J.H. y GOLDBOURT, U.: «Angina pectoris among 10,000 men. II. Psychosocial and other risk factors as evidenced by a multivariate analysis of a five-year incidence study», en *American Journal of Medicine*, vol. 60, n.º 6, pp. 910-921, 1976.

22. MEDALIE, J.H.; STANGE, K.C.; ZYZANSKI, S.J. *et al.*: «The importance of biopsychosocial factors in the development of duodenal ulcer in a cohort of middle-aged men», en *American Journal of Epidemiology*, vol. 136, n.º 10, pp. 1280-1287, 1992.

23. HOUSE, J.S.; ROBBINS, C. y METZNER, H.L.: «The association of social relationships and activities with mortality: prospective evidence from the Tecumseh Community Health Study», en *American Journal of Epidemiology,* vol. 116, n.º 1, pp. 123-140, 1982.

24. RUSSEK, L. y SCHWARTZ, G.E.: «Perceptions of parental love and caring predict health status in midlife: A 35-year follow-up of the Harvard mastery of stress study», en *Psychosomatic Medicine,* vol. 59, n.º 2, pp. 144-149, 1997.

25. ORNISH, D.: *Love and Survival: The Scientific Basis for the Healing Power of Intimacy.* Harper Collins, Nueva York, 1998.

del sistema nervioso autónomo, reduce la presión arterial y aumenta las hormonas que alivian el estrés, así como las respuestas inmunitarias, no debería sorprendernos que nuestro cuerpo experimente una clara sensación de bienestar a nivel celular (una sensación que nosotros mismos podemos inducir). Nos sentimos mejor mental y emocionalmente como resultado de la inteligencia del corazón y, a la larga, esa sensación se traduce en salud física. La gran noticia es que estos efectos son alcanzables para todos y cada uno de nosotros.

Hemos podido medir el impacto de la activación de la inteligencia del corazón en empleados de grandes empresas como Motorola, Royal Dutch Shell, el IRS, el Departamento de Justicia de California y el Sistema de Jubilación de los Empleados Públicos de California (CalPERS). Tras varias semanas aprendiendo a acceder a la inteligencia del corazón, estos empleados experimentaron una reducción de muchos de los síntomas habituales del estrés, como aceleración del ritmo cardíaco, insomnio, fatiga, tensión, indigestión y dolores corporales. En un estudio corporativo, la presión arterial de los hipertensos se redujo a niveles normales en sólo seis meses, sin ayuda de medicamentos.[26]

Nuestros estudios documentan mejoras en el estado clínico de personas con diversas enfermedades y trastornos, como arritmia, prolapso de la válvula mitral, fatiga, trastorno autoinmune, agotamiento autonómico, ansiedad, depresión y trastorno de estrés postraumático.[27,28] En individuos sanos, se han medido cambios positivos significativos en el equilibrio hormonal en tan sólo un mes.

26. BARRIOS-CHOPLIN, B.; MCCRATY, R. y CRYER, B.: «A new approach to reducing stress and improving physical and emotional well being at work», en *Stress Medicine,* vol. 13, pp.193-201, 1997.

27. MCCRATY, R. y WATKINS, A.: *Autonomic Assessment Report Interpretation Guide.* Institute of HeartMath, Boulder Creek, California, 1996.

28. MC CRATY, R.; ROZMAN, D. y CHILDRE, D.: *HeartMath: A New Biobehavioral Intervention for Increasing Health and Personal Effectiveness — Increasing Coherence in the Human System* (título provisional). Harwood Academic Publishers, Amsterdam, 1999.

Para conseguir estos resultados, guiamos a las personas a través de un proceso que les enseña a acceder al corazón. En el entorno de la formación, personalizamos ese proceso, introduciendo las herramientas y técnicas adecuadas para adaptarse a necesidades específicas. En este libro nos referimos a una serie de conceptos, herramientas y técnicas utilizadas para activar la inteligencia del corazón como la solución HeartMath. Las siguientes diez herramientas y técnicas clave rigen la solución HeartMath:

1. Reconoce tu inteligencia del corazón y su importancia para tomar decisiones grandes y pequeñas
En primer lugar, debemos comprender mejor el papel que desempeña el corazón en la salud, la percepción y el bienestar general. Desarrollar un nuevo respeto por la importancia del corazón y comprender la significativa influencia que tiene sobre el resto del cuerpo sienta las bases para entender cómo y por qué funcionan las herramientas y técnicas de HeartMath.

Las pruebas científicas compartidas en estos capítulos también contribuyen a esa base, mostrando cómo el corazón se comunica con el resto del cuerpo y cómo se intercambia la información entre el corazón y el cerebro. A medida que vayas comprendiendo la importancia de este intercambio de información, también te darás cuenta de por qué son importantes los valores y las cualidades fundamentales que desde hace tiempo se asocian al corazón.

Esta primera parte del proceso de aprendizaje también implica discernir la diferencia entre la cabeza y el corazón y observar lo diferente que percibimos el mundo que nos rodea cuando estamos en contacto con la inteligencia del corazón. La cabeza (es decir, el cerebro o la mente) funciona de una manera lineal y lógica que nos sirve en muchas situaciones pero nos limita en otras. A veces necesitamos algo más que el análisis y la lógica para resolver un problema o desentrañar una cuestión emocional compleja. La inteligencia del corazón proporciona un conocimiento intuitivo y directo que es un aspecto esencial de nuestra inteligencia general. Cuando la inteligencia del corazón está involucrada, nuestra conciencia se expande más allá del pensamiento lineal y lógico. Como resultado, nuestra perspectiva se vuelve más flexible, creativa y completa.

Por ejemplo, cuando dos personas enamoradas salen a pasear por el parque y les sorprende un chaparrón, la lluvia no es gran cosa: es sólo lluvia; se mojan y se secan. La lluvia puede resultar incluso divertida. Como los enamorados están conectados por el corazón, les resulta fácil aceptar este acontecimiento espontáneo con espíritu lúdico.

Pero si la misma pareja está discutiendo, se siente frustrada y desconectada desde el corazón, su actitud cuando empieza a llover es muy diferente. En lugar de ser intrascendente, la lluvia, vista desde la mente, resulta molesta y es un aliciente más para su frustración.

En este ejemplo hay una clara diferencia en la percepción de la lluvia por parte de la pareja. Vista desde el corazón, la lluvia es un acontecimiento natural y espontáneo. Visto desde la cabeza, es un problema frustrante. Cuando la inteligencia del corazón está involucrada, vemos sin estrés soluciones a los problemas.

Experimentar la inteligencia del corazón con continuidad requiere construir una asociación fiable entre el corazón y la cabeza, una asociación que comienza cuando se aprende a distinguir entre estas dos fuentes de inteligencia interactivas pero muy diferentes y diferenciar cuándo los pensamientos y sentimientos están dirigidos por el corazón y cuándo no. Ganar un nuevo respeto y confianza en el corazón conduce a nuevas posibilidades y a un sentimiento de esperanza de que podemos abrirnos paso y encontrar soluciones a nuestros problemas.

2. Reducir el estrés

Las investigaciones biomédicas sobre la coherencia interna muestran lo perjudicial que es el estrés para el ser humano. La coherencia interna de un individuo puede medirse controlando los patrones rítmicos del corazón. Cuando un sistema es coherente, prácticamente no se desperdicia energía; la potencia se maximiza. La coherencia es la eficiencia en acción. Las personas coherentes prosperan a nivel mental, emocional y físico; tienen el poder de adaptarse, de innovar. Como resultado, experimentan poco estrés.

Los efectos reales de una mayor coherencia interna son significativos: gastamos menos energía en mantener la salud, desperdiciamos menos energía en pensamientos y reacciones ineficientes y no necesitamos forzar nuestro cuerpo para permanecer concentrados y productivos.

El estrés es el enemigo. Crea un estado interno incoherente, poniendo a nuestros sistemas biológicos unos contra otros, lo que a su vez afecta a cómo pensamos y sentimos. En la incoherencia creada por el estrés, nuestro sistema nervioso y los ritmos cardíacos se desincronizan y nuestro equilibrio hormonal se ve comprometido. En consecuencia, la incoherencia disminuye nuestra capacidad de rendimiento y de vivir una vida de calidad, y repercute negativamente en nuestra salud. Aprender el valor de la coherencia y las consecuencias de la incoherencia es crucial, porque proporciona un razonamiento sólido para vivir una vida dirigida por el corazón.

3. *Aprender y aplicar* Freeze-frame®

Freeze-frame® es una sencilla técnica de cinco pasos que te da acceso a los valores básicos del corazón y a la energía del corazón para llevarte de la incoherencia a la coherencia. Esta técnica crea un equilibrio entre las dos ramas del sistema nervioso autónomo, el simpático y el parasimpático. El sistema nervioso autónomo (SNA) interactúa con nuestros sistemas digestivo, cardiovascular, inmunológico y hormonal. Las respuestas mentales y emocionales negativas, como la ira y la preocupación, crean desorden y desequilibrio en el SNA, mientras que las respuestas positivas, como el aprecio y la compasión, crean un mayor orden y equilibrio. El aumento del orden, a su vez, se traduce en un funcionamiento más eficiente del cerebro. Al cambiar intencionadamente a un estado perceptivo más consciente mediante esta técnica, modificamos la información que llega del corazón al cerebro a través del SNA.

Freeze-frame® es útil para realizar cambios de percepción y actitud en el momento. Cuando necesites claridad para tomar decisiones (grandes y pequeñas) o para reducir el estrés, utiliza la técnica.

Aquí tienes un ejemplo de cómo funciona. Digamos que estás en la oficina en un día típicamente ajetreado. Todo va muy rápido, pero entonces las cosas empiezan a ser confusas y caóticas. Te sientes tan sobrecargado, tan estresado, que no sabes cómo proceder. Así que te detienes durante sesenta segundos y utilizas Freeze-frame® para calmar tu mente, sincronizar tu sistema nervioso y aumentar tu nivel de coherencia interna. Entonces ves claramente tus opciones para afrontar la situación. Desde el estado de conciencia más equilibrado que genera la técnica, se puede saber cómo hacer lo que hay que hacer en menos tiempo y con menos estrés. En pocas palabras, Freeze-frame® ayuda a gestionar tus pensamientos y reacciones y, por tanto, reduce el estrés.

4. Acumular activos energéticos y disminuir los déficits energéticos

En este paso clave de la solución HeartMath, desarrollarás una nueva conciencia de la eficacia con la que utilizas tus reservas de energía mental y emocional. Nuestro poder interno (en otras palabras, la cantidad de energía física, mental y emocional que tenemos) es un factor determinante en la calidad de nuestras vidas. El poder interno se traduce en vitalidad y resistencia.

Los pensamientos y sentimientos positivos añaden energía a nuestro sistema. Una perspectiva optimista, un sentimiento de aprecio o un gesto de amabilidad, por ejemplo, son activos energéticos. Los pensamientos y sentimientos negativos agotan nuestra reserva de energía. La ira, los celos y los pensamientos prejuiciosos, por ejemplo, son déficits de energía.

Al aprender a observar mejor nuestros pensamientos y sentimientos, nuestros consumos de energía mental y emocional, podemos identificar dónde estamos perdiendo o ganando poder interno. Con esta nueva conciencia, podemos empezar a ver dónde necesitamos hacer cambios para aumentar ese poder. En el capítulo 5 introduciremos el concepto de eficiencia energética y te daremos una herramienta, el registro de activos/déficit, para que registres tus consumos de energía mental y emocional.

5. Activar los sentimientos básicos del corazón

Hay muchos sentimientos básicos del corazón, como el amor, la compasión, el no juicio, el valor, la paciencia, la sinceridad, el perdón, el aprecio y el cuidado. Todos estos sentimientos aumentan la sincronización y la coherencia en los patrones rítmicos del corazón. En los próximos capítulos, nos centraremos en cuatro sentimientos básicos del corazón: el aprecio, la ausencia de juicio, el perdón y el cuidado (que son esenciales para el desarrollo de otros sentimientos básicos).

Cada sentimiento básico del corazón tiene un efecto poderoso y beneficioso en la forma en que te relacionas con la vida. Por desgracia, la experiencia de los sentimientos y actitudes fundamentales del corazón suele ser aleatoria y no consciente. Pero puedes cultivar los sentimientos básicos del corazón, activándolos a demanda, para facilitar tu crecimiento personal y tu salud.

6. Gestiona tus emociones

Las emociones son complejas y pueden ser difíciles de gestionar. Es esencial que las gestiones si quieres que tu vida sea gratificante y saludable. A medida que adquieras conocimientos sobre tus emociones (cómo funcionan, qué efecto tienen y cómo puede verse comprometida la integridad emocional) aprenderás a regularlas mejor.

Las emociones actúan como amplificadores de nuestros pensamientos, percepciones y actitudes. Podemos tener un gran sistema de sonido con un reproductor de CD de última generación y excelentes altavoces, pero si el amplificador (la fuente de alimentación de nuestro sistema de sonido) no funciona correctamente, los sonidos producidos por el sistema se distorsionan gravemente. Del mismo modo, cuando nuestras emociones (los amplificadores de nuestras percepciones) están desequilibradas, nuestra visión de la vida se distorsiona.

Los estados emocionales positivos son gratificantes y regeneradores para el corazón, el sistema inmunitario y el sistema hormonal, mientras que las emociones negativas desgastan estos mismos sistemas. Para la mayoría de nosotros, cada día es una montaña rusa emocional: a veces estamos arriba, a veces estamos abajo. A menos que desarrollemos conscientemente nuestra capacidad para autoactivar los estados emocionales positivos y detener los estados emocionales negativos, nos resulta difícil mantenernos equilibrados, sanos y realizados. Al conocer la investigación biomédica sobre las emociones, podemos adquirir la capacidad de aprovechar el poder de las emociones y utilizar ese poder de forma que nos beneficie en lugar de agotarnos.

7. Interesarse por los demás, pero no en exceso

Es fundamental aprender las diferencias entre el interés y el interés excesivo por los demás. Cuidar de uno mismo y de los demás es un ingrediente esencial para una vida gratificante. Por desgracia, cuidar también puede resultar estresante. Cuando nuestro interés va demasiado lejos, experimentamos lo que llamamos «interés excesivo», un término que denota un sentido de responsabilidad agobiante acompañado de preocupación, ansiedad o inseguridad. Cuando permitimos que nuestros cuidados se conviertan en algo agotador, surgen una serie de problemas, como la disminución de la respuesta del sistema inmunitario, el desequilibrio de los niveles hormonales y la toma de decisiones inadecuadas. Cuando aprendemos a distinguir entre el interés y el interés excesivo, podemos elegir de forma consciente el primero y evitar el segundo; estamos capacitados para dejar de llevar nuestro interés (ya sea hacia personas, cosas o asuntos) a los extremos. Una vez que reconozcamos el interés excesivo y comprendamos su ineficacia, podremos empezar a eliminarlo de nuestros pensamientos y sentimientos. Comprender dónde y cómo te interesas en exceso te dará una nueva sensación de libertad.

8. Aprender y aplicar la técnica Cut-thru®

La siguiente herramienta importante de la solución HeartMath es Cut-thru®, una técnica diseñada científicamente para ayudarte a gestionar tus emociones y eliminar el exceso de atención.

Los pensamientos no productivos son tan perjudiciales como la cantidad de emociones que les añadimos. Por ejemplo, podemos tener una sensación de preocupación por un asunto, pero si nos ponemos muy emotivos con dicho asunto, la preocupación puede convertirse fácilmente en ansiedad o incluso en pánico. Esta técnica te proporcionará un método fiable para dejar de experimentar emociones que crean incoherencia y déficit de energía.

Practicando la solución HeartMath, serás capaz de ver claramente cuándo estás estresado. Entonces podrás usar Freeze-frame® para determinar tu mejor curso de acción. Pero incluso una vez que tengas claridad intuitiva sobre lo que debes hacer, es posible que sigas experimentando residuos de sentimientos incómodos o desconcertantes. Cuando esos residuos obstruyen el sistema, tienes que aplicar Cut-thru®, cambiando tu estado emocional para que no sólo pienses mejor, sino que también te sientas mejor.

Para muchos de nosotros, los problemas emocionales de larga duración (sentimientos de traición, infravaloración o miedo, tal vez) colorean nuestras vidas de manera que nos impiden mantener estados emocionales placenteros. Aplicar la técnica Cut-thru® a estos residuos emocionales ayuda a disolverlos y liberarlos, incluso si están profundamente arraigados.

Los estudios de investigación del Instituto de HeartMath han demostrado que esta técnica tiene un efecto beneficioso en el equilibrio hormonal, reduce los estados de sentimientos desagradables (como la ansiedad, la depresión, la culpa y el agotamiento) y aumenta los estados de sentimientos positivos (como la compasión, la aceptación y la armonía).

Esta técnica es un poco más compleja que Freeze-frame®, pero con la práctica puede aprenderse fácilmente y aplicarse en aquellas áreas de la vida en las que se necesita una mayor gestión emocional.

9. Realiza la técnica Heart Lock-In®

La tercera técnica principal de la solución HeartMath es Heart Lock-In®, la cual amplificará la energía de tu corazón. Tranquilizar la mente y mantener una conexión sólida con el corazón *(encerrarlo en su energía)* añade fortaleza y energía regenerativa a todo tu sistema. Compartiremos importantes investigaciones que muestran cómo el Heart Lock-In® ayuda a mantener el equilibrio en tu sistema nervioso y a mejorar la respuesta del sistema inmunológico.

Esta técnica, que dura entre cinco y quince minutos, refuerza la conexión entre el corazón y el cerebro. La mejora de esta conexión facilita el contacto con la inteligencia del corazón y sus mensajes intuitivos en medio de las actividades diarias. Mientras que Freeze-frame® se utiliza para gestionar la mente y Cut-thru® para gestionar las emociones, Heart Lock-In® se utiliza para reforzar la práctica de estas otras técnicas y para activar una conexión más profunda con los sentimientos básicos del corazón y la inteligencia del mismo. Utilizar la técnica a diario es beneficioso para mejorar la salud, aumentar la creatividad y experimentar una mayor percepción intuitiva. Utilizarás Heart Lock-In® como una herramienta para regenerar tu sistema físico, mental y emocional.

10. Manifiesta lo que sabes

El último paso de la solución HeartMath requiere que tomes todo lo que has aprendido de las primeras nueve herramientas y técnicas y apliques ese conocimiento a diferentes aspectos de tu vida (personal y socialmente). No importa lo que estés estudiando, la aplicación *(hacer* lo que sabes) es la parte más importante del proceso. Compartiremos muchos ejemplos de cómo otras personas han utilizado la solución HeartMath para mejorar sus vidas personales, su salud y sus familias y organizaciones (incluyendo corporaciones, sistemas escolares y agencias gubernamentales). Esta información te dará una idea de cómo la solución HeartMath se aplica a tu vida y te inspirará a practicar las herramientas, técnicas y conceptos que estás aprendiendo.

Para resumir, he aquí una ecuación psicológica que aclara la esencia de la solución HeartMath:

Activar la inteligencia del corazón + gestionar la mente + gestionar las emociones = eficiencia energética, mayor coherencia, mayor conciencia y productividad.

Con las herramientas adecuadas, vivir desde el corazón no es tan difícil como parece. Después de todo, cada uno de nosotros ha tenido experiencias del corazón muchas veces en su vida, y estas experiencias suelen estar entre las más agradables. Sin embargo, ocurren aparentemente al azar, y luego desaparecen. La solución HeartMath te dará la capacidad de mantener una conexión con tu corazón enseñándote a escuchar y seguirlo de manera consciente y a crear experiencias relacionadas con él.

La historia de Melanie Trowbridge ilustra claramente la necesidad de un enfoque sistemático para vivir desde el corazón. Melanie se enfrentó a un grave problema de salud. Tras ser diagnosticada de cáncer de ovario, pasó por seis meses de problemas de salud que incluyeron una intervención quirúrgica, dos ataques de neumonía (con dos largas estancias en el hospital), seis tratamientos de quimioterapia de dos días y numerosos días de náuseas y debilidad. Fue una época dura, pero todo el mundo le decía que estaba llevando la crisis extremadamente bien, en especial para alguien que nunca había estado gravemente enferma.

«Afronté la crisis de la única manera que sabía: acudiendo a mi corazón en busca de apoyo lo mejor que podía. Me sentía mejor cuando lo hacía, pero con el tiempo perdí o empecé a ignorar esa conexión con mi corazón. Cuando el cáncer remitió y empecé a volver a mi rutina "normal", no escuchaba con tanta profundidad a mi corazón como antes. Empecé a tener miedos sumamente estresantes de que el cáncer volviera.

»Cuando asistí a un seminario de HeartMath por motivos profesionales, me di cuenta de que durante mi crisis de salud había seguido a mi corazón, pero no había sabido hacerlo con coherencia. ¡No tenía ni idea de lo que estaba haciendo realmente! Las herramientas y técnicas de la solución HeartMath me proporcionaron una forma de permanecer conectada con la inteligencia de mi corazón, y la investigación del Instituto HeartMath me explicó claramente la importancia de escucharlo. Desde entonces me siento más segura en cuanto al futuro de mi salud».

Desarrollar la inteligencia del corazón nos permite construir una profunda sensación de seguridad interior. La gente se pasa la vida buscando la seguridad fuera de sí misma: en trabajos, matrimonios, religiones y creencias. Ahora existe un enfoque científico para crear seguridad en el interior. A medida que desarrollamos un estado sólido de seguridad en nuestros corazones, somos capaces de realizar nuestros trabajos, mejorar nuestras relaciones y vivir nuestros valores fundamentales con mayor integridad.

PUNTOS CLAVE PARA RECORDAR

- Las pruebas científicas demuestran que el corazón nos envía señales emocionales e intuitivas para ayudarnos a dirigir nuestras vidas.
- Muchas culturas antiguas sostenían que el principal órgano responsable de influir y dirigir las emociones, la moral y la toma de decisiones es el corazón.
- El corazón empieza a latir en el feto antes de que se forme el cerebro. Los científicos aún no saben exactamente qué hace que empiece a latir. El latido se genera desde el propio corazón y no necesita una conexión con el cerebro para seguir latiendo.
- El corazón tiene su propio sistema nervioso independiente, denominado «el cerebro del corazón». Hay al menos cuarenta mil neuronas en el corazón, tantas como las que se encuentran en varios centros subcorticales del cerebro.

- Los sentimientos básicos del corazón *reducen* la actividad del sistema nervioso simpático (la rama del sistema que acelera el ritmo cardíaco, contrae los vasos sanguíneos y estimula la liberación de hormonas del estrés en preparación para la acción) y *aumentan* la actividad del sistema nervioso parasimpático (la rama del sistema que reduce el ritmo cardíaco y relaja los sistemas internos del cuerpo), aumentando así su eficacia.
- Las emociones positivas, como la felicidad, el aprecio, la compasión, el interés por los demás y el amor mejoran el equilibrio hormonal y la respuesta del sistema inmunitario.
- A partir de las investigaciones del Instituto HeartMath, hemos llegado a la conclusión de que tanto la inteligencia como la intuición aumentan cuando aprendemos a escuchar más profundamente a nuestro propio corazón.
- Existen diez herramientas y técnicas clave que conforman la solución HeartMath.

CAPÍTULO 2

LA ASOCIACIÓN PERFECTA

Prueba de que tu corazón y tu cabeza pueden alcanzar la armonía perfecta.

El intelecto te recuerda rápidamente el gran valor que tiene el nuevo Corolla, dándote un coche mejor por menos.

Ah, pero el corazón salta para decirte que con la potencia añadida del Corolla, sus características de seguridad y su buena apariencia, viajarás como un dignatario.

Lo que te demuestra que incluso los adversarios pueden unirse por un bien común.

(Anuncio de revista Toyota, *Scientific American*, 1998)

En uno de nuestros seminarios, una mujer nos contó una historia clásica de cabeza y corazón. Años antes, había hecho un negocio con su primo, quien siempre había tenido éxito. El acuerdo parecía seguro y ella estaba entusiasmada con la firma de los papeles mientras se dirigía al banco.

Pero al entrar en el banco, empezó a tener una sensación incómoda: una opresión en el pecho y mariposas en el estómago. Algo acerca de la firma de este acuerdo no le gustaba, pero cuando lo pensó, todo parecía estar en orden, así que lo hizo de todos modos.

Cuatro años más tarde, seguía lidiando con sus pérdidas financieras y con una serie de problemas legales derivados de esa decisión empresarial. Nos dijo que era una de las peores decisiones que había tomado. «¿Por qué no escuché a mi corazón e investigué más antes de firmar?», dijo con un suspiro.

Nada de lo que su mente percibía al contemplar el negocio pendiente le daba motivos de preocupación, pero «en su corazón» intuía problemas. Como todos nosotros, había crecido en una cultura que valora mucho la razón y tiende a ser escéptica ante algo tan «inconcluso» como la intuición. Pero en esta ocasión, la razón no era suficiente. Cuando analizó los hechos, su mente no vio ninguna razón para retroceder. Su corazón, en cambio, captaba señales a las que su mente no había respondido. Si hubiera tenido en cuenta tanto su corazón como su cabeza, podría haberse ahorrado años de sufrimiento.

Trabajo en equipo interno

Cuando hablamos del corazón y la cabeza en estas páginas, utilizamos los términos como lo haríamos en una conversación casual. En ese contexto, solemos asociar la «cabeza» con procesos como el pensamiento, las imágenes, la memorización, la planificación, la deducción, el cálculo, la manipulación e incluso, ocasionalmente, el autocastigo. Asociamos el «corazón» con lo que podríamos llamar «cualidades de los sentimientos», como el interés por los demás, el amor, la sabiduría, la intuición, la comprensión, la seguridad y el aprecio. Pero hay que tener en cuenta que no estamos hablando sólo de la cabeza y el corazón físicos, sino de las energías y actitudes internas *asociadas* a esas zonas de nuestro cuerpo.

A medida que los científicos del Instituto HeartMath (y otros que están a la vanguardia de la investigación neurocardiológica) sigan investigando el corazón, acabaremos comprendiendo mucho mejor el impacto del corazón físico y el cerebro entre sí. Los últimos descubrimientos de estos científicos ya nos han dado una visión radicalmente nueva y diferente del papel del corazón en el sistema humano. Pero hasta que haya más investigaciones científicas, todavía debemos referirnos al corazón y a la cabeza de forma un tanto metafórica cuando describimos sus efectos.

Tanto el corazón como la cabeza procesan la información que rige nuestras funciones corporales, determina nuestras actitudes y respuestas y, en general, mantiene nuestra conexión con el mundo que nos rodea. Pero en el enfoque de esa información y en la interpretación de los hechos suelen ser muy diferentes el uno del otro.

La cabeza, que a nuestros efectos incluye el cerebro y la mente, funciona de forma lineal y lógica. Sus funciones principales son analizar, memorizar, compartimentar, comparar y clasificar los mensajes entrantes de nuestros sentidos y experiencias pasadas y transformar esos datos en percepciones, pensamientos y emociones. La cabeza también regula muchas de nuestras funciones corporales.

La cabeza decide lo que es bueno y lo que es malo, lo que es apropiado y lo que es inapropiado. Separa y divide, catalogando a medida que avanza, de modo que podemos recurrir a las experiencias pasadas para dar sentido al presente y reflexionar sobre el futuro.

Acumulando y combinando millones de verdades parciales y un gran volumen de datos incompletos, la cabeza se las arregla para establecer patrones de realidad algo cohesivos. Cuando reconocemos patrones en nuestras vidas, somos capaces de hacer ciertas presunciones sobre el mundo que nos ahorran tiempo y energía. Imagina cómo sería si al ir a trabajar cada día tuvieras que volver a aprender todo lo que necesitas saber para hacer tu trabajo. Está claro que la vida sería mucho más difícil y compleja si no pudiéramos basarnos en patrones.

Pero esa capacidad de creación de patrones, por muy esencial que sea, tiene inconvenientes. La cabeza puede encerrarse fácilmente en patrones establecidos. En lugar de ver las cosas desde una nueva perspectiva, puede suponer de forma obstinada que «sabe lo que sabe» sobre las personas, los lugares, los problemas y nosotros mismos, lo que nos impide ver y aceptar nuevas posibilidades. Cuando la mentalidad obstinada domina, toda la información nueva que encontramos debe ajustarse al paradigma existente en la cabeza para ser percibida como válida. A nivel de supervivencia, es esencial mantener una sensación de orden y estabilidad, pero cuando tratamos de encontrar nuevas soluciones a los problemas, o intentamos desarrollar nuevas actitudes, comportamientos o perspectivas, puede ser un lastre.

Nacemos con la mayoría de las neuronas que tendremos en nuestro cerebro, pero los patrones en los que estas células se conectan entre sí se desarrollan y cambian a lo largo de nuestra vida. A medida que experimentamos nuestro entorno y aprendemos nuevas habilidades, las neuronas se conectan en una red, formando intrincados conjuntos (circuitos neuronales, por así decirlo) que subyacen a nuestras percepciones, recuerdos, comportamientos y hábitos.

¿Recuerdas cómo fue la primera vez que intentaste conducir un coche, especialmente si era de marchas? Sin embargo, a la mayoría de nosotros nos bastó un poco de práctica (quizás una o dos semanas) para poder conducir con una mano, cambiar la emisora de radio con la otra y hablar con un amigo, ¡todo al mismo tiempo! Desarrollamos nuevos circuitos en el cerebro que nos permitieron dominar la difícil tarea. Nuestros circuitos cambian cada día; cuanto más practicamos o repetimos una acción, más fuerte se hace el circuito para ese comportamiento. A medida que reforzamos el comportamiento, éste acaba convirtiéndose en algo automático para nosotros.

Al igual que las habilidades físicas como conducir, caminar o practicar un deporte se vuelven automáticas a través de la repetición, lo mismo ocurre con las actitudes y comportamientos mentales y emocionales. Al repetir los mismos pensamientos y sentimientos, los circuitos neuronales que subyacen a estos patrones se fortalecen. Esencialmente, nuestros patrones mentales y emocionales se convierten en algo «programado» (bloqueado) en los circuitos de nuestro cerebro. Esto explica por qué nuestras cabezas pueden ser tan obstinadas a veces y por qué las percepciones, emociones y actitudes fuertemente arraigadas son tan difíciles de cambiar.[1]

La inteligencia del corazón, en cambio, procesa la información de forma menos lineal, más intuitiva y directa. El corazón no sólo está *abierto* a nuevas posibilidades, sino que las explora de forma activa, buscando siempre una comprensión nueva e intuitiva. En última instancia, la cabeza «sabe» pero el corazón «entiende». El corazón opera en una gama más refinada de capacidad de procesamiento de información y, como demostraremos, tiene una fuerte influencia en el funcionamiento de nuestro cerebro.

El corazón nos muestra los valores fundamentales inherentes a nuestra vida y nos acerca a la sensación de verdadera seguridad y pertenencia que todos anhelamos. La inteligencia del corazón suele ir acompañada de una sensación de solidez, seguridad y equilibrio. Así, podemos saber cuándo estamos en contacto con el corazón por cómo se siente. La inteligencia del corazón actúa como impulso de lo que algunos científicos llaman *qualia*: nuestra experiencia de los sentimientos y las cualidades del amor, la compasión, el no juzgar, la tolerancia, la paciencia y el perdón. Estas cualidades suelen ir acompañadas de un estado de conciencia pacífico y claro. Cuando estamos comprometidos con nuestro corazón, la mente se ralentiza y nuestros pensamientos se vuelven más racionales y enfocados; el proceso deductivo empieza a convertirse en claridad y comprensión. Nos sentimos más en posesión del control y percibimos la vida desde una perspectiva más esperanzadora y optimista. A medida que las personas practican las herramientas y técnicas que aprovechan la inteligencia del corazón, empiezan a notar que se sienten menos atrapadas en sus problemas y en el

---

1. LeDoux, J.: *The Emotinal Brain: The Mysterious Underpinnings of Emotional Life.* Simon & Schuster, Nueva York, 1996.

ritmo frenético de la actividad diaria. Su perspectiva abarca una visión más amplia.

Hemos visto muchos casos que ilustran la eficacia de cultivar la inteligencia del corazón y hacer hincapié en valores fundamentales como el aprecio, el interés por los demás, la sinceridad y la autenticidad en el lugar de trabajo. En uno de esos casos, la División de Servicios de Tecnología de la Información de una gran agencia estatal de California había iniciado una serie de cambios para hacer frente a los nuevos retos del mercado de los servicios de información. El estrés asociado a estos cambios creó en la oficina un entorno de fragmentación, percepción errónea y falta de comunicación a muchos niveles. La dirección tomó medidas y trajo a un equipo de consultores y formadores de HeartMath para impartir un programa de formación en Gestión de la Calidad Interior a ciento diecisiete empleados. Durante esta iniciativa de formación, los empleados fueron educados en el importante papel, tanto a nivel biológico como psicológico, que desempeña el corazón en la gestión del cambio. Se les proporcionaron las herramientas y técnicas de la solución HeartMath para ayudarles a activar la inteligencia del corazón y así reforzar su sensación de seguridad y trabajo en equipo y reducir sus niveles de estrés. Se administraron pruebas psicológicas antes y después de completar el programa de formación para medir cualquier cambio en el estrés emocional y las actitudes sociales y también se evaluaron los síntomas físicos del estrés.

Al aprender a operar desde sus sentimientos básicos del corazón en el momento y en las interacciones cotidianas, los participantes mejoraron su capacidad para desactivar el estrés personal y organizativo. Los resultados mostraron una disminución significativa de la ira (20 %), la depresión (26 %), la tristeza (22 %) y la fatiga (24 %), y un aumento significativo de la tranquilidad (23 %) y la vitalidad (10 %) después de la formación de HeartMath. También se redujeron significativamente los síntomas de estrés, como la ansiedad (21 %), el insomnio (24 %) y el ritmo cardíaco acelerado (19 %).

Estas mejoras individuales condujeron a un proceso de implantación del cambio organizativo más armonioso. La clave para lograr estos resultados fue conseguir que los participantes aprendieran a confiar en la inteligencia de su corazón y a utilizarla, activando sus sentimientos básicos del corazón para hacer frente a las situaciones difíciles (*véase* la Figura 2.1).[2]

Comunicación corazón/cerebro

El amor y el interés hacia los demás que sentimos en nuestros corazones ciertamente trasciende a la ciencia, pero en el Instituto HeartMath siempre hemos sentido que es importante entender todo lo posible sobre lo que ocurre a nivel biológico cuando nuestros corazones «cobran vida». Si el corazón es realmente inteligente, queremos saber cómo comunica sus mensajes. Nuestra búsqueda de respuestas a esta pregunta nos ha llevado a emocionantes descubrimientos científicos, muchos de los cuales se presentarán en detalle en las siguientes páginas.

Al explorar los mecanismos fisiológicos por los que el corazón se comunica con el cerebro y el cuerpo, los científicos del Instituto HeartMath se plantearon preguntas como éstas: ¿Por qué la mayoría de las personas, independientemente de su raza, cultura o nacionalidad, experimentan el sentimiento o la sensación de amor y otras emociones en la zona del corazón? ¿Cómo afectan los estados emocionales al corazón, al sistema nervioso autónomo, al cerebro y a los sistemas hormonal e inmunitario? ¿Y cómo influye el sistema de procesamiento de información del corazón en los demás sistemas del cuerpo, incluido el cerebro?

---

2. ATKINSON, M.: «Personal and Organizational Quality Survey Progress Report for CalPERS», en *HeartMath Research Center*, Boulder Creek, California, 1998.

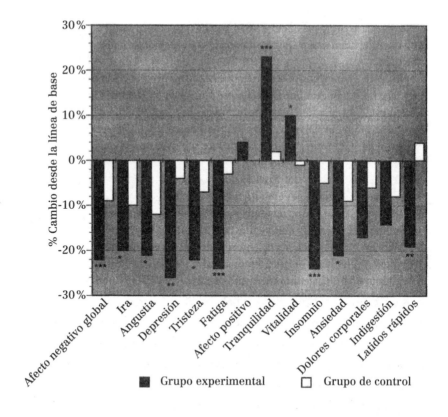

Grupo experimental   Grupo de control

Mejoras en la salud emocional y física de los empleados que practican las herramientas y técnicas de la solución HeartMath

Figura 2.1. Sólo unas semanas después de aprender y practicar las herramientas y técnicas de la solución HeartMath, los empleados de una agencia estatal de California experimentaron una reducción significativa del estrés, las emociones negativas y la fatiga; un aumento de la tranquilidad y la vitalidad; y una reducción de muchos de los síntomas físicos comunes del estrés (véase barras negras). Un grupo de control que no utilizó las herramientas no mostró cambios significativos (véase barras blancas) * p-.05, **p-.01, ***p-.001.

Lo que descubrieron es que el corazón se comunica con el cerebro y el resto del cuerpo de tres maneras de las que hay pruebas científicas sólidas: *neurológica* (a través de la transmisión de impulsos nerviosos), *bioquímica* (a través de hormonas y neurotransmisores) y *biofísica* (a través de ondas de presión). Además, cada vez hay más pruebas científicas que sugieren que el corazón puede comunicarse con el cerebro y el cuerpo de una cuarta manera: *energética* (a través de las interacciones del campo electromagnético). Por medio de estos sistemas de comunicación biológica, el corazón influye de forma significativa en el funcionamiento de nuestro cerebro y de todos nuestros sistemas corporales.[3]

Comunicación neurológica

En los últimos veinte años ha surgido una nueva disciplina llamada neurocardiología, que combina el estudio del sistema nervioso con el del corazón.[4] Este nuevo y apasionante campo ya nos está proporcionando conocimientos fundamentales sobre algunas de las formas en que el cerebro y el corazón se comunican entre sí y con el resto del cuerpo.

En 1991, tras una exhaustiva investigación, uno de los primeros pioneros de la neurocardiología, el doctor J. Andrew Armour, de la Universidad de Dahousie, en Halifax (Canadá), presentó pruebas de la existencia de un *cerebro cardíaco* funcional (el «cerebro del corazón» del que se habló brevemente en el capítulo 1).[5]

3. Mc Craty, R.; Rozman, D. y Childre, D.: *HeartMath: A New Biobehavioral Intervention for Increasing Health and Personal Effectiveness – Increasing Coherence in the Human System* (título provisional). Harwood Academic Publishers, Amsterdam, 1999.

4. Armour, J. y Ardell, J.: *Neurocardiology.* Oxford University Press, Nueva York, 1984.

5. Armour, J.: «Anatomy and function of the intrathoracic neurons regulating the mammalian heart», en Zucker, I. y Gilmore, J.: *Reflex Control of the Circulation,* pp.1-37. CRC Press, Boca Raton, Florida, 1991.

Desde el punto de vista de la neurociencia, el sistema nervioso del corazón es lo suficientemente sofisticado como para calificarlo de pequeño cerebro por derecho propio. El trabajo del doctor Armour ha demostrado que este cerebro del corazón es una intrincada red de varios tipos de neuronas, neurotransmisores, proteínas y células de apoyo. Sus elaborados circuitos le permiten actuar independientemente del cerebro de la cabeza. Puede aprender, recordar e incluso sentir y percibir. Gracias a las investigaciones del doctor Armour, ha empezado a surgir una imagen muy nueva del corazón.[6]

Con cada latido del corazón, se transmite al cerebro una ráfaga de actividad neuronal. El cerebro del corazón detecta la información hormonal, de frecuencia y de presión, la traduce en impulsos neurológicos y procesa esta información de forma interna. A continuación, envía la información al cerebro de la cabeza a través del nervio vago y los nervios de la columna vertebral. Estas mismas vías nerviosas también llevan el dolor y otras sensaciones al cerebro. Las vías nerviosas que van del corazón al cerebro entran en éste en la zona llamada *médula*, situada en la base del cerebro.

Las señales neurológicas que el corazón envía al cerebro tienen una influencia reguladora sobre muchas de las señales del sistema nervioso autónomo que salen del cerebro hacia el corazón, los vasos sanguíneos y otras glándulas y órganos. Sin embargo, las señales que el corazón envía al cerebro también suben en cascada a los centros superiores del cerebro e influyen en el funcionamiento de estos centros. Los trabajos de los Lacey (comentados en el capítulo 1), así como los de otros científicos posteriores, demuestran que los mensajes neuronales del corazón afectan a la actividad del córtex, la par-

6. ARMOUR, J.: «Neurocardiology: Anatomical and functional principles», en MC CRATY, R., ROZMAN, D. y CHILDRE, D.: *HeartMath: A New Biobehavioral Intervention for Increasing Health and Personal Effectiveness – Increasing Coherence in the Human System* (título provisional). Harwood Academic Publishers, Amsterdam, 1999.

te del cerebro que gobierna nuestras capacidades superiores de pensamiento y razonamiento.[7,8,9]

La información del corazón al cerebro también influye en la actividad neuronal de la amígdala (el importante centro emocional mencionado en el capítulo 1).[10] Dependiendo de la naturaleza precisa de la información del corazón, a veces puede inhibir, y a veces facilitar, los procesos cerebrales.[11]

El corazón también influye continuamente en nuestras percepciones, emociones y conciencia. La existencia de vías de comunicación que enlazan el corazón con nuestros centros cerebrales superiores ayuda a explicar cómo la información del corazón puede modificar estos estados mentales y de sentimiento, así como el rendimiento. La Figura 2.2 ofrece una ilustración simplificada de las vías de comunicación neurológica entre el corazón y el cerebro.

7. Lacey, J. y Lacey, B.: «Some autonomic-central nervous system interrelationships», en Black, P.: *Physiological Correlates of Emotion*, pp. 205-207. Academic Press, Nueva York, 1970.

8. Koriath, J. y Lindholm, E.: «Cardiac-related cortical inhibition during a fixed foreperiod reaction time task», en *International Journal of Psyhcophysiology*, vol. 4, pp. 183-195, 1986.

9. Schandry, R. y Montoya, P.: «Event-related brain potentials and the processing of cardiac activity», en *Biological Psychology*, vol. 42, pp. 75-85, 1996.

10. Frysinger, R.C. y Harper, R.M.: «Cardiac and respiratory correlations with unit discharge in epileptic human temporal lobe», en *Epilepsia*, vol. 31, n.º 2, pp. 162-171, 1990.

11. Turpin, G.: «Cardiac-respiratory integration: Implications for the analysis and interpretation of phasic cardiac responses», en Grossman, P., Janssen, K. y Vaitl, D.: *Cardiorespiratory and cardiosomatic psychophysiology*, Plenum Press, Nueva York, pp. 139-155, 1985.

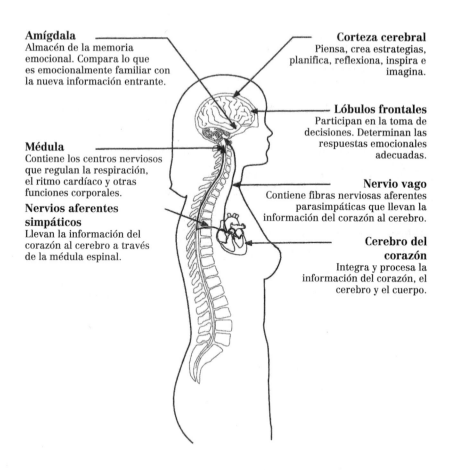

Amígdala
Almacén de la memoria emocional. Compara lo que es emocionalmente familiar con la nueva información entrante.

Corteza cerebral
Piensa, crea estrategias, planifica, reflexiona, inspira e imagina.

Lóbulos frontales
Participan en la toma de decisiones. Determinan las respuestas emocionales adecuadas.

Médula
Contiene los centros nerviosos que regulan la respiración, el ritmo cardíaco y otras funciones corporales.

Nervios aferentes simpáticos
Llevan la información del corazón al cerebro a través de la médula espinal.

Nervio vago
Contiene fibras nerviosas aferentes parasimpáticas que llevan la información del corazón al cerebro.

Cerebro del corazón
Integra y procesa la información del corazón, el cerebro y el cuerpo.

Comunicación neurológica del corazón al cerebro

Figura 2.2. Este diagrama ilustra las vías neurológicas a través de las cuales el corazón se comunica con el cerebro. El sistema nervioso intrínseco del corazón (el *cerebro del corazón*) contiene *neuritas sensoriales*, así como *neuronas de circuito local* de varios tipos. Las neuritas sensoriales, que están distribuidas por todo el corazón, detectan y responden a muchos tipos de información biológica, como la frecuencia cardíaca, la presión, las hormonas y los neurotransmisores. Las neuronas del circuito local están dispuestas en estaciones de procesamiento que integran la información neurológica procedente del cerebro y de los órganos corporales con la información de las neuritas sensoriales del corazón. Una vez que el cerebro del corazón ha procesado esta información, envía mensajes al cerebro a través de vías neuronales «aferentes», es decir, vías que fluyen hacia el cerebro. Los *nervios simpáticos aferentes* viajan al cerebro a través de la médula espinal. El *nervio vago* contiene miles de fibras nerviosas, muchas de las cuales también llevan información del corazón al cerebro. Estas vías nerviosas entran en el cerebro por la *médula*, un centro cerebral que regula muchas funciones corporales vitales. Desde allí, la información neurológica del corazón viaja a los centros cerebrales superiores que participan en el procesamiento emocional, la toma de decisiones y el razonamiento.

Comunicación bioquímica

Otra vía mediante la cual el corazón se comunica con el cerebro y el resto del cuerpo es el sistema hormonal. Una hormona se define como una sustancia química que se forma en un órgano o parte del cuerpo y que se transporta por el torrente sanguíneo a otro órgano o tejido donde tiene un efecto específico. En 1983 se reclasificó formalmente el corazón como parte del sistema hormonal cuando se descubrió una nueva y potente hormona producida y segregada por las aurículas del corazón llamada factor natriurético auricular (FNA) o péptido auricular. Esta hormona regula la presión arterial, la retención de líquidos corporales y la homeostasis de los electrolitos. Apodada la «hormona del equilibrio», sus efectos son extensos: en los vasos sanguíneos, los riñones, las glándulas suprarrenales y muchas de las regiones reguladoras del cerebro.[12]

Además, los estudios indican que el FNA inhibe la liberación de hormonas del estrés,[13] participa en las vías hormonales que estimulan la función y el crecimiento de nuestros órganos reproductores,[14]

---

12. CANTIN, M. y GENEST, J.: «The heart as an endocrine gland», en *Scientific American,* vol. 254, n.º 2, pp. 76-81, 1986.

13. KELLNER, M., WIEDEMANN, K. y HOLSBOER, F.: «Atrial natriuretic factor inhibits the CRH-stimulated secretion of ACTH and cortisol in man», en *Life Sciences,* vol. 50, n.º 24, pp. 1835-1842, 1992.

14. KENTSCH, M.; LAWRENZ, R.; BALL, P. *et al.*: «Effects of atrial natriuretic factor on anterior pituitary hormone secretion in normal man», en *Clinical Investigator,* vol. 70, pp. 549-555, 1992.

e incluso puede interactuar con el sistema inmunitario.[15] Y lo que es aún más intrigante, los experimentos sugieren que el FNA puede influir en el comportamiento motivado.[16]

Además del FNA y otras hormonas, el corazón también sintetiza y libera noradrenalina y dopamina, neurotransmisores que antes se creía que sólo eran producidos por el cerebro y en los ganglios externos al corazón.[17] Estas moléculas se encuentran entre las sustancias químicas conocidas por mediar las emociones en el cerebro. Aunque el papel exacto de estos neurotransmisores producidos por el corazón aún está por explorar, algunos científicos consideran que su origen en el corazón es otro elemento que apoya la nueva opinión de que el «sistema emocional» humano no se limita al cerebro, sino que está distribuido en una red que se extiende por todo el cuerpo.[18] El corazón es un elemento central de esta red.

Comunicación biofísica

Con cada latido, el corazón genera una potente onda de presión sanguínea que se desplaza rápidamente por las arterias, mucho más rápido que el propio flujo de la sangre. Son estas ondas de presión las que crean lo que sentimos como pulso.

Existen ritmos importantes en las oscilaciones de las ondas de presión sanguínea. En los individuos sanos se produce una compleja resonancia entre las ondas de presión arterial, la respiración y los

15. Vollmar, A.; Lang, R.; Hänze, J. et al.: «A possible linkage of atrial natriuretic peptide to the immune system, en American Journal of Hypertension, vol. 3, n.º 5 (parte 1), pp. 408-411, 1990.

16. Telegdy, G.: «The action of ANP, BNP, and related peptides on motivated behavior in rats», en Reviews in the Neurosicences, vol. 5, n.º 4, pp. 309-315, 1994.

17. Huang, M.; Friend, D.; Sunday, M. et al.: «Identification of novel catecholamine-containing cells not associated with sympathetic neurons in cardiac muscle», en Circulation, vol. 92, n.º 8, pp. 1-59, 1995.

18. Per, C.: Molecules of Emotion. Scribner, Nueva York, 1997.

ritmos del sistema nervioso autónomo.[19] Dado que los patrones de las ondas de presión varían con la actividad rítmica del corazón, representan otro lenguaje a través del cual el corazón se comunica con el resto del cuerpo. En el extremo receptor de las arterias, se encuentran todas las glándulas y órganos del cuerpo. En esencia, todas nuestras células «sienten» las ondas de presión generadas por el corazón y dependen de ellas en más de un sentido. En el nivel más básico, las ondas de presión obligan a las células sanguíneas a atravesar los capilares y proporcionan oxígeno y nutrientes a todas nuestras células. Además, estas ondas dilatan las arterias, haciendo que generen una tensión eléctrica relativamente grande. Las ondas también ejercen presión sobre las células de forma rítmica, haciendo que algunas de las proteínas que contienen generen una corriente eléctrica en respuesta al «apretón».

Los experimentos realizados en el Instituto de HeartMath han demostrado que las ondas de presión son un medio biofísico mediante el cual el corazón se comunica con el cerebro e influye en su actividad. En estas investigaciones, los investigadores midieron el tiempo de llegada de la onda de presión sanguínea al cerebro mientras medían simultáneamente la actividad de las ondas cerebrales. Se pudo observar con claridad un cambio en la actividad eléctrica del cerebro cuando la onda de presión sanguínea llegaba a las células cerebrales.

Comunicación enérgica

Como muchos médicos saben, el patrón y la calidad de la energía emitida por el corazón se transmite a todo el cuerpo a través del campo electromagnético del corazón. Al igual que los teléfonos móviles y las emisoras de radio transmiten información a través del campo electromagnético, investigaciones recientes han llevado a al-

19. LANGHORST, P.; SCHULZ, G. y LAMBERTZ, M.: «Oscillating neuronal network of the "common brainstem system"», en MIYAKAWA, K., KOEPCHEN, H. y POLOSA, C.: *Mechanisms of Blood Pressure Waves*, pp. 257-275. Japan Scientific Societies Press, Tokyo, 1984.

gunos científicos a proponer que se produce un proceso de transferencia de información similar a través del campo electromagnético producido por el corazón.[20] El campo electromagnético del corazón es, con diferencia, el más potente que produce el cuerpo; su fuerza es aproximadamente cinco mil veces mayor que la del campo producido por el cerebro, por ejemplo. El campo del corazón no sólo impregna todas las células del cuerpo, sino que también irradia fuera de nosotros; puede medirse hasta dos o tres metros de distancia con detectores sensibles llamados *magnetómetros* (*véase* la Figura 2.3).

Científicos del laboratorio del Instituto y de otros lugares han descubierto que los patrones de información eléctrica generados por el corazón son detectables en nuestras ondas cerebrales mediante una prueba conocida como *electroencefalograma* (EEG).[21] Una serie de experimentos realizados por Gary Schwartz y sus colegas de la Universidad de Arizona descubrió que los complejos patrones de actividad cardíaca en nuestras ondas cerebrales no podían explicarse completamente por vías de comunicación neurológicas o de otro tipo establecidas. Sus datos demuestran que existe una interacción energética directa entre el campo electromagnético producido por el corazón y el producido por el cerebro. Tanto la investigación de Schwartz como la del Instituto HeartMath demuestran que cuando centramos la atención en nuestro corazón, la sincronización entre éste y el cerebro aumenta. Los experimentos sugieren que la interacción energética entre el corazón y el cerebro interviene en este proceso.

20. SONG, L.; SCHWARTZ, G. y RUSSEK, L.: «Heart-focused attention and heart-brain synchronization: Energetic and physiological mechanisms», en *Alternative Therapies in Health and Medicine,* vol. 4, n.º 5, pp. 44-62, 1998.

21. MC CRATY, R.; TILLER, W.A. y ATKINSON, M.: «Head-heart entrainment: A preliminary survey», en *Proceedings of the Brain-Mind Applied Neurophysiology EEG Neurofeedback Meeting.* Key West, Florida, 1996.

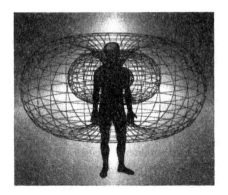

El campo electromagnético del corazón

Figura 2.3. El campo electromagnético generado por el corazón envuelve todo el cuerpo y se extiende en todas las direcciones hacia el espacio que nos rodea. El campo electromagnético del corazón (que es, con diferencia, el más potente que produce el cuerpo) puede medirse a muchos metros de distancia de nosotros mediante dispositivos sensibles.

Además, las investigaciones indican que la información energética contenida en el campo del corazón no sólo es detectada por nuestros propios cerebros y cuerpos, sino que también puede ser registrada por las personas que nos rodean[22] (aprenderás más sobre cómo ocurre esto en el capítulo 8).

El maestro del ritmo

Las investigaciones científicas que acabamos de repasar dibujan claramente una imagen del corazón como un sistema inteligente que procesa muchos tipos de información biológica independientemen-

---

22. Mc Craty, R.; Atkinson, M.; Tomasino, D. *et al.*: «The electricity of touch: Detection and measurement of cardiac energy exchange between people», en Pribram, K.: *Brain and Values: Is a Biological Science of Values Possible?* pp. 359-379. Lawrence Erlbaum Associates, Nueva Jersey, 1998.

te del cerebro. Los mensajes neurales, bioquímicos, biofísicos y electromagnéticos que el corazón genera y transmite al cerebro y al cuerpo tienen una profunda influencia en nuestros procesos fisiológicos, mentales y emocionales. Pero ¿cómo decodificamos estos mensajes? ¿Existe una forma científica de detectar o medir lo que «dice» el corazón y determinar cómo afecta esta información a nuestra conciencia en un momento dado?

A lo largo de los años hemos experimentado con muchos tipos diferentes de medidas psicológicas y fisiológicas. Los patrones de variabilidad de la frecuencia cardíaca (VFC), o ritmos cardíacos, han surgido de forma sistemática como los más dinámicos y los que más reflejan nuestros estados emocionales internos. La *variabilidad de frecuencia cardíaca* se define como una medida de los cambios de la frecuencia cardíaca entre latidos.

Si vas a la consulta de un médico para que te haga un examen físico, es posible que te diga que tu corazón late a setenta pulsaciones por minuto (ppm). Esta cifra es sólo un promedio, por supuesto, porque el intervalo de tiempo entre los latidos del corazón siempre cambia. Si el médico te toma el pulso con la yema de los dedos (el método habitual), cuenta el número total de pulsaciones en un período de tiempo determinado y tú no eres consciente de ninguna variación de la frecuencia. En cambio, si estás conectado a un monitor de ritmo cardíaco, normalmente puedes observar la drástica variación de la frecuencia cardíaca que se produce incluso durante la inactividad.

Hace menos de treinta y cinco años, los médicos pensaban que una frecuencia cardíaca constante era un signo de buena salud. Pero ahora, gracias al análisis de la VFC, sabemos que es normal que la frecuencia cardíaca varíe. De hecho, la frecuencia cardíaca cambia con cada latido incluso cuando estamos dormidos. Contrariamente a la creencia anterior de que una frecuencia cardíaca constante era un indicador de salud, ahora sabemos que la pérdida de la variabilidad natural de la frecuencia cardíaca es en realidad un signo de enfermedad y un fuerte predictor de futuros problemas de salud.[23] Dado que la variabilidad de la frecuencia cardíaca disminuye a medida que envejecemos, es una forma de medir nuestro envejecimiento fisiológico.[24] En esencia, la VFC es una medida de la flexibilidad de nuestro corazón y sistema nervioso, y como tal refleja nuestra salud y estado físico.

El equipo de investigación del Instituto estaba intrigado por la VFC porque los cambios en los patrones de los latidos rítmicos del corazón apuntaban a una ventana al funcionamiento interno de las vías de comunicación entre el corazón, el cerebro y el cuerpo. Parecía posible que los distintos patrones de actividad neurológica, bioquímica, biofísica y electromagnética generados por variaciones precisas en el tiempo entre los latidos del corazón pudieran funcionar como un lenguaje inteligente mediante el cual el corazón transmitiera información significativa al resto del cuerpo. Al medir y analizar la VFC, los investigadores del Instituto empezaron a ver cómo el corazón codifica sus mensajes. Y lo que es más interesante, descubrieron que estos ritmos cardíacos cambiantes respondían notablemente a nuestros pensamientos y sentimientos. Al medir la VFC de las personas, el equipo de investigación pudo ver cómo el corazón y el sistema nervioso responden al estrés y a las diferentes emociones que experimentamos.[25]

23. DEKKER, J.M.; SCHOUTEN, E.G.; KLOOTWIJK, P. *et al.*: «Heart rate variability from short electrocardiographic recordings predicts mortality from all causes in middle-aged and elderly men. The Zutphen Study», en *American Journal of Epidemiology*, vol. 145, n.º 10, pp. 899-908, 1997.

24. UMETANI, K.; SINGER, D.H.; MC CRATY, R. *et al.*: «Twenty-four-hour time domain heart rate variability and heart rate: Relations to age and gender over nine decades», en *Journal of the American College of Cardiology*, vol. 31, n.º 3, pp. 593-601, 1998.

25. MC CRATY, R.; ATKINSON, M.; TILLER, W.A. *et al.*: «The effects of emotions on short-term heart rate variability using power spectrum analysis», en *American Journal of Cardiology*, vol 76, pp. 1089-1093, 1998.

Cuando conectamos a la gente a un monitor de ritmo cardíaco durante nuestros seminarios, se sorprenden al ver que el más mínimo cambio emocional se manifiesta inmediatamente tanto en un cambio en la frecuencia cardíaca como en un cambio en el patrón de VFC. Cuando conectamos al monitor a un director de empresa bastante tranquilo en uno de nuestros seminarios, empezó con una frecuencia cardíaca baja de 65 ppm y un patrón de VFC relativamente suave. Pero en cuanto alguien de la clase hizo un chiste y él se rio, su frecuencia cardíaca subió a 94 ppm durante varios instantes antes de volver a su ritmo habitual.

Cuando empezó a realizar el estresante ejercicio de contar hacia atrás desde doscientos de diecisiete en diecisiete, su patrón de VFC reveló que su corazón cambiaba de ritmo de forma errática (este mismo patrón errático se produce cuando sentimos estrés por cualquier frustración o ansiedad). Pero cuando se concentró en su corazón al valorar a un ser querido, su VFC cambió rápidamente a un patrón suave y coherente. Pudimos ver que su corazón se aceleraba y ralentizaba en un flujo armonioso.

El análisis de la VFC nos permite escuchar e interpretar las conversaciones bidireccionales entre el corazón y el cerebro. A medida que percibimos y reaccionamos ante el mundo, los mensajes enviados por el cerebro a través del sistema nervioso autónomo afectan a los patrones de latido del corazón. Al mismo tiempo, la actividad rítmica del corazón genera señales neuronales que vuelven al cerebro, influyendo en nuestras percepciones, procesos mentales y estados de ánimo.

Como se mencionó en el capítulo 1, al principio de nuestra investigación nos quedó claro que la experiencia de las emociones negativas (ira y frustración, por ejemplo) crea un mayor desorden e incoherencia en los ritmos del corazón y en el sistema nervioso autónomo, afectando así al resto del cuerpo. Por el contrario, las emociones positivas como el amor, el cuidado y el aprecio crean una mayor armonía, orden y coherencia en los ritmos del corazón y un mayor equilibrio en el sistema nervioso. La variabilidad de la frecuencia cardíaca puede considerarse una medida importante de lo bien que estamos equilibrando nuestras vidas a nivel mental y emocional.[26]

Las implicaciones para la salud son fáciles de entender: la falta de armonía en nuestros ritmos cardíacos conduce a la ineficacia y al aumento de la tensión en el corazón y otros órganos, mientras que los ritmos armoniosos son más eficientes y menos estresantes para los sistemas del cuerpo.

El patrón de VFC típico de alguien que se siente enfadado o frustrado tiene un aspecto irregular y desordenado (Figura 2.4). Las ramas simpática y parasimpática del sistema nervioso autónomo están desincronizadas entre sí, luchando por el control de la frecuencia cardíaca; la simpática intenta acelerarla y la parasimpática intenta reducirla. Es como si trataras de conducir tu coche con un pie en el acelerador y el otro simultáneamente en el freno. La mayoría de nosotros valoramos demasiado nuestros coches como para tratarlos de esta manera; sin embargo, sin darnos cuenta, nos tratamos así a nosotros mismos más de lo que creemos.

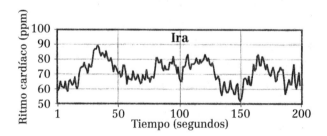

Emociones negativas y variabilidad del ritmo cardíaco

Figura 2.4. En los estados emocionales negativos, como la ira (en la imagen) y la frustración, los patrones de VFC son incoherentes, aleatorios y espasmódicos. Esto indica una desarmonía en el sistema nervioso autónomo, que lleva la información del cerebro al corazón y a todo el cuerpo.

© Copyright 1998 Instituto de Investigación HeartMath

---

26. TILLER, W.; MC CRATY, R. y ATKINSON, M.: «Cardiac coherence: A new, noninvasive measure of autonomic nervous system order», en *Alternative Therapies in Health and Medicine,* vol. 2, n.º 1, pp. 52-65, 1996.

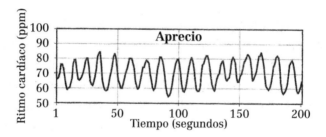

Emociones positivas y variabilidad del ritmo cardíaco

Figura 2.5. En los estados emocionales positivos, como el aprecio (en la imagen), el amor y el interés por los demás, el patrón de la VFC es coherente y ordenado. Este patrón se asocia generalmente con el equilibrio del sistema nervioso autónomo y la eficiencia cardiovascular.

© Copyright 1998 Instituto de Investigación HeartMath

Cuando nos sentimos nerviosos o estresados, creamos un ritmo cardíaco desordenado. Esto crea una reacción en cadena en nuestro cuerpo: nuestros vasos sanguíneos se contraen, nuestra presión arterial se eleva y se desperdicia mucha energía. Si esto ocurre de forma constante, el resultado es la hipertensión (presión arterial alta), que aumenta enormemente el riesgo de sufrir enfermedades cardíacas y accidentes cerebrovasculares. Actualmente se calcula que uno de cada cuatro estadounidenses (aproximadamente cincuenta millones de personas) es hipertenso, y las enfermedades cardiovasculares se cobran cada año más vidas en Estados Unidos que las siete siguientes causas de muerte juntas.[27]

La buena noticia es que los sentimientos de aprecio, amor, compasión e interés por los demás crean el efecto contrario. Estos sentimientos positivos basados en el corazón generan los ritmos suaves y armoniosos de la VFC que se consideran indicadores de la eficiencia cardiovascular y del equilibrio del sistema nervioso (Figura 2.5).

---

27. AMERICAN HEART ASSOCIATION: 1998 *Heart and Stroke Statistical Update*. American Heart Association, Dallas, Texas, 1997.

Cuando generamos sentimientos positivos, las dos ramas del sistema nervioso están sincronizadas, trabajando en armonía, lo cual es una buena noticia para nuestra salud. Como veremos en capítulos posteriores, la creación de un mayor orden en el sistema nervioso autónomo produce efectos beneficiosos en todo el cuerpo, como el aumento de la inmunidad[28,29] y la mejora del equilibrio hormonal.[30]

Armonización

En el siglo XVII, un inventor europeo llamado Christiaan Huygens se sentía muy orgulloso de su invención del reloj de péndulo. Tenía una buena colección de relojes de este tipo en su estudio y un día, mientras estaba en la cama, se dio cuenta de una cosa peculiar: todos los péndulos oscilaban al unísono, aunque sabía que no habían empezado así.

Christiaan se levantó de la cama e hizo que todos los péndulos oscilaran de forma diferente, rompiendo el ritmo sincronizado. Para su sorpresa, todos los péndulos volvieron a sincronizarse. Cada vez que desalineaba su oscilación, los péndulos volvían a estar en sincronización.

Aunque Christiaan no pudo resolver completamente el misterio, los científicos posteriores sí lo hicieron: el péndulo más grande (el que tenía el ritmo más fuerte) tiraba de los otros péndulos para sin-

28. REIN, G.; ATKINSON, M. y MC CRATY, R.: «The physiological and psychological effects of compassion and anger», en *Journal of Advancement in Medicine*, vol. 8, n.º 2, pp. 87-105, 1995.

29. MC CRATY, R.; ATKINSON, M.; REIN, G. *et al.*: «Music enhances the effect of positive emotional states on salivary IgA», en *Stress Medicine*, vol. 12, pp. 167-175, 1996.

30. MC CRATY, R.; BARRIOS-CHOPLIN, B.; ROZMAN, D. *et al.*: «The impact of a new emotional self-management program on stress, emotions, heart rate variability, DHEA, and cortisol», en *Integrative Physiological and Behavioral Science*, vol. 33, n.º 2, pp. 151-170, 1998.

cronizarlos. Este fenómeno, denominado *armonización*, está presente en toda la naturaleza (Figura 2.6).[31]

Cuando tu cuerpo está en sintonía, sus principales sistemas trabajan en armonía. Tus sistemas biológicos funcionan con mayor eficacia gracias a esa armonía y, como resultado, piensas y te sientes mejor. Como el corazón es el oscilador biológico más potente del sistema humano (el equivalente al péndulo más potente de un conjunto de relojes), el resto de los sistemas del cuerpo pueden entrar en armonía con los ritmos del corazón. Por ejemplo, cuando nos encontramos en un estado de profundo amor o aprecio, el cerebro se sincroniza (entra en armonía) con los ritmos armoniosos del corazón, como se muestra en la Figura 2.7. Este estado de armonización entre la cabeza y el corazón se produce precisamente cuando los ritmos cardíacos completan un ciclo cada diez segundos (0,1 Hz).

Cuando las ondas cerebrales se sincronizan con los ritmos cardíacos a 0,1 Hz, los sujetos de nuestros estudios manifiestan una mayor claridad intuitiva y una mayor sensación de bienestar. Las técnicas Freeze-frame®, Cut-thru® y Heart Lock-In® de HeartMath (de las que hablaremos en los capítulos 4, 9 y 10) están diseñadas para ayudar a las personas a sincronizar sus cabezas y sus corazones. Estas técnicas funcionan precisamente porque fomentan un estado de armonía coherente.

Según nuestros estudios, en esos momentos fugaces en los que traspasamos nuestro rendimiento ordinario y nos sentimos en armonía con *algo más* (ya sea una gloriosa puesta de sol, una música inspiradora u otro ser humano), con lo que realmente estamos entrando en sintonía es con *nosotros mismos*. No sólo nos sentimos más relajados y en paz en esos momentos, sino que el estado de armonía aumenta nuestra capacidad de rendimiento y ofrece numerosos beneficios para la salud. Con la armonización, alcanzamos nuestra capacidad óptima de funcionamiento.

---

31. Strogatz, S.H. y Stewart, I.: «Coupled oscillators and biological synchronization», en *Scientific American,* vol. 269, n.º 6, pp. 102-109, 1993.

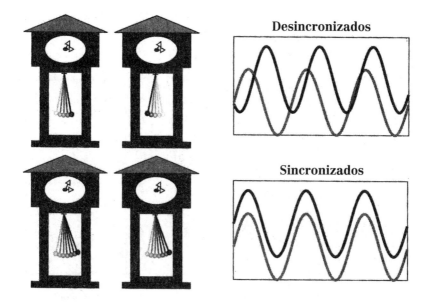

Armonía

Figura 2.6. Cuando dos relojes de péndulo se montan uno al lado del otro en la misma pared, llegan a oscilar gradualmente en sincronía. En este estado, los relojes generan el patrón de ondas que se muestra en el panel inferior derecho. Se trata de un ejemplo clásico del fenómeno de *armonización*, el cual se produce en toda la naturaleza (tanto en los sistemas no vivos como en los organismos vivos). En general, cuando los sistemas se sincronizan, funcionan con mayor eficacia. En el cuerpo humano, el corazón (como el oscilador rítmico más potente del cuerpo) es el «péndulo» central que prepara el terreno para la armonización de otros sistemas fisiológicos.

© Copyright 1998 Instituto de Investigación HeartMath

Nuestras investigaciones demuestran que las personas pueden desarrollar su capacidad de mantener la armonización manteniendo estados sinceros y centrados en el corazón, como el aprecio y el amor. Los resultados de los estudios sobre la armonización entre la cabeza y el corazón sugieren que al alterar intencionadamente nuestro estado emocional mediante técnicas específicas, modificamos la información que el corazón envía al cerebro. Nuestro cuerpo está diseñado para funcionar de forma óptima cuando el corazón y la cabeza están en sintonía y trabajan juntos.

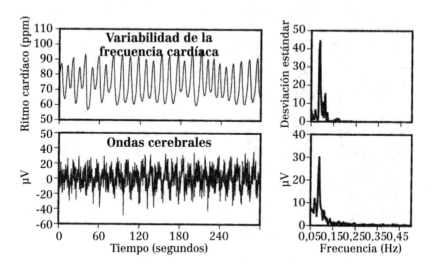

Armonización entre la cabeza y el corazón

Figura 2.7. Estos gráficos muestran la armonización que se produce entre la variabilidad de la frecuencia cardíaca y los patrones de ondas cerebrales cuando la persona evaluada realizó la técnica Freeze-frame® y experimentó un sentimiento de agradecimiento sincero. Los gráficos de la izquierda muestran los registros en tiempo real de los ritmos cardíacos y las ondas cerebrales de la persona. Los gráficos de la derecha muestran los espectros de frecuencia de los mismos datos. Obsérvese cómo los ritmos cardíacos y las ondas cerebrales se han sincronizado a una frecuencia de aproximadamente 0,1 Hz (pico grande en los gráficos de la derecha) durante Freeze-frame®.

Hagamos un trato

La información científica anterior proporciona pruebas sólidas de que, de hecho, el corazón comunica muchos mensajes al cerebro. Pero ¿qué experimentamos cuando aprendemos a perfeccionar y aumentar esa comunicación del corazón a la cabeza?

El reto de maximizar la influencia del corazón en el cerebro consiste en conseguir que la cabeza se rinda al corazón el tiempo suficiente para conectar con la inteligencia de éste, ¡y a menudo se resiste! Por muy valiosa que sea la aportación del corazón, con frecuencia interrumpe el modo de funcionamiento familiar del cerebro. Cuando se desafían los viejos patrones neurológicos arraigados durante años de hábito, a veces se resisten.

Si el corazón envía una clara señal intuitiva con un sentimiento que dice «¡No hagas esto!», la cabeza puede resistirse enérgicamente, exigiendo saber «¿Por qué?», «¿Cómo?» y «¿Cuándo?» con tanta insistencia que la señal del corazón se corta. Por ejemplo, puedes tener una percepción importante sobre un comportamiento que necesitas cambiar, pero antes de que tengas la oportunidad de transformar esa percepción en acción, empiezas a pensar en justificaciones y racionalizaciones que te convencen de no cambiar.

Sally se enfadaba cada vez que oía discutir a su hermana Linda y al marido de ésta. Antes de que se diera cuenta, Sally se unía a la contienda, mediando y ofreciendo consejos, y entonces los tres acababan discutiendo.

Sintiéndose incomprendida y herida, Sally se marchaba de su casa prometiendo no volver a involucrarse. Cada vez que ocurría, se quedaba disgustada durante días, analizando y dándole vueltas a lo que debería haber dicho de otra manera.

Muchas veces, cuando empezaba una discusión, la intuición de su corazón le decía a Sally que se mantuviera al margen, pero su cabeza inmediatamente le daba razones para involucrarse: «Linda es mi hermana. La quiero y no soporto verla así de dolida. Necesita mi ayuda». Este proceso se prolongó durante años (siempre ganando la cabeza) haciendo que Sally se sintiera desgraciada.

Si Sally hubiera tenido a su disposición las herramientas y técnicas de la solución HeartMath, habría sido capaz de establecer una sólida conexión entre el corazón y la cabeza y, con esa conexión, habría comprendido más claramente la sabiduría de su corazón. Desde esa perspectiva más integrada, habría sido capaz de expresar su amor por su hermana y su cuñado sin involucrarse emocionalmente en sus problemas.

A la mayoría de nosotros se nos ocurren momentos en los que hemos tenido una clara intuición del corazón sobre lo que había que hacer (o no hacer), pero hemos analizado demasiado la situación, dando vueltas y más vueltas en un intento de resolver las cosas. En el caso de Sally, las circunstancias jugaron con sus emociones: el amor que sentía por su hermana y su propia ansiedad por el dolor que parecían causarse mutuamente. Pero en lugar de dejar que su corazón aumentara su conciencia, la cabeza de Sally entró en un «proceso de reducción de inteligencia», impidiéndole ver otras opciones.

La cabeza a menudo nos lleva a racionalizar y conceptualizar un asunto en lugar de actualizar lo que el corazón ya sabe y ha comunicado. Cuando reaccionamos a la vida desde la cabeza sin unir fuerzas con el corazón, nuestro pensamiento único nos lleva a menudo a un comportamiento infantil y poco elegante del que nos avergonzamos. Si, por el contrario, conseguimos que la cabeza esté en sintonía con el corazón, tenemos el poder de su trabajo en equipo de nuestro lado y podemos llevar a cabo los cambios que sabemos que debemos hacer.

Corazón superior y corazón inferior

Puede que digas: «Espera un momento. He seguido a mi corazón anteriormente y me han hecho daño, me han pisoteado y me han fastidiado». Se trata sin duda de una experiencia común: confías en una persona, creyendo que se preocupa por ti como tú te preocupas por ella, sólo para descubrir que va por libre (a tu costa). De hecho, este tipo de descubrimiento es tan común que aprender a superar el golpe con dignidad es uno de los ritos de paso a la edad adulta.

Con la experiencia, empezamos a anticipar la traición antes y a suavizar su golpe. Pero por dentro, muchas personas recuerdan los primeros acontecimientos dolorosos con una amargura que es tóxica y autodestructiva. Creyendo que su vulnerabilidad y cuidado les hicieron daño, se aíslan de la expresión espontánea del corazón. Se vuelven precavidos y tardan en volver a amar. «Mi corazón me metió en esto», piensan.

La capacidad de protegernos del dolor es un importante mecanismo de supervivencia. Pero aislar al corazón es una actitud defensiva errónea basada en la creencia de que seguir al corazón significa seguir nuestras emociones, una creencia que no es cierta. El hecho de que sintamos algo con fuerza (rabia, miedo o deseo) no significa que la emoción esté impulsada por el corazón. De hecho, la cabeza suele utilizar el respaldo emocional para salirse con la suya, secuestrando nuestras emociones para defender sus miedos, proyecciones y deseos, estén o no alineados con la inteligencia del corazón.

Cuando estamos aprendiendo a distinguir entre la cabeza y el corazón, es fácil dejarse engañar, pero hay una gran diferencia entre las emociones impulsadas por la cabeza y las emociones del verdadero corazón. Para evitar la confusión, nos gusta hablar de las emociones en términos de corazón «superior» e «inferior».

El corazón inferior se refiere a aquellos sentimientos que están marcados por los apegos y las condiciones impuestas por la mente. El amor condicionado es un buen ejemplo: «Te amaré siempre que hagas cosas que me agraden». El corazón quiere dar, pero la mente quiere renegar para cubrir sus apuestas y conseguir lo que quiere.

El corazón superior es más permisivo. No hace concesiones ni trueques. En lugar de decir «haré esto si tú haces aquello», se expresa auténticamente sin expectativas. La autenticidad es su propia recompensa, pero se necesita madurez emocional para manifestar las cualidades del corazón con coherencia.

Tomemos como ejemplo el sentimiento de compasión; sin duda parece admirable a primera vista. Cuando una amiga dice que su vida se ha ido al traste y da pruebas de ello, es natural que sientas empatía, pero luego empiezas a agonizar por ella. ¿Qué puede haber de malo en ello? Piénsalo: ¿Cómo te sientes después de pasar tiempo con ella? ¿Exhausto? ¿Agotado? ¿Necesitas un descanso? El «corazón sangrante» compasivo es el corazón inferior. Sentir lo que siente el otro es admirable, pero debemos ser cautelosos a la hora de expresar nuestros sentimientos de empatía y nuestras intenciones de cuidado.

Hemos notado en nuestras propias vidas que demasiada empatía no es útil; es agotadora y no sirve para nada. La empatía aparece cuando nuestra cabeza se identifica en exceso con alguien que lo necesita y empezamos a proyectar nuestras propias preocupaciones. Nuestra cabeza nos convence de que, para ser un buen amigo, tenemos que «meternos» en el dolor de esa persona, identificarnos con él y hacerlo nuestro. Pero eso significa sumergirnos en las mismas emociones agotadoras que sufre nuestro amigo. En el momento en que proyectamos nuestras propias preocupaciones sobre el problema encima de las preocupaciones de nuestro amigo, nos estamos hundiendo en un pantano emocional que no es útil para nadie. Por eso, una muestra de empatía suele conducir a que dos personas en lugar de una lloren sobre sus cervezas, sin que haya una solución a la vista.

La compasión, en cambio, es regenerativa y ofrece comprensión intuitiva y soluciones potenciales. Nos permite sentir lo que siente el otro mientras mantenemos nuestra propia autenticidad. Podemos abrazar a nuestro amigo que sufre sin caer en la responsabilidad excesiva y la desesperación. Preocuparse por los problemas y las preocupaciones de los que amamos es una parte natural de la amistad. Sólo tenemos que asegurarnos de que nuestros sentimientos de cuidado nos lleven a la compasión de un corazón superior y no a la empatía de un corazón inferior.

Como no solemos distinguir entre el corazón superior y el inferior, tendemos a no notar la diferencia, agrupando ambos tipos de emociones en la categoría «corazón». Piensa en la última vez que entregaste tu corazón a alguien y saliste herido. ¿Puedes decir, con la sabiduría de la retrospección, qué tipo de corazón estabas sintiendo? ¿Estabas siguiendo tu verdadero corazón o estabas respondiendo a una amalgama de expectativas de la cabeza, emociones y sentimientos del corazón? ¿El dolor fue causado por el amor que sentías o por las esperanzas y condiciones no satisfechas?

Cuando aprendemos a gestionar nuestras emociones el tiempo suficiente para detenernos y dirigir nuestra atención al mensaje más silencioso del corazón, podemos obtener una perspectiva más amplia de cualquier situación, lo que a menudo nos ahorra heridas, frustración y dolor.

Cuando yo (Howard) tenía veintiún años, descubrí de primera mano lo difícil que puede ser encontrar el verdadero corazón. Mi novia me dejó de repente por un hombre más maduro y mucho más rico; su abandono me pilló totalmente por sorpresa. Llevábamos cuatro años juntos cuando me envió su carta que empezaba con «Querido Howard». Se me rompió el corazón. Entré en estado de *shock*, desolado por el dolor, el remordimiento, la vergüenza y la desesperación. Cuando descubrí que dos de mis amigos habían estado alentando la nueva relación a mis espaldas, añadí la ira y la venganza a mi creciente lista de emociones de un corazón roto.

En este estado emocionalmente distorsionado, decidí que, como realmente la quería, debía intentar recuperarla. Al fin y al cabo, era *mi chica*; no iba a dejar que un fanfarrón se la llevara sin pelear por ella. Quedé en verla y tuvimos «la conversación», sintiendo ambos el peso de nuestra historia. En un momento de intensa conexión emocional, le pedí que se casara conmigo. Se sintió profundamente conmovida por mi expresión de compromiso y se fue a pensar en la propuesta. Esta vez sí que había seguido a mi corazón, o eso creía yo.

Al día siguiente, cuando Doc apareció, le conté con orgullo lo que había hecho. Para mi sorpresa, su opinión sobre la situación era un poco diferente a la mía, por decir algo. Dijo que la parte de mí que se sentía rota no era mi corazón, no era la verdadera esencia del amor que sentía por ella, sino que eran mis apegos y expectativas los que estaban rotos, y ese daño estaba alimentando mis inseguridades. Continuó sugiriendo que el verdadero acto de amor que debía mostrarle era volver a contactar con ella y liberarla de la propuesta de matrimonio.

«Si vuelve por su cuenta», dijo, «tendréis algo sólido y limpio sobre lo que seguir construyendo. Si no lo hace, habrás hecho lo más bondadoso que podías hacer en esta situación, y en algún momento eso dará sus frutos. Simplemente tendrás que recoger los pedazos y seguir adelante; pero sólo si le concedes la libertad que necesita para tomar su decisión, la estarás amando de verdad».

Eso era lo último que quería oír, pero lo hice. Había leído sobre el concepto de amor incondicional, pero esto era real, no conceptual. Era difícil hacerlo por el amor que sentía por ella, pero al mismo tiempo tenía sentido luchar por una forma de amor superior en lugar de una basada en mi propia inseguridad y mis sentimientos heridos. Mi cabeza y mi corazón se enfrentaron durante varias horas después de que Doc se fuera. Sin embargo, al final, el corazón se impuso. Hice la llamada y le concedí una liberación incondicional. No volvió conmigo; se casó con el otro hombre y, por lo que sé, sigue felizmente casada con él.

Aunque no tuve una sensación de resolución, paz o liberación inmediata, sí experimenté un sentimiento de empoderamiento que me proporcionó una sensación de seguridad y confianza en mí mismo. Con el tiempo, ese regalo aumentó su valor y me permitió amar de una forma totalmente nueva. Seguí adelante con mi vida, encontré con facilidad nuevas y gratificantes relaciones, y hoy estoy más que felizmente casado.

Lo que parece corazón a menudo no es el corazón real, y lo que nos dice el corazón real a menudo no es lo que la cabeza quiere oír. La cabeza está motivada por los resultados rápidos, así que se desanima si las recompensas del corazón tardan en llegar. Sin embargo, a pesar de estos retos, escuchar al corazón (con su visión más profunda y su comprensión intuitiva) es siempre la forma más sabia de actuar.

La investigación del Instituto, así como la de otros, ha revelado que saber cómo funcionan las cosas puede mejorar profundamente nuestra apreciación de éstas. Como señala el doctor Mark George, psiquiatra jefe de la Universidad Médica de Carolina del Sur: «Si comprendo bien… todo lo que hay que saber sobre el sonido que sale de un violín, impacta en mi oído y luego entra en mi cerebro, no le resta disfrute a una sinfonía bien interpretada. Conocer los mecanismos no quita la satisfacción de la experiencia y a menudo añade otra dimensión».[32]

Lo mismo ocurre con la ciencia del corazón. Cuando se trata de lo esencial, de cómo vivimos y experimentamos nuestras vidas, el aspecto más importante de la inteligencia del corazón es que *funciona* y que, cuando la pones en práctica, maximizas tu propio potencial de salud y bienestar. No necesitamos la ciencia para escuchar a nuestro corazón; la gente lleva haciéndolo desde hace mucho tiempo. Pero en un esfuerzo por mejorar nuestra experiencia y apreciación de la inteligencia del corazón, podemos recurrir a la ciencia para que nos ayude a entender cómo funciona.

Es más fácil de lo que crees escuchar las señales y los mensajes del corazón. Estamos programados de forma natural para esta comunicación. Hasta en el plano biológico, ya existen los componentes para la asociación definitiva.

Todos hemos escuchado alguna vez la voz de nuestro corazón, la hayamos seguido o no. A medida que aprendamos más sobre el corazón y descubramos que podemos confiar en sus contribuciones a nuestra conciencia, surgirá una experiencia de vida nueva y más gratificante para nosotros, como individuos y como sociedad. Teniendo en cuenta esta posible recompensa, merece la pena considerar la posibilidad de seguir al corazón. Después de todo, una vida sin corazón no resulta muy divertida.

---

32. George, citado en MARQUIS, J.: «Our emotions: Why we feel the way we do; New advances are opening our subjective inner worlds to objective study. Discoveries are upsetting longheld notions». *Los Angeles Times,* p. A-1, 14 de octubre de 1996.

PUNTOS CLAVE PARA RECORDAR

- Nuevos descubrimientos científicos nos dan una visión radicalmente nueva y diferente del papel del corazón en el sistema humano.
- La información enviada desde el corazón al cerebro puede tener efectos profundos en los núcleos de nuestro cerebro superior.
- Nuestros estados emocionales se reflejan en nuestros ritmos cardíacos, como se observa en las mediciones de la variabilidad del ritmo cardíaco. Nuestros ritmos cardíacos afectan a la capacidad del cerebro para procesar información, tomar decisiones, resolver problemas y experimentar y expresar la creatividad.
- Dado que el corazón es el oscilador biológico más potente del sistema humano, el resto de los sistemas del cuerpo se armonizan con los ritmos del corazón.
- Cuando los sujetos de los estudios de investigación logran la armonización entre el cerebro y el corazón, manifiestan una mayor claridad intuitiva y una mayor sensación de bienestar.
- Los sentimientos positivos, como el aprecio, generan mayor orden y equilibrio en el sistema nervioso automático, lo que se traduce en una mayor inmunidad, un mejor equilibrio hormonal y una función cerebral más eficiente.
- Al alterar intencionadamente nuestro estado emocional mediante técnicas centradas en el corazón, como Freeze-frame®, modificamos la información que llega del corazón al cerebro. El cambio en el flujo de esta información puede facilitar una función cerebral superior.
- Cuando conseguimos que la cabeza esté sincronizada con el corazón, el poder de ambos trabaja para nosotros y podemos realizar los cambios que sabemos que debemos hacer.
- El llamado corazón inferior rige los sentimientos que están coloreados por los apegos y las condiciones impuestas por la mente.

PARTE 2

ACCEDER A LA INTELIGENCIA DEL CORAZÓN

Ahora que apreciamos la importancia de la inteligencia del corazón y entendemos cómo funciona biológicamente, es el momento de aprender a acceder a ella de forma sistemática.

En la segunda parte hablaremos primero de lo que nos bloquea para acceder a la inteligencia del corazón y luego veremos lo que podemos hacer para eliminar estos obstáculos y crear una asociación fiable entre la cabeza y el corazón.

Un objetivo primordial de la solución HeartMath es aumentar la coherencia, llevándonos a un estado de eficiencia óptima. El estrés crea incoherencia en nuestro sistema, por lo que para aumentar la coherencia es necesario reducirlo. En el capítulo siguiente, explicaremos los peligros del estrés.

Luego, una vez que hayamos destacado lo agotador que es el estrés (y lo crucial que es eliminarlo), en el capítulo 4 presentaremos la técnica Freeze-frame®, diseñada para ofrecerte una forma de aumentar y mejorar la comunicación entre tu corazón y tu mente al tiempo que reduces el estrés.

Freeze-frame® es un ejercicio rápido de un minuto de duración que resulta muy valioso para gestionar los pensamientos y evitar el agotamiento innecesario de la energía. Como esta técnica aumenta la claridad mental, te ayudará a tomar decisiones acertadas, incluso en situaciones que antes hubieran sido muy estresantes. En lugar de sucumbir al estrés, aprenderás a utilizar Freeze-frame® y te beneficiarás inmediatamente.

Para maximizar el potencial de la inteligencia del corazón, también es importante vigilar de cerca los pensamientos y los sentimientos. Algunos de nuestros diálogos internos añaden energía a nuestros sistemas, mientras que otros nos agotan. En el capítulo 5 hablaremos de los recursos y los déficits de energía, antes de ofrecer un ejercicio que te ayudará a determinar la eficacia con la que utilizas tu energía disponible. Comprender los recursos y los déficits de energía es la clave para acceder a la inteligencia del corazón.

Los sentimientos básicos del corazón, como el aprecio, la ausencia de prejuicios y el perdón, aumentan los niveles de energía y eliminan muchos déficits. Estas cualidades son como códigos de acceso que activan la inteligencia del corazón. En el último capítulo de esta sección hablaremos de las «herramientas de poder del corazón», que utilizan los sentimientos básicos del corazón para acceder y aplicar la inteligencia del corazón.

En la parte 2:

- Reconocerás la importancia de eliminar el estrés.
- Aprenderás y aplicarás Freeze-frame®.
- Serás más consciente de tus pensamientos y sentimientos y aprenderás cómo te afectan ambos.
- Entenderás el significado de los sentimientos básicos del corazón y aprenderás a aplicarlos para acceder a la inteligencia del corazón.

CAPÍTULO 3

LOS RIESGOS DE LA INCOHERENCIA

Elise era una madre soltera de dos hijos pequeños, divorciada desde hacía apenas un año. Todavía estaba sintiendo la tensión emocional y financiera del divorcio cuando su empresa la despidió de forma inesperada. Le prometieron una indemnización por despido, pero eso no cambiaba el hecho de que estaba desempleada.

Tras dos semanas de entrevistas infructuosas, Elise estaba tan preocupada por el futuro que no podía dormir. «¿Cómo podré pagar mis facturas si no consigo otro trabajo pronto? ¿Qué va a pasar con mis hijos? ¡Mi vida se está desmoronando!». Sentía que el estrés la carcomía, sus pensamientos eran tan tóxicos que empeoraban su situación.

Al poco tiempo, estaba tan desmoralizada que le costaba reunir la confianza necesaria para acudir a una entrevista. Temía que los posibles jefes pudieran ver la desesperación en sus ojos.

Finalmente, desesperada, solicitó un trabajo que no quería pero que estaba segura de poder conseguir. La empresa tenía fama de tratar mal a los empleados y de pagarles una miseria, así que se lo guardó como último recurso pensando que no trabajaría allí a menos que tuviera que hacerlo. Se sintió muy afectada cuando la rechazaron.

La noche del rechazo, Elise acostó a los niños aturdida y salió a sentarse sola en el porche. Si no conseguía el dinero para pagar la hipoteca en un par de semanas, perdería su casa. Entonces su exmarido podría reclamar la custodia y le podrían quitar todo lo que amaba. Se quedó mirando en la oscuridad, llena de desesperación.

Habiendo agotado todos los recursos en los que podía pensar, a Elise sólo le quedaba ella misma. De repente se dio cuenta de que si no salía *ella sola* de ese problema, nadie la sacaría de él. Curiosamente, la idea la animó. Mientras se sentaba en silencio y recurría a todos los recursos internos que tenía, empezó a sentir una sensación de liberación, incluso de paz, y de apertura a nuevas posibilidades. El entorno empresarial nunca le había entusiasmado. ¿Y si pudiera abrir un negocio de consultoría y triunfar por su cuenta? ¿Y si ésta fuera la oportunidad que había estado esperando?

Elise no lo sabía, pero estaba aprovechando la capacidad de esperanza de su corazón. El amor y el optimismo que una vez conoció se habían visto sepultados bajo una montaña de miedos y viejas expectativas. Pero su propia resiliencia natural le permitió recurrir de forma instintiva a su corazón en ese momento de gran desesperación.

Una vez que Elise empezó a recurrir a su corazón, le resultó cada vez más fácil imaginar nuevas posibilidades. Empezaron a surgir formas creativas de poner en marcha su propio negocio y resolver sus problemas financieros, no porque se hubiera «animado a sí misma», sino por razones muy claras y científicamente medibles. Alinearse con sus sentimientos más profundos había sacado a su sistema de la confusión y le había aportado coherencia.

Coherencia interna

Si puedes distinguir las palabras de esta página, es en parte por la luz que las ilumina. Tanto si se trata de la luz del sol como de luz artificial, es una luz difusa, es decir, dispersa, no muy focalizada. Sus partículas danzan a tu alrededor en patrones aparentemente aleatorios. Son incoherentes, en otras palabras, y es bueno que lo sean. Si estuvieran enfocadas en un patrón unificado, esas mismas partículas de luz formarían un brillante rayo láser que haría un agujero en la página y luego atravesaría el libro.

La coherencia es algo más que un concepto poderoso y armonioso, como si todo el mundo tararease una melodía al unísono. Es el estado que marca la diferencia entre la luz que te permite leer el libro y un rayo láser. Comprender cómo la energía mental y emocional puede llegar a ser coherente, y luego poner en práctica esa comprensión, es una parte esencial de la solución HeartMath. La coherencia interior es un punto de referencia de la inteligencia y una piedra angular de una vida eficaz. Puede ser una fuerza poderosa en *tu* vida.

En toda la naturaleza existen altos niveles de organización y patrones coherentes. De hecho, si nuestras propias células no mantuvieran un sentido de orden y coherencia, nos desmoronaríamos. Es fácil comprender de forma intuitiva que en cualquier organismo vivo es esencial un cierto grado de coherencia.

Cuando un sistema es coherente, prácticamente no se desperdicia energía, porque todos sus componentes funcionan en armonía. Por lo tanto, cuando todos los sistemas del cuerpo están alineados, tu potencial personal está al máximo.

La mayoría de nosotros hemos experimentado la euforia y la satisfacción que los estados emocionales positivos pueden crear en nuestras vidas. En esos momentos de bienestar, nuestra eficacia en las grandes y pequeñas tareas mejora casi sin esfuerzo. Los estados emocionales positivos producen ese efecto debido a la coherencia que crean en el sistema humano.

Aprender a cultivar ese gratificante estado de coherencia mejora nuestra capacidad de adaptación, flexibilidad e innovación. Nos permite recuperar rápidamente la sensación de equilibrio y aplomo tras acontecimientos estresantes y mejorar la comunicación, la salud y el bienestar general. Un corazón equilibrado y una mente ágil crean un acceso a la inteligencia innata y una capacidad mejorada para una mayor coherencia interna, el estado óptimo del ser.

Cómo acceder

El reto al que nos enfrentamos es lograr mayores niveles de coherencia interna en una época de creciente caos, complejidad e *incoherencia*. Ya no basta con ser inteligente; necesitamos un nuevo tipo de inteligencia que sea más rápida, más fiable y flexible que la inteligencia lineal y escalonada que estamos acostumbrados a utilizar.

La mayoría de las personas de la sociedad actual tienen la sensación de que el tiempo, la información y la energía se aceleran y los acontecimientos se suceden a su alrededor a un ritmo frenético. En consecuencia, el estrés va en aumento. Una nueva investigación ha descubierto que lo que genera más estrés para las personas que cualquier otro factor estresante es tener que cambiar de concepto, de intención y de enfoque en muchas tareas diferentes, muchas veces por hora.[1]

A diferencia de lo que ocurría hace treinta años, hoy en día una persona común tiene que cambiar de concepto al menos siete u ocho veces por hora. Cada interrupción de un compañero de trabajo, un cliente o un ser querido (en persona o por correo electrónico, fax o teléfono), por ejemplo, exige un cambio de concepto. Y muchos de nosotros duplicamos esa media de cambios de concepto: no es raro que una persona se ocupe de diez o veinte (o incluso más) cambios de concepto en una hora (superando los cien cambios en una sola jornada laboral de ocho a diez horas). Dado este rápido cambio de conceptos, no es de extrañar que el estado óptimo de coherencia interna sea cada vez más difícil de mantener y que el estrés aumente.

Conseguir que nuestro corazón y nuestra cabeza estén sincronizados aumenta la coherencia entre el corazón y el cerebro, lo que nos permite funcionar a niveles óptimos de rendimiento. Pero cuando no estamos sincronizados, nuestra conciencia general se reduce y mermamos las habilidades que ya tenemos. Piensa en el corazón como un transmisor de radio que emite las veinticuatro horas del día. La calidad de la emisión se rige por cada pensamiento y

---

1. Childre, D. y Cryer, B.: *From Chaos to Coherence: Advancing Emotional and Organizational Intelligence Through Inner Quality Management*. Butterworth-Heinnemann, Boston, 1998.

sentimiento que tenemos. Cuando nuestros pensamientos son confusos o caóticos, la emisión está llena de estática. No podemos recibir la transmisión completa. En términos perceptivos, puede que sólo notemos que nos sentimos irritables o distraídos, pero esa «estática» afecta a todos los subsistemas de nuestro cuerpo, incluso al nivel celular.

La falta de coherencia afecta a nuestra visión, capacidad de escucha, tiempo de reacción, claridad mental, estados de ánimo y sensibilidad. La incoherencia no sólo perjudica nuestro funcionamiento general, sino que ese estado nos priva de una sensación de verdadera satisfacción. Incluso si hacemos algo que normalmente nos satisface, sólo podemos sentir una parte limitada de esa satisfacción cuando nuestro sistema no funciona y está desincronizado.

Por desgracia, no hace falta mucho para crear suficiente estática como para que nuestra percepción se vea afectada. Algo tan sencillo como un comentario mordaz por parte de un amigo o un pariente puede enfadarnos tanto que no podamos pensar con claridad. Sólo después pensamos: «¡Lo que *debería* haber dicho es…!». No podemos pensar con claridad cuando estamos enfadados porque somos literalmente incoherentes. Nuestro ritmo cardíaco se ha tornado desordenado e incoherente, lo que impide que los centros superiores de nuestro cerebro trabajen con la eficacia con la que podrían hacerlo.[2] La razón por la que pensamos en lo que deberíamos haber dicho más tarde es que, después de calmarnos, nuestro sistema vuelve a funcionar de forma más coherente. Volvemos a estar en equilibrio, por lo que podemos ver la situación desde una perspectiva diferente: nuestra propia perspectiva, libre de estrés.

Es un círculo vicioso: el estrés destruye la coherencia y la incoherencia provoca estrés, lo cual es una mala noticia. El estrés es mucho

---

2. MC CRATY, R.; TILLER, W.A. y ATKINSON, M.: «Head-heart entrainment: A preliminary survey», en *Proceedings of the Brain-Mind Applied Neurophysiology EEG Neurofeedback Meeting.* Key West, Florida, 1996.

más peligroso de lo que pensamos. Incluso una experiencia estresante ocasional tiene un efecto perjudicial en nuestro organismo. Estamos dotados con la capacidad de tolerar una cierta cantidad de estrés. Pero el estrés crónico, junto con actitudes negativas como la hostilidad, la ira y la depresión, nos enfermará y acabará matándonos.[3,4,5] El estrés no pasa por nosotros como un estado de ánimo pasajero. Se apodera de nosotros y no nos suelta, cambiando nuestra fisiología y alterando nuestra salud.

Los efectos nocivos del estrés

Según el Instituto Americano del Estrés, entre el 70 % y el 90 % de las visitas a los médicos de atención primaria se deben a trastornos relacionados con el estrés.[6] Para hacer frente a estas dolencias, los estadounidenses consumen cada año 5000 millones de tranquilizantes, 5000 millones de barbitúricos, 3000 millones de anfetaminas y 16 000 *toneladas* de aspirinas (sin incluir el ibuprofeno y el paracetamol).[7]

La ciencia médica sigue avanzando a pasos agigantados en la conexión de factores externos como la dieta, el estilo de vida y el médio ambiente con nuestras enfermedades más graves. Ahora damos por sentado que el colesterol alto en sangre, la diabetes mellitus y el tabaquismo son factores de alto riesgo para las enfermedades del corazón. Sin embargo, en más de la *mitad* de los nuevos

3. Cooper, C.: *Handbook of Stress, Medicine, and Health.* CRC Press, Boca Raton, Florida, 1996.

4. Hafen, B.; Frandsen, K.; Karren, K. *et al.*: *The Health Effects of Attitudes, Emotions, and Relationships.* EMS Associates, Provo, Utah, 1992.

5. Sterling, P. y Eyer, J.: «Biological basis of stress-related mortality», en *Social Science and Medicine,* vol. 15E, pp. 2-42, 1981.

6. Rosch, P.: «Job stress: America's leading adult health problem», en *USA Today,* pp. 42-44, mayo de 1991.

7. Wayne, D.: «Reactions to stress», en *Identifying Stress,* serie ofrecida por el sitio web Health-Net & Stress Management, febrero de 1998.

casos de enfermedades cardíacas no se da ninguno de estos factores de riesgo.[8]

En su estudio pionero de 1988, el doctor Hans Eysenck, de la Universidad de Londres, informó de que las reacciones no controladas al estrés predecían más la muerte por cáncer y enfermedades cardíacas que el consumo de cigarrillos.[9]

De hecho, tras un infarto, los mayores factores de predicción de la recuperación no son los fisiológicos (como una obstrucción arterial o el estado del propio corazón), sino los emocionales. Un sorprendente informe del secretario del Departamento Federal de Salud, Educación y Bienestar reveló que la satisfacción laboral y la «felicidad general» son los factores que más probablemente determinan la recuperación de un paciente. Un número cada vez mayor de pruebas científicas convincentes demuestran el impacto directo de las actitudes mentales y emocionales en la salud y el bienestar:

- En un estudio de diez años, las personas que no eran capaces de gestionar eficazmente su estrés tenían una tasa de mortalidad un 40 % mayor que los individuos no estresados.
- Un estudio de la Facultad de Medicina de Harvard sobre 1623 supervivientes de ataques cardíacos descubrió que cuando los sujetos se enfadaban durante los conflictos emocionales, su riesgo de sufrir posteriores ataques cardíacos era más del doble que el de los que permanecían en calma.[10]
- Un estudio de veinte años sobre más de 1700 hombres mayores realizado por la Escuela de Salud Pública de Harvard des-

8. ROSENMAN, R.: «The independent roles of diet and serum lipids in the 20th-century rise and decline of coronary heart disease mortality», en *Integrative Physiological and Behavioral Science*, vol. 28, n.º 1, pp. 84-98, 1993.

9. EYSENCK, H.J.: «Personality, stress, and cancer: prediction and prophylaxis», en *British Journal of Medical Psychology*, vol. 61 (parte 1), pp. 57-75, 1988.

10. MITTLEMAN, M.A.; MACLURE, M.; SHERWOOD, J.B. *et al.*: «Triggering of acute myocardial infarction onset by episodes of anger», en *Circulation*, vol. 92, n.º 7, pp. 1720-1725, 1995.

cubrió que la preocupación por las condiciones sociales, la salud y las finanzas personales aumentaba de forma significativa el riesgo de sufrir una enfermedad coronaria.[11]

- En un estudio sobre 202 mujeres profesionales, la tensión entre la vida profesional y el compromiso personal con la pareja, los hijos y los amigos era el factor que diferenciaba a las que padecían enfermedades cardíacas de las que estaban sanas.[12]

- Un estudio internacional de 2829 personas de entre cincuenta y cinco y ochenta y cinco años descubrió que los individuos que manifestaban los niveles más altos de «dominio» personal (sentimientos de control sobre los acontecimientos de la vida) tenían un riesgo de muerte casi un 60 % menor en comparación con los que se sentían relativamente indefensos ante los retos de la vida.[13]

- Según un estudio de la Clínica Mayo sobre personas con enfermedades cardíacas, el estrés psicológico fue el factor que más predijo los futuros eventos cardíacos, incluyendo la muerte cardíaca, el paro y el ataque cardíacos.[14]

Escuchamos tantas estadísticas sobre las enfermedades del corazón en los periódicos, las revistas, los libros de salud y la televisión que la mayoría de nosotros pasamos por alto el tema hasta que nos

11. KUBZANSKY, L.D.; KAWACHI, I.; SPIRO, A., III et al.: «Is worrying bad for your heart? A prospective study of worry and coronary heart disease in the Normative Aging Study». en Circulation, vol. 95, n.º 4, pp. 818-824, 1997.

12. DIXON, J.; DIXON, J. y SPINNER, J.: «Tensions between career and interpersonal commitments as a risk factor for cardiovascular disease among women», en Women and Health, vol. 17, pp. 33-57, 1991.

13. PENNINX, B.W.; VAN TILBURG, T.; KRIEGSMAN, D.M. et al.: «Effects of social support and personal coping resources on mortality in older age: "The Longitudinal Aging Study Amsterdam"», en American Journal of Epidemiology, vol. 146, n.º 6, pp. 510-519, 1997.

14. ALLISON, T.G.; WILLIAMS, D.E.; MILLER, T.D. et al.: «Medical and economics costs of psychologic distress in patients with coronary artery disease», en Mayo Clinic Proceedings, vol.70, n.º 8, pp. 734-742, 1995.

afecta de forma personal. Un amigo o un familiar cercano sufre una enfermedad cardíaca y entonces empezamos a preguntarnos cómo ha sucedido y qué se puede hacer al respecto; o nuestro médico nos advierte de que nosotros mismos estamos en riesgo, y de repente mostramos un interés alarmante.

Lo que no sabemos es que un ataque al corazón o una enfermedad cardíaca se producen cuando algo ha ido mal durante un largo período de tiempo y finalmente se rompe. La verdadera dolencia no es el factor precipitante final; es lo que ocurrió entre la buena salud y la enfermedad.

El estrés es la dolencia que debe preocupar. Si vivimos estresados todo el tiempo, nos acostumbramos al desequilibrio. Algunos de nosotros crecimos en hogares donde la ira, la depresión o la decepción eran habituales, por lo que asumimos que el estrés que nos provocan esos estados emocionales es normal. En un área metropolitana, casi todo el mundo a nuestro alrededor parece estar apurado, distraído y acosado por el estrés; de nuevo, parece normal. Vivamos donde vivamos, es fácil encontrar personas infelices y quejicosas que se apresuran a percibir lo que está mal en la vida en lugar de encontrar cosas que apreciar. Pero por muy común que sea este comportamiento (ahora aparentemente «normal») tiene graves consecuencias para nuestra salud.

Tenemos dos opciones: seguir culpando al mundo de nuestro estrés o asumir la responsabilidad de nuestras propias reacciones y cambiar de forma deliberada nuestro clima emocional. Ya no puede haber ninguna duda al respecto. La mayoría de los problemas cardíacos son la consecuencia extrema de años de estrés interior.

Estrés crónico

En 1997, el *Journal of American Medical Association* publicó un estudio de la Universidad de Duke en el que se demostraba que emociones comunes como la tensión, la frustración y la tristeza pueden desencadenar un descenso del riego sanguíneo en el corazón. En la vida cotidiana, estas emociones *duplican* con creces el riesgo de isquemia miocárdica, un suministro insuficiente de sangre al tejido cardíaco que puede ser precursor de un infarto.[15]

Según el doctor Murray Mittleman y Malcolm Maclure, de la Universidad de Harvard, las conclusiones del doctor Gullette en ese estudio de 1997 «sugieren que los estudios anteriores sobre acontecimientos raros y extremadamente estresantes, como los terremotos o la guerra, sólo representaban "la punta del iceberg". Con esto nos referimos al hallazgo de que niveles bajos de estrés comúnmente experimentados en la vida cotidiana pueden desencadenar la aparición de isquemia miocárdica».[16]

El estrés es la respuesta del cuerpo y la mente a cualquier presión que altere su equilibrio normal. Se produce cuando nuestras percepciones de los acontecimientos no cumplen nuestras expectativas *y no gestionamos nuestra reacción a la decepción*. El estrés, esa reacción no gestionada, se expresa en forma de resistencia, tensión, esfuerzo o frustración, lo que altera nuestro equilibrio fisiológico y nos desincroniza. Si nuestro equilibrio se altera durante mucho tiempo, el estrés se vuelve incapacitante. Nos debilitamos por la sobrecarga, nos sentimos emocionalmente apagados y acabamos enfermando.

Hoy en día se reconoce que la respuesta del cuerpo al estrés abarca más de mil cuatrocientas reacciones físicas y químicas conocidas y más de treinta hormonas y neurotransmisores diferentes. Los dos sistemas fisiológicos clave que coordinan la respuesta del cuerpo al estrés son el sistema nervioso autónomo, que reacciona casi de forma inmediata, y el sistema hormonal, cuyas reacciones se producen y persisten durante más tiempo. Pero incluso los órganos que no se

---

15. GULLETTE, E.; BLUMENTHAL, J.; BABYAK, M. *et al.*: «Effects of mental stress on myocardial ischemia during daily life», en *Journal of the American Medical Association,* vol. 277, pp. 1521-1526, 1997.

16. MITTLEMAN, M. y MACLURE, M.: «Mental stress during daily life triggers myocardial ischemia»,en *Journal of the American Medical Association*, vol. 277, pp. 1558-1559, cita p. 1558, 1997.

consideran parte de ninguno de estos sistemas, como el estómago y los riñones, también liberan hormonas para llevar a cabo la amplia respuesta del cuerpo al estrés.

Cuando experimentamos estrés, nuestro cuerpo reacciona con rapidez liberando la hormona adrenalina en el torrente sanguíneo. La adrenalina eleva el ritmo cardíaco y la presión arterial, tensa los músculos y acelera la respiración, preparándonos para enfrentarnos a la amenaza o huir para salvar la vida. Otras hormonas, como la noradrenalina y el cortisol, también se activan bajo el estrés. Si no se controla, la liberación perpetua de estas hormonas abrasa el cuerpo como un ácido. Incluso horas después de que el estrés haya remitido, estos niveles hormonales pueden seguir siendo elevados.

El cortisol ha llegado a ser conocido como la «hormona del estrés» debido al amplio papel que desempeña en la respuesta del cuerpo a éste. En cantidades equilibradas, el cortisol es esencial para el funcionamiento saludable de nuestro cuerpo, pero cuando los niveles se elevan demasiado, puede resultar sumamente perjudicial para nuestro sistema. Cuando estamos sometidos a un estrés crónico y nuestro cuerpo produce altos niveles de cortisol durante largos períodos de tiempo, el termostato interno del cerebro se restablece y dirige al cuerpo a mantener un nivel más alto de producción de cortisol, pensando que esto es normal. Se ha demostrado que los niveles crónicamente elevados de cortisol perjudican la función inmunitaria,[17] reducen la utilización de la glucosa,[18] aumentan la pérdida de masa ósea y favorecen la osteoporosis,[19] reducen la masa muscular, inhiben el crecimiento y la regeneración de la piel,[20]

17. HIEMKE, C.: «Circadian variations in antigen-specific proliferation of human T lymphocytes and correlation to cortisol production», en *Psychoneuroendocrinology*, vol. 20, pp. 335-342, 1994.

18. DEFEO, P.: «Contribution of cortisol to glucose counterregulation in humans», en *American Journal of Physiology*, vol. 257, pp. E35-E42, 1989.

19. MANOLAGAS, S.C.: «Adrenal steroids and the development of osteoporosis in the oophorectomized women», en *Lancet*, vol. 2, pp. 597, 1979.

20. BEME, R.: *Physiology* (3.ª edición). Mosby, St. Louis, 1993.

aumentan la acumulación de grasa (especialmente alrededor de la cintura y las caderas),[21] perjudican a la memoria y al aprendizaje y destruyen las células cerebrales.[22,23]

El estrés crónico se acumula día tras día, semana tras semana y año tras año. Para la mayoría de las personas, es la acumulación *diaria* la que hace más daño; las pequeñas tensiones se acumulan mucho más que las grandes crisis. Nos adaptamos al estrés diario, pero es un hábito totalmente innecesario, y el resultante golpeteo bioquímico constante pasa factura a nuestro cuerpo.

Acomodamos el estrés porque no nos damos cuenta de la gravedad de sus consecuencias y porque se ha convertido en algo tan habitual que nos parece normal. Al fin y al cabo, ¿no están todos nuestros amigos pasando por lo mismo?

Apartamos con tanta facilidad los sentimientos de derrota y resentimiento a lo largo del día que apenas nos damos cuenta. Cuando las cosas nos agobian o molestan, todos tenemos nuestras formas favoritas de reaccionar. Algunas personas arremeten de inmediato con ira, mientras que otras utilizan el humor sarcástico para obtener algún tipo de compensación. Algunos recurren a la bebida, a las drogas o a los atracones de comida para alejar los sentimientos de frustración o aprisionamiento y casi todos nos quejamos de forma habitual siempre que nos reunimos con nuestros amigos. Como ellos también tienen un montón de quejas sobre sus vidas, parece algo normal, casi sociable. Pero este flujo constante de pensamientos y emociones incoherentes agota nuestras fuerzas como un virus emocional, al tiempo que refuerza un hábito neuronal perjudicial

21. MARIN, P.: «Cortisol secretion in relation to body fat distribution in obese premenopausal women», en *Metabolism*, vol. 41, pp. 882-886, 1992.

22. KERR, D.S.; CAMPBELL, L.W.; APPLEGATE, M.D. *et al.*: «Chronic stress-induced acceleration of electrophysiologic and morphometric biomarkers of hippocampal aging», en *Society of Neuroscience*, vol. 11, n.º 5, pp. 1316-1317, 1991.

23. SAPOLSKY, R.: *Stress, the Aging Brain, and the Mechanisms of Neuron Death*. MIT Press, Cambridge, Massachusetts, 1992.

en nuestro cerebro, haciendo que nos resulte más fácil sentirnos desdichados la próxima vez.

Cuando el estrés se vuelve crónico, nuestro cuerpo no tiene tiempo para ponerse al día. Incluso si hacemos una pausa de unas horas para darnos un pequeño respiro frente a los acontecimientos, la química de nuestro cuerpo se ha alterado tanto como si hubiéramos tomado una droga; no puede volver a su estado original. Después de diez tragos de *whisky*, no hay taza de café que te haga estar sobrio. ¡Hay que dejar que los efectos desaparezcan sin beber (o, en este caso, sin estresarse) mientras esperas!

Todos tenemos un umbral de estrés o punto de crisis, más allá del cual enfermamos de gravedad. Bajo una presión leve, las explosiones de adrenalina y cortisol provocadas por el estrés pueden provocar un aumento temporal del rendimiento, seguido de una fatiga saludable que eliminamos descansando. Pero con una descarga incesante de adrenalina y cortisol, nuestro rendimiento es cada vez menor.[24] Las cosas empiezan a ir hacia abajo de forma drástica.

La moral del estrés

La ironía es la siguiente: nuestro cuerpo reacciona al estrés exactamente de la misma manera, tengamos o no una buena razón para estar estresados. Al cuerpo no le importa si tenemos razón o no. Incluso cuando creemos que está perfectamente justificado enfadarnos (cuando nos decimos a nosotros mismos que el enfado es la respuesta *saludable*), lo pagamos igual.

Alguien te corta el paso en plena carretera. No sólo es de mala educación, sino que te lleva a frenar de golpe y apartarte a un lado, lo que hace que el coche de detrás haga lo mismo. Mientras te inclinas sobre el volante, piensas en el hecho de que te has librado por

---

24. NIXON, P. y KING, J.: «Ischemic heart disease: Homeostasis and the heart», en Watkins, A.: *Mind-Body Medicine: A Clinician's Guide to Psychoneuroimmunology*. Churchill Livingstone, Nueva York, pp. 41-73, 1997.

poco de un choque de tres coches. Ese conductor idiota ha puesto en peligro tu vida. Si *eso* no justifica el enfado, ¿qué lo justifica?

Pero mientras te enfadas y maldices, tu sistema nervioso entra en estado de alarma. Tu adrenalina aumenta a medida que tus hormonas responden de forma obediente a la ira que sientes. Tanto si está justificado como si no, tienes que preguntarte: ¿merece la pena? Ese conductor ha seguido felizmente su camino, ignorando el peligro que ha causado, pero durante las próximas horas tú vas a pagar caro tu respuesta.

En lo que respecta a tu cuerpo, no importa si tu ira está justificada o no. No importa por qué sientes lo que sientes, las consecuencias físicas son las mismas.

Las personas experimentan con regularidad toda una serie de emociones diferentes, desde el amor y el odio hasta la alegría y la tristeza. Pero como los psicólogos llevan décadas diciéndonos, los sentimientos no están bien ni mal: son sólo sentimientos. En el sentido físico, esto es literalmente cierto. Nuestro cuerpo no emite un juicio moral sobre nuestros sentimientos; simplemente responde en consecuencia.

Estamos tan familiarizados con nuestras reacciones al estrés justificadas que entramos y salimos de estados estresantes e incoherentes sin ser conscientes de sus efectos perjudiciales. Sin embargo, con el tiempo, nuestra sensibilidad a los sentimientos se apaga y aparece la ansiedad o la depresión constantes de bajo grado.

En el estudio de la Universidad de Duke de 1997 mencionado anteriormente, el doctor Gullette se sorprendió al descubrir que sólo una minoría de los pacientes cardíacos experimentaba dolor. A pesar de que estaban en grave peligro de sufrir un ataque al corazón, ignoraban por completo que el estrés estaba afectando a sus corazones. Su conciencia de sus propios cuerpos estaba tan disminuida que no podían sentir lo que estaba sucediendo.

A la mayoría de nosotros nos han enseñado que reprimir nuestras emociones es perjudicial, y hay abundantes estudios de investigación que lo avalan. Por ejemplo, la tendencia a reprimir la angustia emocional se ha relacionado ahora con una mayor susceptibilidad al cáncer.[25] Otras investigaciones han demostrado que reprimir la ira aumenta el riesgo de padecer enfermedades cardíacas.[26]

Por otro lado, una de las creencias más extendidas es que tener un arrebato de ira es saludable. Esta noción se deriva de una práctica temprana de Sigmund Freud, en la que animaba a los pacientes a dejar salir su ira para promover una limpieza emocional. Tal vez no sea tan conocido el hecho de que Freud abandonó esta práctica con posterioridad.

En contra de lo que nos han enseñado, la ciencia nos dice ahora que «explotar» no sólo es perjudicial para nuestra salud, sino que puede resultar *más* dañino para nuestro sistema que el simple hecho de enfadarse. En un estudio llevado a cabo por el psicólogo Aaron Siegman, de la Universidad de Maryland, las personas que reaccionaban con arrebatos impulsivos de ira demostraron tener un mayor riesgo de padecer enfermedades coronarias que las personas que se guardaban su ira.[27]

A las personas que llevan mucho tiempo negando sus emociones, la psicología les ha prestado el valioso servicio de ayudarles a tomar conciencia de lo que sienten. Sin embargo, los psicólogos se están dando cuenta de que revivir los sentimientos de ira o de dolor no los hace desaparecer. Por el contrario, refuerza el patrón emocional en los circuitos neuronales del cerebro. Esto conduce a más ira y agresividad. Hablar de lo mucho que te ha enfadado algo puede reavivar la ira, dándole más poder para hacer daño a tu cuerpo.

25. TEMOSHOK, L. y DREHER, H.: *The Type C Connection: The Behavioral Links to Cancer and Your Health.* Random House, Nueva York, 1992.

26. CARROLL, D.; SMITH, G.; WILLEMSEN, G. *et al.*: «Blood pressure reactions to the cold pressor test and the prediction of ischemic heart disease: Data from the Caerphilly Study», en *Journal of Epidemiology and Community Health,* vol. 528, septiembre de 1998.

27. SIEGMAN, A.W.; TOWNSEND, S.T.; BLUMENTHAL, R.S. *et al.*: «Dimensions of anger and CHD in men and women: Self-ratings versus spouse ratings», en *Journal of Behavioral Medicine,* vol. 21, n.º 4, pp. 315-336, 1998.

Dar rienda suelta a la ira resulta caro en más de un sentido. El Departamento de Transporte federal informa de que la ira en la carretera y la conducción agresiva son factores que intervienen en un tercio de los accidentes de tráfico con heridos y en dos tercios de los que acaban en fallecimiento.[28] Otros estudios han demostrado que la incapacidad de controlar la ira ocupa un lugar destacado en la pérdida de ascensos, despidos y jubilaciones forzosas.

Entonces, si no podemos expresarlo ni reprimirlo, ¿qué hacemos cuando nos sintamos enfadados? La respuesta es reconocer el enfado, pero elegir una respuesta diferente a la situación. Es más fácil decirlo que hacerlo, ¿verdad? ¿Te imaginas intentar convertir tu enfado en otro sentimiento más amable? Nunca funcionaría. La determinación por sí sola no es suficiente. Hace falta una nueva inteligencia para entender y gestionar tus emociones. Si consigues que tu cabeza y tu corazón sean coherentes y permites que la inteligencia del corazón trabaje por ti, tendrás una oportunidad realista de transformar tu ira de forma saludable.

Señales del corazón

Cuando observamos el cerebro y el corazón a la luz de nuestra nueva comprensión científica de su poderoso trabajo en equipo interno, surge un panorama esperanzador. En lugar de ver al cerebro como la única fuente de nuestra inteligencia, empezamos a darnos cuenta de que es un notable socio de nuestro corazón, no su dueño. Cuando está bien sincronizado, trabaja en armonía con el corazón, siguiendo el «código del corazón», una expresión acuñada por el doctor Paul Pearsall.[29] Es la inteligencia del corazón, trabajando en consonancia con la cabeza, la que nos da la capacidad de eliminar el estrés. La mejor receta para reducir el estrés es ésta: corazón + cabeza = coherencia.

---

28. VEST, J. y COHEN, W.: «Road rage», en *U.S. News & World Report,* pp. 24-30, 25 de mayo de 1997.

29. PEARSALL, P.: *The Heart's Code.* Broadway Books, Nueva York, 1998.

Desde hace años, los médicos pueden ver y medir los efectos de la hostilidad profunda a través de la electrocardiografía.[30] Un médico puede colocar electrodos en los lóbulos de las orejas, en los dedos de los pies o en cualquier otra parte del cuerpo y registrar los latidos del corazón en un electrocardiograma (ECG). A diferencia de cualquier otro pulso interno, el latido del corazón es tan fuerte que puede medirse en cualquier punto del cuerpo. Su señal electromagnética penetra en todas las células.

Recientemente, los científicos han ideado formas más sofisticadas de analizar las lecturas del ECG. Aplicando las técnicas de análisis espectral, han podido observar que los ritmos cardíacos (patrones de VFC), que, como hemos visto, están influenciados por emociones como la frustración y la ira, así como el amor, el cuidado, la compasión y el agradecimiento, afectan a los patrones de frecuencia en el propio ECG. En otras palabras, *nuestros sentimientos afectan a la información contenida en la señal electromagnética del corazón.* Lo que el análisis espectral ha revelado es que cuando los ritmos del corazón se tornan más ordenados o coherentes, el campo electromagnético producido por el corazón también lo hace.[31] [32]

El análisis espectral determina qué mezcla de frecuencias individuales contiene una señal eléctrica. Es como poner un pastel de chocolate en una máquina que te da una lectura que especifica cuánta harina, azúcar, huevos, mantequilla, sal, levadura en polvo y chocolate componen ese pastel. Cuando se trata de nuestros ritmos cardíacos, el análisis espectral muestra a los investigadores la coherencia de nuestros ritmos. A partir de esta información también pueden determinar el grado de coherencia en la transmisión

30. WILLIAM, R.: *Anger Kills.* Times Books, Nueva York, 1993.

31. TILLER, W.; MC CRATY, R. y ATKINSON, M.: «Cardiac coherence: A new non-invasive measure of autonomic system order», en *Alternative Therapies in health and Medicine,* vol. 2, n.º 1, pp. 52-65, 1996.

32. MC CRATY, R.; ATKINSON, M. y TILLER, W.A.: «New electrophysiological correlates associated with intentional heart focus», en *Subtle Energies,* vol. 4, n.º 3, pp. 251-268, 1995.

eléctrica del corazón a todas nuestras células y a las personas que nos rodean.

En un estudio realizado en el Instituto de HeartMath, se aplicó el análisis espectral a los datos del ritmo cardíaco registrados en una persona que se sentía frustrada. ¿Recuerdas el gráfico del capítulo 2 (Figura 2.4) que muestra el aspecto de un patrón de VFC incoherente provocado por la ira? Ahora echa un vistazo a la Figura 3.1. La parte izquierda de la figura muestra la vista del *espectro de frecuencia* de los ritmos cardíacos de la persona durante la frustración. Este gráfico ilustra que cuando estamos frustrados, la estructura de frecuencia del patrón rítmico del corazón se desordena o es incoherente. Esto indica un desorden en el funcionamiento del sistema nervioso autónomo. Cuando el corazón funciona en este modo desordenado, emite una señal electromagnética incoherente por todo el cuerpo y hacia el espacio que nos rodea.

En el mismo estudio, los científicos monitorizaron los ritmos cardíacos de alguien que sentía un aprecio sincero (vuelve a mirar la Figura 2.5 para recordar cómo son estos ritmos cardíacos coherentes). El panel derecho de la Figura 3.1 muestra el espectro de frecuencia de estos datos. Como puedes ver, el patrón de frecuencias es muy diferente al de una persona en estado de frustración.

Este gráfico ilustra que cuando sentimos aprecio, las dos ramas de nuestro sistema nervioso autónomo trabajan juntas con mayor armonía para producir un ritmo cardíaco único y coherente. Cuando el espectro de frecuencias de tu ritmo cardíaco se parece al de la derecha, estás en un estado de *armonización interna*. En este estado de equilibrio interno, los patrones del campo electromagnético producidos por tu corazón también se vuelven más coherentes y armoniosos.

Recuerda que esta energía eléctrica irradia información a todas las células del cuerpo y sus alrededores y que tus percepciones afectan a las señales que emite tu corazón, como ilustra la Figura 3.1. La persona que siente aprecio genera una onda coherente en esa figura, mientras que la frustración hace que la señal eléctrica del corazón se vuelva incoherente. Esta drástica diferencia de coherencia interna se debe a un único factor muy importante: una diferencia en la percepción.

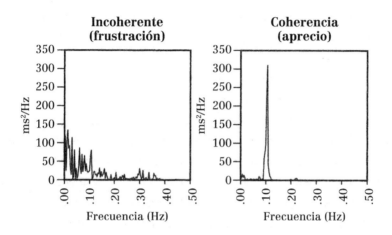

Ritmos cardíacos incoherentes y coherentes: espectros de frecuencia

Figura 3.1. Esta figura muestra los *espectros de frecuencia* de los ritmos cardíacos de una persona durante diferentes estados emocionales. Estos gráficos son el resultado del análisis espectral de los patrones de variabilidad del ritmo cardíaco. El análisis espectral descompone el patrón global del ritmo cardíaco en las diferentes frecuencias individuales que lo componen. El gráfico de la izquierda muestra el espectro de frecuencias de los ritmos cardíacos generados por una persona que siente frustración. Se trata de un espectro *incoherente*, porque las frecuencias están dispersas y desordenadas. En este estado, hay desorden en el sistema nervioso autónomo y en el campo electromagnético emitido por el corazón. El gráfico de la derecha muestra el espectro de frecuencias de los ritmos cardíacos producidos por una persona que siente un aprecio sincero. Se trata de un espectro *coherente*, porque la estructura de frecuencias de los ritmos del corazón es ordenada y armoniosa. En este estado, hay una mayor armonía en el sistema nervioso autónomo, y el campo electromagnético del corazón también se vuelve más coherente.

Superar el estrés cambiando la percepción

La solución a la gestión del estrés reside en cómo percibimos los factores estresantes de nuestra vida. En realidad, no son los acontecimientos los que causan el estrés, sino cómo *percibimos* esos acontecimientos. La buena noticia es que, puesto que el estrés es una respuesta (no el acontecimiento que la desencadena), podemos controlarlo.

Una vez que cambiamos nuestra percepción de una situación y la vemos con una claridad centrada en el corazón, nuestra reacción potencialmente estresante puede reducirse o eliminarse. La solución HeartMath nos permite reconocer el estrés como una *oportunidad de empoderamiento no transformada*. Algunos problemas son difíciles de ver como oportunidades de empoderamiento, pero la mayoría de las percepciones, actitudes, acciones y reacciones pueden transformarse con una generosa dosis de coherencia del corazón.

En las jornadas del Séptimo Congreso Internacional sobre el Estrés (1995), el doctor Graham Burrows, presidente de la Sociedad Internacional para la Investigación del Estrés, anunció que, tras revisar años de investigación sobre el estrés, había llegado a la conclusión de que el problema se había reducido a dos causas básicas: problemas de percepción y problemas de comunicación.[33] No podemos cambiar necesariamente los acontecimientos de la vida, pero podemos ampliar nuestra percepción de éstos. Ése es el segundo punto para gestionar y reducir el estrés. A continuación, se mejora la comunicación entre el corazón y el cerebro, y se consigue la coherencia.

Cuando comprendemos que el estrés comienza con la percepción, podemos observar cómo cada percepción inicia una cascada de efectos biológicos que marcan nuestra siguiente percepción y reacción (y las siguientes). Prestando atención a nuestras percepciones

---

33. Burrows, G.: «Stress in the professional», en el *Séptimo Congreso Internacional sobre el Estrés*. The American Institute of Stress, Montreux, Suiza, 1995.

y reacciones, y abordándolas con la inteligencia del corazón, podemos eliminar el estrés crónico que se filtra por nuestro cuerpo como un lento veneno. Aprender a modificar nuestras reacciones estándar al estrés percibiendo los acontecimientos de la vida desde un lugar de intuición, equilibrio, aplomo y flexibilidad requiere un cambio importante: un cambio de la cabeza al corazón.

El poder de pensar que te has hundido en la miseria está dentro de ti, pero también lo está el poder de detener ese proceso. El uso del poder que elijas determinará tu calidad de vida. Como hemos visto, la falta de autogestión provoca una acumulación continua y perjudicial de estrés en tu sistema. Una gran cantidad de sufrimiento, emocional y físico, se produce cuando la mente rebota de un lado a otro con pensamientos angustiosos sobre el día, el futuro, el pasado, preguntándose qué debería estar haciendo, cuestionándose a sí misma todo el tiempo y arrastrando viejas emociones con ello. Para dispersar el estrés que se acumula como resultado de todas estas cavilaciones, la mente busca distracciones estimulantes y tareas sin sentido, y rara vez se da cuenta de que *son* la causa del estrés, hasta que se produce un impacto. Entonces la mente empieza a cuestionar su enfoque y busca la ayuda del corazón para recoger los pedazos.

Es posible detener esta cadena de acontecimientos autodestructivos. Si aprovechas el poder y la inteligencia de tu corazón ahora, y consigues que tu cabeza y tu corazón estén sincronizados, puedes reducir (o incluso eliminar) gran parte de tu estrés antes de que se cobre un precio indeseado, liberándote así para tomar decisiones más eficientes. Pero la reducción del estrés es un proceso que debe llevarse a cabo por etapas. No se trata de la perfección, sino de una mejora constante. He aquí cuatro puntos importantes que cabe recordar sobre el estrés:

- El estrés es una cuestión de percepción. Lo estresante no son los acontecimientos en sí, sino nuestra percepción de ellos.
- El estrés no tiene que ver sólo con los grandes problemas de la vida, sino que se acumula como resultado de no gestionar las

pequeñas cosas (nuestras reacciones, acciones, opiniones, irritaciones y frustraciones habituales).

- El resentimiento, la ira, la frustración, la preocupación, la decepción, todos los estados emocionales negativos, justificados o no, pasan factura a tu corazón, a tu cerebro y al resto de tu cuerpo.
- Hay esperanza. Si aprendes a acceder a la fuerza central de tu corazón y a los sentimientos básicos asociados a ella, podrás aumentar la coherencia de tu sistema. Esto te proporcionará nuevas percepciones y la inteligencia que necesitas para transformar el estrés en una oportunidad de empoderamiento.

El acceso a la inteligencia del corazón, que aporta equilibrio y claridad de percepción, es una receta eficaz para reducir el estrés. Si eres sincero en tu búsqueda del control del estrés, puedes conseguir resultados rápidos practicando la siguiente técnica de la solución HeartMath: Freeze-frame®.

Con la práctica, aprenderás a desprenderte de las reacciones negativas habituales, las perspectivas sombrías y los juicios insatisfactorios y empezarás a vivir más «desde el corazón». Aunque este enfoque representa un cambio drástico de enfoque para la mayoría de las personas, no es tan difícil como parece. Cuanto más entiendas la inteligencia del corazón, más poder tendrás para moldear tus percepciones, reducir tu estrés, aumentar la coherencia y la creatividad, y convertirte en dueño de tu propia realidad.

PUNTOS CLAVE PARA RECORDAR

- Los estados emocionales positivos generan coherencia en el sistema humano. La angustia genera incoherencia.
- Cuando un sistema es coherente, prácticamente no se desperdicia energía, porque sus componentes funcionan de forma sincronizada.

- Si aprendes a acceder al poder central de tu corazón y a los sentimientos básicos del corazón asociados a él, podrás aumentar la coherencia de tu sistema.
- A medida que aprendas a establecer el equilibrio y la armonía entre tu cabeza y tu corazón, obtendrás una perspectiva más inteligente de tu poder para drenar tu energía.
- A nivel fisiológico, no importa si tu ira está justificada o no. El cuerpo no hace juicios morales sobre los sentimientos; simplemente responde en consecuencia.
- La verdadera dolencia en la sociedad actual es lo que ocurre entre la buena salud y la manifestación de la enfermedad (acumulación de estrés y disminución de la calidad de vida).
- Acceder a la inteligencia del corazón, aportando equilibrio y claridad de percepción, es una receta eficaz para reducir el estrés. Te proporcionará la inteligencia que necesitas para transformar el estrés en una oportunidad de empoderamiento.

CAPÍTULO 4

LA TÉCNICA FREEZE-FRAME®

Antes de llegar a HeartMath, Patricia Chapman era una bomba de relojería andante. Su corazón latía a setecientos latidos de más por hora. Los médicos le dijeron que la probabilidad de muerte súbita por su estado era alta.

«Intentaba ser la madre perfecta, la esposa perfecta, la empleada perfecta», explica Patricia. «Solía dormir cuatro horas por noche porque había mucho que hacer. Estaba tan acostumbrada a ese subidón de adrenalina que no sabía lo que era no tenerlo».

Aunque Patricia tenía un trabajo muy estresante en una empresa informática mundial, el ritmo de su cuerpo la estaba matando. Pidió una baja por enfermedad prolongada. Los médicos le habían dado betabloqueantes para la arritmia, además de Valium, tras un episodio de taquicardia ventricular y cuatro intervenciones quirúrgicas. Estuvo a punto de morir por la continua aceleración de su corazón.

Cuando Patricia acudió a un seminario de HeartMath en otoño de 1995 por recomendación de uno de sus médicos, se le estaba cayendo el pelo, tenía dolores de estómago y de cabeza todo el tiempo, y ninguno de sus médicos parecía poder hacer mucho al respecto.

Al darse cuenta de que se encontraba en una situación de vida o muerte, Patricia estaba decidida a probar HeartMath y a practicar la técnica Freeze-frame® con regularidad. «Después de mi fin de semana en HeartMath, cada vez que esa adrenalina empezaba a subir de nuevo, era capaz de detener el detonante. El primer día de vuelta al trabajo, me levanté ocho veces y fui al baño de mujeres, me encerré y cerré los ojos. Ahí es donde realicé la técnica Freeze-frame®. Ahora no necesito cerrar los ojos y puedo volver a encontrar el equilibrio sin ir a ninguna parte».

Sus compañeros notaron inmediatamente la diferencia: menos estrés y tensión y más tranquilidad, incluso en períodos de trabajo especialmente intensos. Sus especialistas de la Universidad de Standford quedaron muy impresionados.

En pocas semanas, sus médicos pudieron retirarle el Valium; en cinco meses, redujeron a la mitad los fármacos que controlaban su arritmia; y en nueve meses, tenía un registro de ECG normal de veinticuatro horas. No ha habido más episodios de taquicardia ventricular. Como no hizo ningún otro cambio médico, de estilo de vida, de dieta o de ejercicio, Patricia atribuye estas profundas mejoras al uso de las herramientas y técnicas de la solución HeartMath.

Más de cuatro años después, Patricia sigue practicando la técnica con regularidad. Su corazón late a un ritmo normal; la ominosa bomba de relojería ha dejado de sonar. Cree que la práctica de esta técnica de concentración del corazón le ha devuelto la vida. «Ahora me siento tranquila y absolutamente increíble», afirma.

La historia de Patricia, como la de muchos otros, deja claro que la aplicación sincera de la inteligencia del corazón puede tener un impacto espectacular en la vida de una persona. Patricia logró estos cambios gracias al uso de la técnica Freeze-frame®.[1]

¿Qué es Freeze-frame®?

El término *Freeze-frame* es jerga cinematográfica que se refiere a la detención de una película en un solo fotograma para observarla más de cerca. Como sabes, una película se compone de innumera-

---

1. THOMSON, B.: «Change of heart», en *Natural Health*, pp. 98-103, septiembre/octubre de 1997.

bles fotogramas. El proyector que muestra la película hace pasar la secuencia de fotogramas por una luz potente con tanta rapidez que los percibimos como continuos y sin fisuras. Juntos, esos fotogramas independientes crean el movimiento que nos arrastra a la historia. Si queremos ver una imagen fija de uno de los momentos que se suceden, tenemos que detener el proyector o congelar el fotograma.

Podemos ver la vida como una película de alta velocidad. Nos dejamos llevar tanto por el ímpetu de la historia que es fácil olvidar que se compone de momentos individuales. De un minuto a otro, contamos con una asombrosa gama de pensamientos, emociones y experiencias que conforman nuestra vida.

Piénsalo. ¿Cuántas cosas han sucedido en tu interior desde que empezaste a leer este capítulo? Tal vez haya sonado el teléfono o te hayan interrumpido de alguna manera; tal vez hayas tenido que moverte para ponerte cómodo o encontrar la iluminación adecuada o tal vez una frase que has leído te ha recordado otra cosa y tu mente ha empezado a divagar. Cada uno de estos acontecimientos ha dejado un rastro mental o emocional en tu mundo interno.

Si la interrupción ha sido agradable, has vuelto a la lectura con un estado de ánimo placentero. Si no ha sido agradable, tu incomodidad se ha integrado de modo sutil (o no) en tu experiencia mientras seguías leyendo. Ya lo has entendido: cada reacción lleva al siguiente fotograma. Estás escribiendo la historia de tu vida momento al momento.

La técnica Freeze-frame® te da el poder de detener tu reacción a la película en cualquier momento. Te permite pedir un tiempo muerto para obtener una perspectiva más clara de lo que está ocurriendo en un solo fotograma. Al ayudarte a alinear tu cabeza y tu corazón, te proporciona un acceso rápido y eficaz a la inteligencia del corazón.

Ir al corazón a través de esta técnica reduce el estrés, pero hace algo más que eso. Cambia tu perspectiva, permitiéndote acceder a una fuente más profunda de intuición y poder. La técnica Freeze-frame® utiliza el poder del corazón para ayudar a controlar la mente. Dado que nuestros sistemas mental, emocional y físico están interconectados, esta técnica también tiene un poderoso efecto sobre nuestras emociones y nuestra biología. Hay otras técnicas presentadas en este libro que están diseñadas específicamente para gestionar las emociones y regenerar el cuerpo, pero Freeze-frame® es la forma más rápida y fácil de activar la inteligencia del corazón y lograr un nuevo grado de coherencia en todos nuestros sistemas.

Esta sencilla técnica de cinco pasos crea una relación armoniosa entre la cabeza y el corazón.[2] Nos permite editar el siguiente fotograma de la película desde un punto de equilibrio y comprensión para hacer movimientos inteligentes en la vida. Ayuda a reducir el autoenvenenamiento estresante y, en cambio, nos da aplomo. Con la práctica, podemos aprender a incorporar sistemáticamente la inteligencia del corazón a nuestra vida cotidiana.

Cuando aprendemos una nueva destreza física, como el golf, el tenis o la danza (o incluso una destreza peligrosa como el paracaidismo), lo más probable es que nuestro profesor nos recuerde que debemos relajarnos y fluir con el ritmo del deporte. Los buenos profesores saben que cuando nuestro cuerpo está libre de tensiones y en armonía (la cabeza trabajando con el corazón), somos capaces de acceder a una mayor cantidad de nuestras habilidades naturales. Los mejores atletas y bailarines son los que pueden relajarse mientras se concentran en lo que están haciendo. Cuando consiguen ese equilibrio entre la cabeza y el corazón, su rendimiento mejora de forma visible.

Se ve mucho en los deportes de equipo de competición. Todo aficionado al deporte es consciente de que, por muy bueno que sea

---

2. CHILDRE, D.: *FREEZE-FRAME®: A Scientifically Proven Technique for Clear Decision Making and Improved Health.* Planetary Publications, Boulder Creek, California, 1998.

su equipo, algunos partidos son mágicos. Un partido así supera las expectativas de todos. Por la razón que sea, los jugadores trabajan juntos como los componentes de una máquina bien engrasada. Parece como si pudieran leer la mente de los demás. Sus habilidades individuales como jugadores se magnifican porque están en armonía, sincronizados entre sí.

En cambio, cuando un equipo no está sincronizado, nada parece funcionar bien. El entrenador se pasea por la banda y empieza a murmurar en voz baja. No puede creer lo que está viendo. Sus jugadores no sólo están perdiendo, sino que están jugando como perdedores. Todo está mal: su ritmo, su técnica, su coordinación. Lo más probable es que un entrenador en esta situación pida un tiempo muerto. Si puede dar un respiro a su equipo, podrán reagruparse y volver al juego más unidos.

También es probable que el entrenador dé al equipo una charla de motivación. Sabe que, si pierden el ánimo en un momento como éste, todo su talento, habilidad y práctica se irán al garete. Lo mismo ocurre contigo. De vez en cuando es un buen movimiento estratégico pedir un tiempo muerto y reagrupar tu equipo interno: tu cabeza y tu corazón.

Puede que pienses que no tienes tiempo para tomarte un descanso, pero sí que lo tienes: la técnica Freeze-frame® ha sido diseñada para trabajar de forma rápida. El breve tiempo muerto mental que te ofrece te permite acceder en el acto al poder equilibrante del corazón y a los conocimientos revitalizantes de la inteligencia del corazón.

Los cinco pasos de Freeze-frame®

Éstos son los cinco pasos de la técnica Freeze-frame®:

1. Reconoce la sensación de estrés y congélala. Tómate un tiempo.
2. Haz un esfuerzo sincero por desviar tu atención de la mente acelerada o de las emociones perturbadoras hacia la zona que rodea a tu corazón. Imagina que respiras a través de tu corazón

para ayudar a concentrar tu energía en esta zona. Mantén tu atención ahí durante diez segundos o más.

3. Recuerda un sentimiento o momento positivo y divertido que hayas experimentado en tu vida e intenta volver a experimentarlo.

4. Ahora, usando tu intuición, sentido común y sinceridad, pide a tu corazón: ¿Cuál sería una respuesta más eficaz a la situación, que minimizara el estrés futuro?

5. Escucha lo que dice tu corazón en respuesta a tu pregunta (es una forma eficaz de poner en jaque a tu mente reactiva y a tus emociones, ¡y una fuente interna de soluciones basadas en el sentido común!).

Esta técnica no es difícil de aprender; con la práctica se convierte en algo casi natural. Pero no dejes que su simplicidad te engañe. La simplicidad es eficiente, y suele manifestarse cuando la complejidad ha sido finalmente desentrañada. La práctica sistemática de estos cinco pasos generará resultados sustanciales. Freeze-frame® proporciona una puerta a la inteligencia intuitiva y construye un puente fiable entre el corazón y la cabeza. Antes de que pruebes la técnica, vamos a explicar con más detalle cada uno de los pasos.

Paso 1

Reconoce la sensación de estrés y congélala. Tómate un respiro.

Cada vez que nos sentimos desequilibrados a nivel mental o emocional, experimentamos un cierto grado de estrés. Sin embargo, como nos hemos adaptado a una corriente subyacente de estrés en nuestras vidas, a menudo no lo reconocemos ni siquiera cuando nos está carcomiendo. A medida que el ritmo de la actividad diaria aumenta lentamente, experimentamos una pequeña respuesta de estrés tras otra. Antes de que nos demos cuenta, estamos funcionando a menos de la capacidad máxima. Sin embargo, sólo si nos damos cuenta de cuándo estamos estresados, tenemos la oportunidad de detener el estrés.

Como describimos en el capítulo 3, primero experimentamos el estrés de forma mental y emocional a través de nuestras percepciones. Por lo general, nuestro cuerpo nos da algunas señales cuando estamos experimentando demasiado estrés. Podemos desarrollar tensión en nuestros músculos; tal vez nuestros hombros y cuello se tensen, o puede que nos sintamos mal del estómago, que nos duela la cabeza o que nos pongamos nerviosos. Si el estrés no se controla, podemos confundirnos y olvidar a dónde íbamos o qué estábamos haciendo. Entonces es mucho más fácil ser brusco con la gente y tomarse todo como algo personal. En cualquier caso, nos vamos a la cama agotados. Los signos de alerta temprana del estrés difieren en cada uno de nosotros. Lo importante es que aprendamos a reconocer nuestras propias señales.

Una vez que hemos notado el estrés, en ese mismo momento, debemos hacer una pausa y tomarnos un respiro, reconociendo que necesitamos una nueva perspectiva y alejándonos del problema. Esto puede ser un reto, porque nos vemos envueltos en responsabilidades y actividades.

El primer paso de la técnica es como pulsar el botón de pausa para detener una película. En este caso, sin embargo, se trata de la película de nuestra vida. Piénsalo así: si queremos ser el director de nuestra propia película (ejercer cierto control sobre la acción), tenemos que dejar de ser tan sólo uno de los personajes y dar un paso atrás para ver el encuadre completo.

Paso 2

Haz un esfuerzo sincero por desviar tu atención de la mente acelerada o de las emociones perturbadoras hacia la zona que rodea a tu corazón. Imagina que respiras a través de tu corazón para ayudar a concentrar tu energía en esta zona. Mantén tu atención ahí durante diez segundos o más.

Al alejar la atención del problema y dirigirla hacia el corazón, transferimos la energía de nuestra percepción del problema a las posibilidades de su solución.

Centrarse en el área del corazón puede parecer una forma cómoda de distraer la mente. Si bien es cierto que este paso ayuda a alejar la atención mental del problema, hay algo más. Cambiar el enfoque de la cabeza al corazón mejora el equilibrio del sistema nervioso, aumenta la eficiencia cardiovascular y mejora la comunicación entre el corazón y el cerebro, aportando más coherencia a la mente y las emociones.[3,4,5,6]

Si tienes dificultades para trasladar tu atención a la zona que rodea al corazón, prueba esto: céntrate en el dedo gordo del pie izquierdo; muévelo, observa cómo te sientes y fíjate en lo fácil que es redirigir tu atención a esta zona. Finge que tu respiración entra y sale por la zona del corazón (o mantén la mano sobre el corazón) para ayudar a centrar tu atención en esa zona. Mantén tu atención en ella durante diez segundos o más.

Paso 3

Recuerda un sentimiento o momento positivo y divertido que hayas experimentado en la vida e intenta volver a experimentarlo.

Por ejemplo, puedes recordar unas vacaciones relajantes; el amor que sientes por un hijo, cónyuge o padre; un momento especial que pasaste en la naturaleza; el aprecio que sientes por alguien o algo en tu vida. Recuerda el sentimiento que tuviste, como la alegría, el aprecio, el interés por los demás, la compasión o el amor. En el la-

---

3. Mc CRATY, R.; ATKINSON, M.; TILLER, W.A. *et al.*: «The effects of emotions on short-term heart rate variability using power spectrum analysis», en *American Journal of Cardiology*, vol.76, pp. 1089-1093, 1995.

4. Mc CRATY, R.; TILLER, W.A. y ATKINSON, M.: «Head-heart entrainment: A preliminary survey», en *Proceedings of the Brain-Mind Applied Neurophysiology EEG Neurofeedback Meeting*, Key West, Florida, 1996.

5. Mc CRATY, R.; ATKINSON, M. y TILLER, W.A.: «New electrophysiological correlates associated with intentional heart focus», en *Subtle Energies*, vol. 4, n.º 3, pp. 251-268, 1995.

6. TILLER, W.; Mc CRATY, R. y ATKINSON, M.: «Cardiac coherence: A new non-invasive measure of autonomic system order», en *Alternative Therapies in Health and Medicine*, vol. 2, n.º 1, pp. 52-65, 1996.

boratorio se ha demostrado que experimentar estos sentimientos básicos del corazón es lo que proporciona la regeneración del sistema nervioso, el sistema inmunológico y el sistema hormonal, facilitando la salud y el bienestar.[7,8] Estos sentimientos positivos también nos ayudan a ver el mundo con más claridad, discernimiento y equilibrio.

Lo importante en este paso es volver a experimentar el *sentimiento*. No se trata sólo de una visualización mental (imaginar algo en nuestra mente). Por ejemplo, alguien que utiliza sus últimas vacaciones en Hawái para desencadenar un sentimiento positivo puede recordar la luz de la luna brillando en el agua o el viento soplando suavemente entre las palmeras mientras estaba con su pareja en la playa. Pero la pregunta es: ¿Qué se *sintió* en esa experiencia?, no (o no sólo) qué aspecto tenía. Este paso pretende evocar el recuerdo de la sensación.

Hemos formado a decenas de miles de personas en la técnica Freeze-frame®, y para muchas de ellas este tercer paso ha sido el más difícil. Para las personas que están desconectadas del corazón, recordar un sentimiento positivo puede resultar difícil. Y es aún más difícil cuando la situación actual es extremadamente estresante y está cargada de emociones. Si tienes problemas para acceder a los sentimientos positivos a tu voluntad, simplemente hazlo lo mejor que puedas. El mero esfuerzo de cambiar tu enfoque hacia un sentimiento como el agradecimiento, ya sea del pasado o del presente, te ayudará a neutralizar la reacción negativa.

El doctor Richard Podell, internista y profesor clínico de medicina familiar en la Universidad de Medicina y Odontología de Nueva Jersey (y formador certificado de Freeze-frame®), ha utiliza-

---

7. MC CRATY, R.; ATKINSON, M.; REIN, G. *et al.*: «Music enhances the effect of positive emotional states on salivary IgA»,en *Stress Medicine,* vol. 12, pp. 167-175, 1996.

8. REIN, G.; ATKINSON, M. y MC CRATY, R.: «The physiological and psychological effects of compassion and anger», en *Journal of Advancement in Medicine,* vol. 8, n.º 2, pp. 87-105, 1995.

do y enseñado la técnica durante unos tres años. El doctor Podell ha formado a más de cien pacientes, que suelen dominar la técnica en dos sesiones de una hora. Ha descubierto que una vez que el paciente ha identificado la imagen, la experiencia o la persona que mejor desencadena los sentimientos de aprecio, interés por los demás o amor, el proceso se vuelve claro y los resultados son significativos.

Con un poco de esfuerzo, las personas pueden encontrar desencadenantes clave que activen los sentimientos positivos del corazón necesarios en este paso. El doctor Bruce Wilson, cardiólogo que incluye la técnica Freeze-frame® como componente formal del programa de rehabilitación cardíaca de su hospital en Milwaukee, Wisconsin, comparte la experiencia de uno de los muchos pacientes a los que ha enseñado la técnica: «Cuando estaba en Vietnam», dice el paciente, «estábamos en las trincheras, asustados todo el tiempo. Todos los días pensábamos que íbamos a morir. Pero hubo una mañana en particular en la que salió el sol, naranja intenso, y pude verlo a través de los árboles. Y apenas por un segundo, me alegré de estar vivo. Cuando realizo la técnica Freeze-frame®, recuerdo esa maravillosa y apacible sensación. Eso es lo que siempre me viene a la mente».

Paso 4

Ahora, usando tu intuición, sentido común y sinceridad, pide a tu corazón: ¿Cuál sería una respuesta más eficaz a la situación, que minimizara el estrés futuro?

En este paso, manteniendo todavía el enfoque en el área alrededor de tu corazón, simplemente pregúntate: ¿Cuál sería una respuesta más eficiente a la situación, que minimizaría el estrés futuro? Al hacer esta pregunta desde el corazón, tu intuición, tu sentido común y tu sinceridad estarán más activos y disponibles. Aunque no tendrás necesariamente una visión cristalina cada vez que preguntes, aumentarás de forma gradual tu capacidad para llegar a soluciones oportunas y prácticas.

Paso 5

Escucha lo que dice tu corazón en respuesta a tu pregunta (es una forma eficaz de poner en jaque a tu mente reactiva y a tus emociones, ¡y una fuente interna de soluciones basadas en el sentido común!).

Una vez que el ruido de tu mente y tus emociones se acalla, puedes escuchar lo que algunos llaman la «vocecilla tranquila». Encontrar esta sabiduría interior o intuición requiere realizar el cambio de la cabeza al corazón, un cambio que los cuatro pasos anteriores te habrán ayudado a llevar a cabo. Ahora que estás centrado en el corazón, intenta quedarte quieto por dentro; relájate y escucha de forma despreocupada una señal del corazón. A medida que tu sistema se vuelva más coherente, las ondas cerebrales empezarán a sincronizarse con los ritmos del corazón, lo que facilitará la función cortical (de la que hablamos en el capítulo 2) y proporcionará un mayor acceso a la inteligencia potencial. Este proceso da lugar a un cambio en la percepción y al acceso a nueva información.

A veces las respuestas a las que llegamos a través de Freeze-frame® parecen muy sencillas; de hecho, a veces no son más que la verificación de algo que ya sabíamos. Otras veces, sin embargo, experimentamos una descarga de nueva información y nuevas perspectivas. En otras ocasiones, podemos obtener una sensación más que una respuesta clara. Cuando escuchamos las señales de nuestro corazón, la mayoría de las veces experimentamos algún tipo de cambio de energía o percepción. Lo importante aquí es que nos esforcemos por seguir la mejor directriz del corazón que podamos, aunque sea un sentimiento fugaz (o lo que es peor, algo que no queramos oír como, por ejemplo: «Déjalo pasar y sigue adelante»).

Bill, un empresario que se había sometido a una operación de *bypass* cuádruple y a la sustitución de la aorta, tenía dificultades para conectar con su corazón. Pero cuando leyó sobre los efectos que la técnica Freeze-frame® podía tener en el corazón, decidió probarla. Lo primero en lo que utilizó la técnica fue en su ira al volante. Como viajaba todos los días por trabajo, tenía muchas oportunidades de ponerla en práctica. En poco tiempo, su indignación con otros conductores se había transformado gracias a la técnica; no tardó en darse cuenta de que sólo se enfadaba en contadas ocasiones, e incluso de forma leve. Así que decidió probarla en otras cuestiones.

Para Bill no era un secreto que hacía años que no resultaba un placer estar cerca de él. Había dejado que la frustración de su matrimonio marcara el rumbo de su vida. En algún momento, su relación con su hija de cuarenta y cuatro años también se había deteriorado.

«Una mañana, mientras conducía hacia el trabajo, decidí aplicar la técnica en la relación con mi hija. Después de seguir los pasos esa única vez, supe que había cambiado». Aunque no tenía ningún pensamiento o percepción particular sobre la relación, pudo dejar de lado su antigua y rígida mentalidad y volver a entrar en contacto con su compasión y amor por ella. Y eso fue suficiente para cambiarlo todo.

«Ahora mi hija y yo nos llevamos bien», dice. «Hablamos por teléfono casi todos los días, y dice que le gusta la persona que soy ahora. ¡Qué experiencia tan gratificante!».

La biología de Freeze-frame®

¿Qué ocurre en nuestro cuerpo cuando aplicamos la técnica? Tanto si sentimos algo diferente como si no, cuando la aplicamos de forma sincera hay un mayor nivel de armonía en nuestros ritmos cardíacos. Nuestro sistema nervioso, que regula el ritmo cardíaco, la presión arterial y muchas otras glándulas y órganos, entra en un mayor equilibrio. Esto permite que los centros perceptivos del cerebro procesen la información de manera más eficiente, dándonos un mejor acceso a la información importante que ya tenemos almacenada en el cerebro y permitiendo que nuevas soluciones intuitivas a las que se accede desde el corazón y los sentimientos básicos del corazón lleguen a la mente consciente.

Como vimos en el capítulo 2, esta técnica tiene un efecto tan equilibrante sobre los ritmos cardíacos (los ritmos más fuertes del cuerpo) que el corazón atrae a muchos de los otros sistemas biológicos rítmicos del cuerpo para que entren en sintonía, y en ese estado trabajan juntos de forma más eficiente. Al igual que en la anterior analogía deportiva, nuestro equipo interior trabaja ahora en armonía.

La Figura 4.1. muestra cómo interactúan tres importantes sistemas biológicos rítmicos antes y después de Freeze-frame®. El sujeto de prueba cuyos resultados se muestran fue monitorizado durante diez minutos para evaluar la variabilidad del ritmo cardíaco, el tiempo de tránsito del pulso (una medida de la presión sanguínea) y la respiración.

A los cinco minutos (o trescientos segundos) del experimento, el sujeto comenzó a aplicar la técnica. La línea vertical en el centro del gráfico de tres partes marca ese momento. Como se puede ver, los patrones cambiaron de forma inmediata de irregulares a ordenados y coherentes, y los tres sistemas se pusieron en marcha. La respiración, la presión sanguínea y el sistema nervioso empezaron a trabajar juntos de forma más eficiente en cuanto se activó el corazón. Este hallazgo ayuda a explicar por qué las personas como Bill se sienten en sincronía sin tener ninguna forma de explicarlo.

En 1995 se publicó en el *American Journal of Cardiology* un interesante estudio sobre los efectos de las distintas emociones en el sistema nervioso autónomo y el corazón, realizado en el Instituto por el director de investigación Rollin Mc Craty y su equipo de científicos. En este estudio, se utilizó la técnica Freeze-frame®, mediante la cual los sujetos de la investigación cambiaron de forma intencionada los estados emocionales en el momento a través de la concentración del corazón. Los resultados, según la publicación, confirman que la técnica ofrece a las personas un nuevo método para mejorar la salud y el bienestar: «Los cambios positivos en el equilibrio del sistema nervioso autónomo que todos los sujetos pudieron lograr en este estudio mediante el uso de la técnica Freeze-frame® pueden ser beneficiosos para el control de la hipertensión y para reducir la probabilidad de muerte súbita en pacientes con insuficiencia cardíaca congénita y enfermedad arterial coronaria».

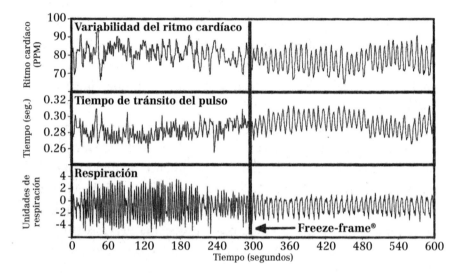

Sincronización durante la técnica Freeze-frame®

Figura 4.1. Este gráfico muestra la variabilidad de la frecuencia cardíaca, el tiempo de tránsito del pulso y el patrón de respiración de una persona durante diez minutos. A los trescientos segundos, el individuo aplicó la técnica y los tres sistemas psicológicos entraron en sintonía. Cuando nuestros sistemas están sincronizados de esta manera, funcionan con mayor eficiencia, ahorrando una valiosa cantidad de energía y promoviendo la salud.

Ejercicio de Freeze-frame®

Ahora es el momento de tener tu propia experiencia con la técnica. Éste es tu primer intento, así que procura no ser víctima de expectativas poco realistas. Pueden ser necesarias varias prácticas antes de que notes algo o ganes en claridad, así que no sientas que estás haciendo algo mal o sospeches que eres el único que «no lo consigue» la primera o la segunda vez. Escuchar al corazón no es difícil, pero sintonizar con sus señales internas es diferente para cada persona y a menudo requiere un poco de práctica. Tómatelo con calma y asimila los principios básicos. Freeze-frame® es una habilidad aprendida que desarrolla tu inteligencia del corazón y emocional a medida que la utilizas.

Pasa ahora a la hoja de ejercicios de la página siguiente y comienza con este ejercicio escrito. La escritura te ayudará a clarificar tu autoconciencia y a ver los vínculos entre pensamientos, sentimientos, reacciones y elecciones. La hoja de ejercicios es como las ruedas de aprendizaje de la primera bicicleta de un niño. Una vez que le cojas el tranquillo a esta técnica, podrás aplicar Freeze-frame® y conectar con el poder de tu corazón y tu intuición sin tener que escribirlo todo.

Hoja de ejercicios de Freeze-frame®

Éstos son los cinco pasos de la técnica Freeze-frame®:

1. Reconoce la sensación de estrés y aplica la técnica. Tómate un tiempo.
2. Haz un esfuerzo sincero por desviar tu atención de la mente acelerada o de las emociones perturbadoras hacia la zona que rodea tu corazón. Imagina que respiras a través de tu corazón para ayudar a concentrar tu energía en esta zona. Mantén tu atención ahí durante diez segundos o más.
3. Recuerda un sentimiento o momento positivo y divertido que hayas tenido en tu vida e intenta volver a experimentarlo.
4. Ahora, usando tu intuición, sentido común y sinceridad, pide a tu corazón: ¿Cuál sería una respuesta más eficaz a la situación, que minimizara el estrés futuro?
5. Escucha lo que dice tu corazón en respuesta a tu pregunta (es una forma eficaz de poner en jaque a tu mente reactiva y a tus emociones, ¡y una fuente interna de soluciones basadas en el sentido común!).

Situación _____

_____

Reacción de la cabeza _____

_____

_____

_____

_____

FREEZE-FRAME®
_____

Respuesta de la intuición del corazón _____

_____

_____

_____

_____

_____

Al hacer el ejercicio de Freeze-frame®, pasé de _____ a _____

1. En primer lugar, piensa en una situación actual de estrés en tu vida y descríbela en pocas palabras en el apartado «Situación». No empieces por el problema más grande y con mayor carga emocional que tengas. Si fueras a ir al gimnasio a hacer ejercicio por primera vez, no cogerías las pesas de más kilos, ¿verdad? Algunas situaciones requieren más músculo que otras. Empieza con un estrés de «nivel principiante» para poner a prueba tu fuerza, y puedes avanzar a partir de ahí.

2. En el apartado «Reacción de la cabeza», escribe lo que has estado viviendo en torno a esta situación: pensamientos que se repiten, sentimientos y reacciones que siguen aflorando, ya sea ira, frustración, preocupación, impaciencia o agotamiento. Ten en cuenta que el término «reacción de la cabeza» se refiere a una combinación de pensamientos y emociones generados por la cabeza, no por los sentimientos básicos del corazón.

3. Después de describir la situación y la reacción de tu cabeza, tómate un minuto para repasar los cinco pasos de la técnica. A continuación, relájate y repasa cada paso de uno en uno. Cierra los ojos si quieres (mientras aprendes, cerrar los ojos facilita el cambio de percepción. Sin embargo, una vez que le hayas cogido el tranquillo, podrás aplicar los pasos con los ojos abiertos o cerrados). Cuando estés preparado, tras haberte centrado en la zona del corazón, haber activado un sentimiento básico del corazón y haber formulado tu pregunta desde el corazón, escribe lo que te dice en el apartado «Respuesta de la intuición del corazón».

4. Ahora revisa tu hoja de ejercicios. Lee lo que escribiste en «Reacción de la cabeza» y luego lo que escribiste en «Respuesta de la intuición del corazón». ¿Hay alguna diferencia? Si es así, descríbela.

5. Ahora busca una o dos palabras que capten la esencia de la reacción de la cabeza, como «enfadado», «emocionado» o «impaciente». A continuación, encuentra una o dos palabras que describan la perspectiva intuitiva, como «tranquilo», «lógico»

o «atento». Escribe esas palabras en los espacios en blanco de la hoja de ejercicios (por ejemplo, alguien podría congelar una situación y pasar de la «confusión» a la «claridad» o de la «ira» a la «aceptación»).

No te preocupes si no tienes ninguna idea que te cambie la vida. Es importante reconocer que estás en una curva de aprendizaje. El mero hecho de hacer el esfuerzo sincero de probar la técnica es un importante paso adelante. Tus habilidades mejorarán con la práctica.

Sin embargo, al principio te sentirás más equilibrado y tranquilo. Puede que incluso experimentes un sutil pero importante cambio de actitud o de perspectiva. Aunque no tengas todas las respuestas que necesitas para resolver tu situación, te sentirás más lúcido sobre el asunto y sabrás que vas en la dirección correcta (a veces, cuando la gente no obtiene respuestas inmediatas, las respuestas les llegan más tarde).

Con cada repetición, aprenderás a llegar más profundamente a tu corazón. A medida que aumente el poder de tu corazón y mejoren tus habilidades de Freeze-frame®, las percepciones que obtengas y los cambios de actitud y perspectiva llegarán más rápido y serán más profundos. La práctica es la clave.

¿Qué tiene de diferente Freeze-frame®?

Es posible que tu experiencia al hacer el ejercicio sea similar (al menos al principio) a cosas que has sentido antes. Como decíamos al principio, todos hemos tenido la experiencia de consultar nuestra inteligencia del corazón, así que es natural que la sensación te resulte familiar.

Una de las grandes ventajas de la solución HeartMath es que te permite revivir estos estados a tu antojo. Una vez que tengas las herramientas, podrás volver a tu corazón de forma sistemática, lo que te permitirá cultivar una inteligencia del corazón cada vez mayor.

Pero la gente nos pregunta a menudo: «¿En qué se diferencia esta técnica de los ejercicios de respiración o de la meditación?». Es una buena pregunta.

Para la mayoría de los que estamos estresados hoy en día, el consejo de nuestros abuelos de parar, respirar profundamente y contar hasta diez ya no supone un alivio duradero. La mente y las emociones vuelven a agitarse poco después de que hayamos terminado de contar. Necesitamos algo más.

El simple hecho de respirar profundamente *puede* ser de ayuda. Esto se debe a que nuestros patrones de respiración modulan nuestros ritmos cardíacos. De hecho, es posible armonizar nuestro patrón de respiración y los ritmos cardíacos (sin centrarse en la zona del corazón) mediante ejercicios de respiración «cognitivos», es decir, ejercicios mediante los cuales tomamos conciencia de la rapidez y profundidad de nuestra respiración y luego controlamos de forma consciente nuestro ritmo respiratorio, si es que respiramos con el ritmo o la frecuencia adecuados.

Los ejercicios de respiración cognitiva imponen un ritmo respiratorio a nuestros ritmos cardíacos cuando respiramos a un ritmo lento y rítmico (digamos, cinco segundos de inspiración y cinco segundos de espiración), y eso facilita la armonización. Pero hemos descubierto que a las personas les resulta muy difícil mantener de forma consciente un ritmo respiratorio lento durante mucho tiempo. Es un poco incómodo y enseguida se cansan de respirar así.

Cuando las personas se centran en el corazón y respiran «a través» del mismo de forma relajada, los patrones de VFC suaves y acompasados se producen de forma más natural. Como resultado, es más fácil mantenerlos durante períodos de tiempo más largos. Esto se debe a que *el corazón es el principal regulador* del ritmo respiratorio.[9]

9. RASCHKE, F.: «The hierarchical order of cardiovascular-respiratory coupling», en Grossman, P., Janssen, K.H.L. y Vaitl, D.: *Cardiorespiratory and cardiosomatic psychophysiology*, pp. 207-217. Plenum Press, Nueva York, 1985.

Freeze-frame® permite que surja de forma natural una armonización o coherencia espontánea, evitando así cualquier necesidad de control cognitivo de la respiración. La mente se quita de en medio en lugar de dirigir el proceso de respiración. Esto no sólo es una buena sensación, sino que es fácil de mantener.

También crea un cambio de estado de ánimo hacia estados de sentimiento armoniosos como el cuidado y el aprecio, lo que ayuda a crear y mantener la sintonía entre el corazón y el cerebro. La frecuencia respiratoria se sincroniza con las señales que suben por los nervios desde el corazón hasta el cerebro.

La clave del éxito de la técnica radica en utilizar el poder de tu corazón para armonizar tus sistemas biológico, mental y emocional. Los mejores resultados de Freeze-frame® se obtienen cuando te concentras en la zona del corazón; respiras de manera lenta y completa; sientes con sinceridad emociones como el amor, el cuidado o el agradecimiento; y luego te olvidas de la respiración mientras mantienes ese estado de sentimientos. Con este proceso, se obtiene el beneficio tanto de la respiración lenta como del cambio emocional de la técnica, al tiempo que se producen y mantienen los patrones beneficiosos de la VFC.

Muchas técnicas de meditación y visualización se centran en la cabeza (en el centro de la frente o en la coronilla), e intentan utilizar la mente para tranquilizarla. Estas técnicas pueden ser muy difíciles de dominar. Aunque los investigadores observan cambios en las ondas cerebrales y otras respuestas corporales (como cierta reducción de la actividad autonómica) a partir de los estados meditativos, rara vez ven coherencia en los ritmos cardíacos.

Incluso las técnicas de meditación que te hacen centrarte en el corazón a menudo utilizan sólo la mente para dirigir la energía, en lugar de involucrar los sentimientos básicos del corazón necesarios para permitir que el corazón distribuya el flujo de energía. Los sentimientos básicos del corazón cambian los ritmos cardíacos para aumentar la coherencia, un valioso beneficio. Las investigaciones llevadas a cabo por el Instituto han descubierto que se necesita coherencia en los ritmos cardíacos para calmar la mente de verdad y alcanzar un estado intuitivo.

Esta comprensión es lo que me llevó a mí (Doc) a desarrollar la técnica Freeze-frame® en primer lugar. Descubrí, a partir de mi propia experiencia con las prácticas de meditación y oración durante veinte años (y de la observación de otras personas que utilizaban prácticas similares), que las personas necesitan largos períodos de práctica y disciplina para sosegar la mente lo suficiente como para obtener los beneficios fisiológicos e intuitivos de la meditación. Incluso los meditadores veteranos sólo obtienen beneficios limitados a menos que el corazón esté profundamente comprometido, por lo que a menudo se sienten frustrados con su progreso.

Respeto profundamente todos los esfuerzos que hacen las personas y las disciplinas que utilizan para ir hacia el interior, sus formas privadas de rezar o meditar. Al desarrollar Freeze-frame®, quise ayudar a las personas que no tienen predisposición o tiempo para meditar. También quería ayudar a quienes utilizan la oración, la meditación u otros métodos de crecimiento personal a encontrar ese lugar más profundo en el corazón para que puedan obtener el máximo beneficio de sus esfuerzos.

Al igual que la oración, la técnica puede realizarse mientras una persona está en la carretera, esperando una reunión o en el autobús; puede aplicarse en cualquier momento y en cualquier lugar. Al igual que la meditación, Freeze-frame® puede realizarse durante largos períodos de tiempo si así lo deseamos. Sin embargo, la mayoría de la gente no tiene mucho tiempo, así que es una buena herramienta para obtener resultados rápidos.

Una de las cosas que más le gusta a la gente de esta técnica es que se puede hacer en el momento, siempre que se desee una paz más profunda o se necesite un acceso intuitivo rápido. Se puede conseguir en menos de un minuto, una vez que se tiene práctica en ello. No tienes que irte a ningún sitio a solas para meditar. Aunque la meditación te funcione, no siempre puedes escaparte a un lugar tranquilo y pasar veinte minutos a solas. Cuando estás en una reunión frustrante en la oficina o en el coche llevando a los niños gritones a casa después del colegio (y tu nivel de estrés aumentando), retirarte a un estado distinto no es una opción.

Nunca se insistirá lo suficiente en la importancia de ser capaz de aplicar la técnica en *tiempo real* (en el mismo momento en que se está sometido al estrés) y encontrar la paz y la armonía interiores. Esta inmediatez neutraliza los impactos fisiológicos y psicológicos del estrés, la frustración y la ansiedad *al momento*. Corta el drenaje de tus sistemas nervioso, hormonal e inmunológico que se habría producido si hubieras dejado que la respuesta al estrés siguiera su curso. Cuando haces una pausa para aplicar la técnica y comprometer de verdad tu corazón, vuelves a estar en equilibrio y detienes el estrés en seco. Por eso Freeze-frame® se diseñó como una herramienta para ser utilizada *en el momento*.

Cualquier técnica de meditación, visualización, oración, afirmación o reducción del estrés puede mejorarse añadiendo el corazón enfocado al proceso. Jack, un meditador de gran experiencia, nos dijo: «Descubrí que después de más de diez años de meditación diaria, Freeze-frame® realmente cambió las cosas para mí. Fui capaz de conseguir en unas pocas prácticas lo que había estado tratando de encontrar todos esos años: la capacidad de sentir mi corazón de manera más profunda y la capacidad de recuperar mi paz interior con mayor rapidez cuando la perdía. Es especialmente útil en plena actividad diaria, porque es donde más riesgo tengo a nivel mental y emocional».

Sean cuales sean las técnicas que practiques, date cuenta de que el mensaje del corazón se vuelve más claro cuando la mente está tranquila y, para tranquilizar de verdad la mente, necesitamos alinear la cabeza con el corazón. El grado de corazón que pongas en cualquier práctica de salud, ya sea dieta, ejercicio, oración, meditación o disciplina de autoayuda, será el grado de su eficacia. La técnica Freeze-frame®, con sus pasos científicamente investigados y fáciles de usar, puede añadir el poder de un corazón coherente a cualquier técnica que utilices.

Las herramientas y técnicas de HeartMath están diseñadas para ser facilitadoras, no competidoras, de los métodos de crecimiento personal o espiritual. Honramos cualquier proceso que ayude a las personas a encontrar la paz, la inspiración, el bienestar o la mejora de la salud. Esta técnica es una manera cómoda, accesible y eficaz de experimentar la claridad, la seguridad interior y la paz siempre que lo necesites.

Encontrar la zona neutral

Pero seamos sinceros, acceder a un sentimiento positivo como la compasión (por no hablar de la gratitud) a veces puede resultar difícil, sobre todo si la situación es extremadamente estresante y está cargada de emociones. En esos casos, lo mejor que podemos hacer es esforzarnos por ser, al menos, más neutrales. Lograrlo puede ser un éxito mayor de lo que creemos.

No subestimes la importancia del estado neutral. Ahorra energía y proporciona un terreno fértil para que crezcan nuevas percepciones. La capacidad de encontrar el estado neutral, y de permanecer allí hasta que el corazón nos revele de forma clara qué hacer, es un signo de equilibrio y madurez. El control de los impulsos, es decir, la capacidad de retrasar la gratificación de éstos, es una medida de inteligencia emocional. Cuando conseguimos alcanzar un estado neutral, nuestros ritmos cardíacos no tardan en restablecer su equilibrio para que podamos percibir nuevas opciones de acción, en lugar de reaccionar de forma mecánica por impulso y pagar por ello (y probablemente lamentarlo) después.

Los pensamientos y los sentimientos desempeñan un papel importante en todo lo que hacemos. A través de estos procesos internos, experimentamos nuestra felicidad y tranquilidad, así como esos días terribles que nos gustaría olvidar. La técnica Freeze-frame® no va a cambiar todas las situaciones desagradables a las que nos enfrentamos. La vida seguirá siendo la vida. Pero esta técnica puede ayudarnos a pasar a un estado neutro, de modo que no nos sintamos agobiados y agotados una y otra vez.

Cuando estamos en estado neutral, nos adaptamos con más rapidez, aunque las cosas no vayan como nos gustaría. En lugar de malgastar energía juzgando de forma desfavorable a una persona o situación, damos un paso atrás y esperamos hasta que podamos encontrar un nivel más profundo de comprensión. No presionamos ni hacia delante ni hacia atrás; nos quedamos quietos en estado neutral y Freeze-frame® puede llevarnos hasta allí. Despeja la niebla de la ventana de nuestra mente para que podamos ver con claridad. Entonces tenemos la opción de replantearnos lo que está sucediendo.

La zona neutral es un conducto para la objetividad en el momento. Tratar de mantenerse neutral mientras la cabeza está formando opiniones de forma frenética y emitiendo juicios a gran velocidad es un verdadero reto. La cabeza quiere llegar a una conclusión *ahora*. Está deseando decir: «¡*Sé* lo que está pasando aquí!» (tanto si sus opiniones se basan en información fiable como si no).

En cada situación que desencadena el estrés, podemos oír el estruendo en nuestra cabeza y sentir el viejo y conocido impulso; pero si seguimos practicando los dos primeros pasos de la técnica, encontraremos ese punto neutral. A partir de ahí podemos preguntarnos: «¿Y si en esta situación hay algo más de lo que he percibido? ¿Y si hay algo más que desconozco?». Es sorprendente la cantidad de energía que se ahorra en el punto neutral, en el que no dejamos que nuestra mente asuma de forma automática que una cosa es de una manera o de otra.

Los padres saben que cuesta mucho esfuerzo calmar a los niños que tienen una rabieta para que vuelvan a controlarse; pero el esfuerzo merece la pena porque los queremos. Nuestras rabietas interiores son igual de difíciles. Todos las tenemos a veces, y no desaparecen a la primera de cambio. Sin embargo, el esfuerzo por controlarlas merece la pena. Trata de no ser impaciente; ten un poco de compasión por ti mismo, igual que harías con tus hijos. Cada vez que te esfuerzas por aplicar la técnica desde el corazón y encontrar la zona neutral en una situación estresante, desarrollas un poco más ese músculo y el proceso resulta cada vez más fácil.

Yo (Howard) tengo un clásico ejemplo personal de Freeze-frame® sobre el poder de permanecer en estado neutral. Un día volaba a Los Ángeles en un viaje de negocios y acabé en una de esas filas de asientos que se encuentran directamente frente a otra fila. Yo tenía el asiento del pasillo, a mi lado se sentaba una mujer joven y un hombre de negocios bien vestido ocupaba el asiento de la ventanilla. Frente a nosotros había una joven madre con dos hijos: un niño de unos tres años y un bebé pequeño.

Las cosas fueron bien durante un tiempo, pero al final el niño se inquietó y empezó a tirar sus coches de juguete por todas partes. Su madre se dio cuenta de que el lanzamiento de coches estaba irritando al hombre de negocios, así que bajó la mesa del asiento del niño y le dio unas galletas y una cajita de zumo de uva con una pajita. Al poco tiempo, el niño estaba sacudiendo la caja de zumo de arriba a abajo sobre la mesa. Lo has adivinado: el envase se le escapó de la mano y voló hacia el hombre de negocios, salpicándolo de pies a cabeza con zumo de uva.

Mientras la madre hacía lo posible por apaciguar al hombre y calmar al niño que se revolvía, el bebé empezó a llorar. La madre, decidiendo que era el momento de cambiarle el pañal, se lo quitó y lo puso sobre la mesa del bebé, justo delante de mí. Toda la zona se inundó de aquel olor penetrante.

Mientras le ponía el nuevo pañal, el capitán anunció por el intercomunicador que pronto iniciaríamos el descenso. La joven que estaba a mi lado me tocó el brazo y dijo:

—Perdóneme, señor, pero me aterra volar. ¿Le importaría si me agarro a usted mientras aterrizamos?

—Claro –dije, sin saber qué esperar. Concedido el permiso, la mujer me agarró el antebrazo con ambas manos y hundió su cabeza en mi hombro.

Así que allí estaba yo, atrapado en un avión con un iracundo hombre de negocios con su traje lleno de zumo de uva, una mujer aterrorizada, una joven madre agobiada, un niño pequeño incontrolable, un bebé llorando y, sí, ese pañal usado todavía frente a mí.

Me pareció un buen momento para probar la eficacia de la técnica Freeze-frame®. Realicé los tres primeros pasos, pero lo único que pude hacer fue encontrar el estado neutral. Tenía que permanecer allí durante un tiempo, con los ojos cerrados. Entonces me hice la siguiente pregunta: ¿Cuál sería la forma más eficaz de afrontar esta situación para minimizar el estrés en el futuro?

La primera respuesta que obtuve del corazón fue tener compasión por todos los involucrados. Era muy duro para todos.

A continuación, me sorprendió el humor de todo lo sucedido. Realmente sentí compasión por todos los implicados, pero todo el asunto me pareció de repente gracioso. Tuve que abrir los ojos para controlar mi risa, así como para comprobar el suministro de sangre en mi brazo. El avión estaba aterrizando y el agarre de la mujer había llegado a la máxima potencia.

Al salir del avión, me alegré de que el vuelo hubiera terminado, pero tenía una sonrisa en la cara.

Mejorar la vida cotidiana

Todos hemos tenido experiencias que desearíamos poder volver atrás y cambiar. Incluso suponiendo que no pudiéramos evitar que se produjera una situación difícil, nos gustaría cambiar la forma en que la manejamos, reformular lo que dijimos. Como eso nunca es una opción, tenemos que hacer las cosas bien a la primera. El poder de detener una mente divagante y asentar las emociones turbulentas para que podamos evaluar una situación estresante es inherente al corazón de cada persona. Cuando utilizamos ese poder, actuando de manera consciente desde un punto de equilibrio del corazón, disminuimos nuestra necesidad de arrepentirnos porque conectamos de forma más natural con lo que nuestro verdadero yo, no nuestro yo reactivo, quiere pensar o hacer.

La primera vez que Rosemary utilizó la técnica Freeze-frame® fue durante una semana de conflicto con su marido y su hija. Para ella, como para muchas familias, los temas relacionados con la crianza de los hijos eran de los más intensos desde el punto de vista emocional.

«Hacía poco que nos habíamos enterado de que nuestra hija se había vuelto sexualmente activa», explicó Rosemary. «Scott y yo entramos inmediatamente en estado de estrés por ello. Después de varios días, Scott empezó a culparme, y yo reaccioné a la defensiva respecto a mí misma y de forma protectora respecto a mi hija. Pensé que se había convertido en un esquizofrénico. Surgió de él una personalidad que no conocía ni me gustaba.

»Cuando compartí lo que estaba ocurriendo con una de mis amigas más queridas, me sugirió que intentara acceder a mi corazón trasladando mi conciencia a la zona del corazón y respirando a través de él. Me guio por los pasos de la técnica Freeze-frame®, aunque entonces no sabía que se llamaba así. El proceso parecía muy natural.

»Durante la siguiente conversación con mi marido esa noche sobre nuestra hija, empecé a reaccionar siguiendo el mismo patrón de siempre. Entonces me acordé de intentar permanecer en mi corazón utilizando los pasos que mi amiga me había enseñado. Seguí los pasos mientras mi marido hablaba.

»Sentí un cambio inmediatamente. Por primera vez pude escuchar su miedo, su dolor, sus problemas no resueltos en torno a su propia sexualidad y la doble moral que tenía para sus hijos y sus hijas. Sentí compasión en lugar de ira y pude responder desde mi corazón en lugar de reaccionar desde mi cabeza.

»El cambio de energía fue tan poderoso que casi me dejó atónita. Nuestros conflictos se resolvieron con mucha rapidez y mucha más ternura después de eso. Me sorprendió que la energía del corazón pudiera proporcionarme tanta perspicacia».

Freeze-frame® es una herramienta valiosa cuando luchamos con las relaciones personales, pero también es útil en el lugar de trabajo. Clientes del sector empresarial nos han contado cientos de historias sobre cómo les ha ayudado a ahorrar tiempo y energía. Muchos han utilizado la técnica para ordenar, priorizar y eliminar la avalancha de información que les llega cada día. Esta herramienta ha resultado especialmente útil para equipos intactos, aquellos para los que mantenerse centrados en los objetivos, la comunicación, la creatividad y la sinergia del equipo es esencial para el éxito.

Dan, un directivo de nivel medio, comentó que las reuniones solían ser la parte más estresante y agotadora de su jornada. «Mi trabajo me obliga a menudo a estar en tres o cuatro reuniones al día, normalmente con compañeros de trabajo que conozco bien», nos dijo. «Una de nuestras gerentes, Mary, es conocida por alargar sus argumentos y repetir las cosas sin parar. Eso molesta a mucha gente, pero a mí me afecta especialmente, porque soy bastante conciso y no tengo mucha paciencia. Unos días después de aprender la técnica Freeze-frame®, estaba escuchando a Mary en una reunión, sintiendo que mi impaciencia aumentaba, cuando de repente pensé en aplicarla. Entré en mi corazón lo mejor que pude, y todos mis prejuicios me abandonaron. De hecho, sentí verdadera compasión por la mujer y su necesidad de explayarse en todo. Fue maravillosamente liberador poder escucharla con compasión. Supuso un cambio en el resto del día y de la noche».

Practicar Freeze-frame®

Con cualquier habilidad nueva, existen posibles obstáculos como olvidarse, sentirse desanimado o no tener suficiente tiempo. Tanto si eres empresario, camionero, profesor, padre o estudiante, es fácil enredarse en la rutina diaria de la vida. Cambiar tu rutina requiere un esfuerzo sincero y con iniciativa propia.

No puedes esperar milagros de la noche a la mañana en áreas que han sido difíciles para ti durante años, pero te sorprenderá el progreso que puedes hacer. Una vez que empieces a ver los resultados, eso te motivará a seguir adelante para lograr un mayor contacto con el corazón. Y a medida que sigues avanzando, se vuelve más natural y fácil, como ocurre con cualquier habilidad. En poco tiempo, tu sentido común y el disfrute de tu propia inteligencia del corazón te ayudarán a recordar la técnica.

Durante las próximas dos semanas, aplica la técnica al menos a cuatro o cinco situaciones cada día. Aquí tienes algunas sugerencias útiles (y puedes añadir tus propias ideas en el espacio indicado):

Cuándo aplicar Freeze-frame® en casa
- En los momentos de transición (de casa al trabajo o del trabajo a casa), para dejar el trabajo en el trabajo, los conflictos familiares en casa y estar plenamente presente en el momento.
- Antes de conversaciones o llamadas telefónicas, para mejorar la sinceridad, la profundidad de la conexión y la capacidad de escucha.
- En cualquier momento en que la comunicación comience a desviarse.
- Cuando los niños están enfadados, discuten o se portan mal.
- Al principio del día, para establecer el tono de la actividad positiva, calibrar tu sistema para un día coherente y despejar las telarañas mentales y emocionales del día o la noche anterior.
- Al final del día, para completar de forma positiva la jornada y asegurar un buen sueño.
- Otros.

Cuándo aplicar Freeze-frame® en el trabajo
- En los puntos de transición, para renovar la frescura y la coherencia (al ir de casa al trabajo y del trabajo a casa; y antes y al final de las reuniones, procedimientos, citas y llamadas telefónicas).
- En las sesiones de planificación y durante otras actividades creativas.
- Antes de dar una charla o participar en cualquier evento que requiera claridad, equilibrio y máxima inteligencia.

- Después de una interacción difícil con un compañero de trabajo o un cliente, o antes de una interacción que pueda ser delicada.
- Como parte de cualquier pausa (café, almuerzo, noche, fines de semana, vacaciones), para refrescarse y rejuvenecerse.
- En cualquier momento de estrés o de hacer una elección.
- Otros.

Utilizar Freeze-frame® para la salud y la creatividad
- Para ayudar con los problemas de salud como presión arterial alta, arritmia, dolores de cabeza por tensión, síndrome premenstrual, ataques de pánico, síndrome de fatiga crónica, etc.
- Para ayudar a determinar una dieta equilibrada y un programa de ejercicios.
- Para fomentar la inspiración creativa.
- Para mejorar el rendimiento en el golf, el tenis o cualquier otro deporte.
- Para mejorar los proyectos creativos como la escritura, la pintura y los pasatiempos.
- Otros.

Consejos prácticos

Es útil establecer un sistema de recordatorios sencillos de Freeze-frame®. Puedes dejarte notas en el espejo del baño o en la puerta de la nevera, o puedes programar tu reloj digital para que emita un aviso a una hora determinada. Si trabajas con un ordenador, puedes escribirte una nota en el salvapantallas para animarte y recordarte que debes practicar. También puedes rellenar una hoja de ejercicios de Freeze-frame® para obtener la visión intuitiva de tu corazón sobre la mejor manera de integrar la técnica en tu vida.

Ten en cuenta lo importante que es aplicar la técnica a las cosas pequeñas. Si esperas a que surja una crisis, es posible que no tengas la suficiente fuerza en el corazón para conseguir la comprensión que necesitas. Empieza por lo pequeño y ve paso a paso. Comienza con las irritaciones, frustraciones y desilusiones cotidianas a medida que van sucediendo, sabiendo que estás acumulando reservas para eventos mayores e inesperados más adelante.

Sin embargo, no tendrás que aplicarla durante el resto de tu vida. Todo el propósito de esta técnica de un minuto es llevarte conscientemente hacia un proceso automático. Con el tiempo, se producirá un gran cambio. En lugar de tener que usar la técnica a intervalos regulares o «aplicarla» al estrés como si fuera un antiséptico sobre una herida, descubrirás que permanecerás en el corazón y en el fluir durante períodos de tiempo cada vez más largos.

Después de un tiempo, se producirá un cambio de polaridad de la cabeza al corazón. Una vez que hayas hecho ese cambio, te resultará incómodo no estar conectado a tu corazón. En esas raras ocasiones en las que reacciones sólo con la cabeza, no te parecerá correcto ni natural y querrás usar la técnica como una forma de reconectar con rapidez.

Recuerda que esta técnica no trata de la perfección, sino de las proporciones, de aumentar el porcentaje de tiempo que te mantienes en contacto con el corazón. A medida que aumentas ese porcentaje, incrementas el flujo de sentimientos de aprecio, compasión y cariño que te inundan durante todo el día. El amor, en lugar del estrés, se convierte en tu nuevo modo de ser.

PUNTOS CLAVE PARA RECORDAR

- Freeze-frame® aumenta tu poder para detener tu reacción a la película de la vida en cualquier momento. Te permite tener una perspectiva más clara de lo que está ocurriendo en un solo fotograma y te permite editar el siguiente desde un punto de equilibrio y comprensión.
- La clave del éxito de Freeze-frame® radica en utilizar el poder de tu corazón para armonizar tus sistemas biológicos. A me-

dida que tu cerebro comienza a sincronizarse con tu corazón, puede producirse una facilitación cortical. El resultado es el acceso a nueva información y un cambio en la percepción.

- Al cambiar el enfoque hacia tu corazón y alejarte de cualquier problema al que te enfrentes, desvías la energía de tu percepción del problema. Cuando actúas de forma consciente desde un punto de equilibrio del corazón, conectas de forma más natural con lo que tu verdadero yo, y no tu yo reactivo, quiere pensar o hacer.

- Escuchar a tu corazón no es difícil, pero sintonizar con sus señales internas es diferente para todos y a menudo requiere un poco de práctica.

- Freeze-frame® puede realizarse en cualquier momento, en cualquier lugar, siempre que quieras detener el estrés y obtener un rápido acceso intuitivo. A medida que vayas practicando, aprenderás a integrar de forma sistemática la inteligencia del corazón en tu vida diaria.

- Un sistema de recordatorios sencillos para practicar puede ayudar a los principiantes a adquirir fluidez en la técnica. Puedes programar alarmas digitales o colocar notas en un espejo, en la nevera o en el salvapantallas del ordenador, por ejemplo.

- No subestimes el poder de la neutralidad. La capacidad de encontrar el estado neutral y de permanecer en él hasta que el corazón te indique de forma clara lo que debes hacer es un signo de equilibrio y madurez. El estado neutral es un conducto para la objetividad en el momento.

- Freeze-frame® te ofrece un método científicamente investigado y fácil de usar para añadir la energía del corazón coherente a cualquier cosa que hagas. Las herramientas y técnicas de HeartMath están diseñadas para ser facilitadoras, y no competidoras, de los métodos de desarrollo personal y crecimiento espiritual.

CAPÍTULO 5

EFICIENCIA ENERGÉTICA

El despertador suena a las seis y media de la mañana y, antes de que Steve abra los ojos, empiezan a surgir pensamientos desagradables: «Odio levantarme. No quiero ir a trabajar. El día de hoy va a ser un verdadero suplicio».

Steve se arrastra hasta la ducha mientras sigue procesando en silencio un torrente de preocupaciones sobre los problemas que le quedan de ayer y de inquietudes sobre el día de hoy: su carga de trabajo, el frío y lo agotado que se siente.

«Estaré bien en cuanto me tome una taza de café», se asegura a sí mismo mientras la ducha caliente empieza a neutralizar el *shock* del despertar. Se viste y baja las escaleras, sólo para descubrir que la cafetera automática no se ha encendido. No hay café preparado y no hay tiempo para ponerla en marcha ahora. «¡Maldita sea, no me lo puedo creer!», dice, golpeando con la mano la encimera mientras sus emociones empiezan a caldearse.

De camino al trabajo (sin café en la mano), Steve enciende la radio y escucha a un presentador que informa a los oyentes sobre el aumento del consumo de drogas entre los adolescentes. Piensa en su propio hijo adolescente y en lo inusual que ha sido su comportamiento últimamente. La ansiedad por el chico y su posible consumo de drogas empieza a invadir su viaje al trabajo. Aparta esos pensamientos y cambia de emisora, sólo para escuchar que su equipo de baloncesto favorito perdió un partido importante la noche anterior por sólo dos puntos y ha sido eliminado de la ronda clasificatoria. «¿Qué más?», piensa.

Cuando llega al trabajo, la recepcionista sonríe y dice:

—Buenos días, Steve. ¿Cómo estás?

—Mejor que nunca –responde él de forma mecánica.

Cerca de su despacho divisa a un compañero de trabajo con el que tuvo un gran conflicto varios días antes. La irritación empieza a surgir en el momento. «Ese malnacido», murmura. «Me lo cargaré cuando menos se lo espere».

Una vez en su despacho, escucha su buzón de voz mientras pone en marcha su ordenador para revisar una lista de correos electrónicos no contestados del día anterior. Diez mensajes de voz, treinta correos electrónicos. Steve ya se siente sobrepasado, y eso que acaba de empezar.

Pero, sorprendentemente, el día va bastante bien. Cuando se entera de que un acuerdo comercial en el que ha estado trabajando avanza, siente una gran emoción. Una nueva clienta le impresiona y mantiene una agradable conversación con ella.

Justo antes de la comida, tiene unas duras palabras con su secretaria por una carta incompleta. Mientras come, evalúa el incidente y se da cuenta de que no le había dado suficiente información para hacer lo que le había pedido. Al volver a la oficina, se disculpa. Se siente bien por haber realizado ese esfuerzo de comprensión.

Más tarde, un simpático compañero de trabajo se detiene para agradecerle un favor, y su espíritu se reanima aún más con este acto de aprecio.

Steve sale del trabajo sintiéndose como suele hacerlo: ni genial, ni muy mal. Tiene una especie de sentimiento acartonado: apático, pero no tan malo.

Una vez en casa, saluda a su mujer, que procede a contarle, con cierta extensión, que su hermana tiene un problema de salud. Los médicos aún no saben de qué se trata, pero en unos días le harán pruebas. Cuando empiezan a discutir las posibilidades, se proyectan diversos resultados funestos.

Mientras se sientan a cenar, Steve se siente agotado, pero intenta animarse con la perspectiva de ver su programa de televisión favorito más tarde. Entonces su mujer le recuerda que su agente de seguros vendrá dentro de una hora para hablar de la actualización de su póliza del seguro de vida. Como cualquier posibilidad de descanso se le escapa de las manos, Steve empieza a quejarse. Aunque su nivel de tensión no tiene nada que ver con su mujer, intercambia unas palabras tensas con ella.

Cuando el agente de seguros se marcha por fin, es hora de irse a la cama. En el momento en que su cabeza toca la almohada, Steve está agotado y exhausto. «Al menos mañana es miércoles, mitad de la semana. Unos días más y tendré el fin de semana para relajarme».

La experiencia de Steve es común a millones de personas; personas de éxito que lo tienen todo: una carrera, una familia, un coche último modelo, una salud fiable. A pesar de su éxito, están en modo de supervivencia emocional. Su energía está agotada, se sienten cansados y sobrecargados. Esta calidad de vida, en gran medida insatisfactoria, es el resultado de no poner suficiente énfasis en la gestión de los pensamientos y los sentimientos.

Al recordar la experiencia de Steve, me pregunto: ¿en qué medida su diálogo interno procedía de reacciones mentales mecánicas y no gestionadas y en qué medida procedía de su corazón? ¿Utilizaba su energía mental y emocional de forma eficiente o ineficiente? ¿Qué pensamientos y sentimientos aumentaban su calidad de vida y cuáles le producían estrés?

Freeze-frame®, la técnica que aprendiste en el capítulo anterior, está diseñada para resolver estos problemas, al igual que las «herramientas de la energía del corazón» y Cut-thru®, que aprenderás más adelante. Utilizando estas herramientas y técnicas para ser más coherente, Steve podría eliminar los pensamientos y sentimientos que drenan su energía. También sabría cómo experimentar de forma consciente los tipos de pensamientos y sentimientos que añaden energía a su sistema. En lugar de establecer una sucesión agotadora de emociones (una sucesión que gana impulso a lo largo del día), tendría los medios para cortar ese patrón de raíz. Desgraciadamente, muchos de nosotros vivimos nuestras vidas sin ser conscientes de cómo estamos gastando nuestras reservas de energía vital. Como resultado, nuestra salud y felicidad se resienten.

Seamos o no conscientes de ello, en nuestro interior se desarrolla un juego de economía energética a lo largo de toda la vida. Nuestra experiencia interior en el transcurso de cada día incluye miles de pensamientos, sentimientos e impresiones que impactan directamente en nuestro nivel de energía. No es fácil mantenerse al día con todos ellos, pero si nos observamos a nosotros mismos, podemos detectar cuándo estamos pensando y sintiendo de forma que resta energía a nuestra cuenta y, en su lugar, adoptar actitudes y perspectivas que nos den un impulso. Incluso en medio de un problema importante, cuando es difícil apreciar algo, podemos neutralizar nuestras reacciones y volver al equilibrio relajando nuestro corazón y utilizando Freeze-frame® para cambiar nuestra perspectiva.

Esto no implica que debamos ver todo lo que nos ocurre cada día como algo maravilloso, cubriendo los problemas con un falso barniz. Pero es posible afrontar las dificultades con equilibrio, reaccionar a las decepciones con sabiduría y perspicacia, y ver más allá de nuestras agendas personales cuando nos relacionamos con los demás. En otras palabras, es hora de madurar. Un enfoque maduro de la vida significa que vemos los problemas por lo que son, sin exagerar su importancia ni sacrificar valores más importantes para resolverlos.

Nutrientes cuánticos

Desde la infancia se nos enseña a tener mucho cuidado con lo que introducimos en nuestro cuerpo. Ya en la escuela primaria, aprendemos que comer de forma equilibrada es la clave de una nutrición adecuada. Pero las investigaciones que describimos en este libro demuestran que los pensamientos y sentimientos que consumimos son igualmente importantes, si no más. Nuestra dieta mental y emocional determina nuestros niveles generales de energía, salud y bienestar en mayor medida de lo que la mayoría de la gente cree.

Desde el punto de vista fisiológico, cuando experimentamos estrés, nuestras reservas de energía se redireccionan. Los procesos que descomponen las reservas de energía del cuerpo para su uso inmediato se activan a expensas de los procesos que mantienen, reparan y regeneran nuestros sistemas. El objetivo del cuerpo es hacer que la energía esté disponible para ayudarnos a enfrentarnos a nuestros factores de estrés.[1]

Todo se reduce a un simple hecho: cuando nuestras reservas de energía se canalizan continuamente hacia la vía del estrés, no queda suficiente energía para apoyar los procesos regenerativos que reponen los recursos que hemos perdido, reparan los daños en nuestro cuerpo y nos defienden contra las enfermedades. La síntesis de nuevas reservas de proteínas, grasas y carbohidratos se detiene; la reparación y el reemplazo de la mayoría de los tipos de células disminuye; la reparación ósea y la curación se ralentizan; y los niveles de células inmunitarias y anticuerpos circulantes disminuyen. A largo plazo, como vimos en el capítulo 3, el estrés agota nuestro sistema y puede resultar muy perjudicial para nuestra salud.

Investigaciones recientes sugieren que los niveles elevados de angustia emocional pueden incluso perjudicar los procesos cruciales de reparación molecular que mantienen el daño del ADN bajo control,[2] y sabemos que en niveles elevados la hormona del estrés, el cortisol, mata nuestras células cerebrales.[3]

---

1. STERLING, P. y EYER, J.: «Biological basis of stress-related mortality», en *Social Science and Medicine,* vol. 15E, pp. 3-42, 1981.

2. KIECOLT-GLASER, J.K.; STEPHENS, R.E.; LIPETZ, P.D. *et al.*: «Distress and DNA repair in human lymphocytes», en *Journal of Behavioral Medicine*, vol. 8, n.º 4, pp. 311-320, 1985.

3. SAPOLSKY, R.: *Stress, the Aging Brain, and the Mechanisms of Neuron Death.* MIT Press, Cambridge, Massachusetts, 1992.

Por otro lado, cada vez que activamos la energía de nuestro corazón y experimentamos sentimientos beneficiosos como el aprecio sincero, el interés por los demás y el amor, estamos permitiendo que la energía eléctrica de nuestro corazón trabaje para nosotros. Aunque nuestro estado de ánimo puede mejorar de forma visible, los efectos más poderosos suelen ser invisibles. Cuando elegimos de modo consciente un sentimiento básico del corazón en lugar de un sentimiento negativo, interceptamos de forma eficaz la respuesta fisiológica al estrés que agota y daña nuestro sistema y permitimos que las capacidades regenerativas naturales del cuerpo trabajen para nosotros. En lugar de estar agobiados y agotados, nuestros sistemas mentales y emocionales se renuevan. Como consecuencia, son más capaces de rechazar a los futuros «devoradores de energía» (el estrés, la ansiedad y la ira, por ejemplo) antes de que se impongan.

A medida que todo nuestro sistema se alinea con estas emociones beneficiosas, comenzamos a experimentar un nuevo y poderoso nivel de eficiencia energética. Lo que comienza como una nutrición psicológica se convierte en fisiológica en los niveles más fundamentales. Hay una mayor cooperación y menos fricción entre las dos ramas del sistema nervioso autónomo. Esto disminuye de forma significativa el desgaste del corazón, el cerebro y todos los demás órganos del cuerpo, y aumenta la eficacia con la que el cuerpo realiza las numerosas funciones que nos mantienen vivos y sanos.[4] Numerosos estudios han revelado que las personas que practican las herramientas y técnicas de la solución HeartMath para gestionar su mente y sus emociones e incorporar más sentimientos básicos del corazón a su vida cotidiana experimentan una

---

4. Tiller, W.; Mc Craty, R. y Atkinson, M.: «Cardiac coherence: A new non-invasive measure of autonomic system order», en *Alternative Therapies in Health and Medicine*, vol. 2, n.º 1, pp. 52-65, 1996.

fatiga significativamente menor y una mayor energía física y vitalidad.[5,6,7,8,9]

Los sentimientos positivos del corazón crean mucho más que un efecto psicológico saludable. Fortalecen nuestros sistemas energéticos internos y nutren al cuerpo hasta el nivel celular. Por eso, nos gusta referirnos a estas emociones como «nutrientes cuánticos».

Reservas diarias

La forma en que acumulamos y gastamos nuestras reservas de energía vital es el principal factor que determina la calidad de nuestra vida. La mayoría de nosotros no estamos acostumbrados a asociar nuestras emociones con nuestro nivel de energía. Puede que seamos vagamente conscientes de que cuando estamos entusiasmados, nuestra energía aumenta. Pero ¿con qué frecuencia asociamos las emociones que experimentamos con el cansancio que sentimos al final del día?

5. ATKINSON, M.: *Personal and Organizational Quality Survey Progress Report for CalPERS*. HeartMath research Center, Boulder Creek, California, 1998.

6. ATKINSON, M.: *Personal and Organizational Quality Survey Progress Report for Department of Justice, Workers Compensation Study*. HeartMath Research Center, Boulder Creek, California, 1997.

7. ATKINSON, M.: *Personal and Organizational Quality Survey Progress Report for Internal Revenue Service*. HeartMath Research Center, Boulder Creek, California, 1997.

8. MC CRATY, R.; BARRIOS-CHOPLIN, B.; ROZMAN, D. *et al.*: «The impact of a new emotional self-management program on stress, emotions, heart rate variability, DHEA, and cortisol», en *Integrative Physiological and Behavioral Science*, vol. 33, n.º 2, pp. 151-170, 1998.

9. MC CRATY, R.; BARRIOS-CHOPLIN, B.; ATKINSON, M. *et al.*: «The effects of different types of music on mood, tension, and mental clarity», en *Alternative Therapies in health and Medicine*, vol.4, n.º 1, pp. 75-84, 1998.

Si no nos queda energía para el fin de semana después de una semana estresante, ¿con qué frecuencia decimos: «Bueno, vamos a ver. Me enfadé dos veces el martes y el miércoles; luego me consumió la preocupación por la fecha de entrega prácticamente todo el jueves y el viernes. Con ese tipo de mala gestión emocional, ¡no me extraña que esté agotado!»?

Notar nuestras pérdidas y ganancias de energía requiere un cambio de conciencia y un poco de experimentación. Pero el aumento de energía resultante hablará por sí mismo.

Nos guste o no, somos responsables de nuestro gasto de energía. En física, la ley de conservación de la energía establece que ésta nunca puede crearse ni destruirse; sólo puede transformarse de una forma a otra.

Nos levantamos por la mañana con una determinada cantidad de energía vital para gastar cada día. Depende de nosotros si la gastamos en pensamientos, sentimientos y actitudes eficientes o no eficientes. Como hemos visto, dejar que la incoherencia reine en nuestro cuerpo disipa rápidamente la energía interna, mientras que la coherencia ahorra energía, manteniendo nuestros sistemas sincronizados.

Nada puede ocurrir sin energía. Para que algo se mueva o cambie, se necesita energía. Cuando entendemos cómo funciona la energía en nuestros sistemas mentales, emocionales y físicos, podemos conseguir que trabaje a nuestro *favor* en lugar de en nuestra *contra*. Cuando drenamos la energía a través de la incoherencia, tenemos que reconstruir nuestras reservas de energía (al igual que tenemos que poner más dinero en nuestra cuenta corriente cuando estamos en descubierto).

Gestión de nuestras cuentas de energía

Muchos psicoanalistas consideran que el dinero simboliza el poder y la energía en nuestras vidas. En nuestra sociedad de consumo, solemos pasar mucho tiempo pensando en el dinero: cuánto entra, cuánto sale, cuánto queremos en el futuro y cuánto hemos perdido en el pasado.

Los sociólogos dicen que para ser adultos de éxito en el mundo actual (para dirigir nuestras propias vidas) tenemos que dominar habilidades que antes sólo se aplicaban a banqueros, administradores y especialistas en gestión del tiempo. Aunque algunas personas no cuadran sus cuentas o pagan el mínimo de sus tarjetas de crédito, la mayoría de nosotros nos hemos acostumbrado a controlar nuestros ingresos y nuestros gastos para mantener nuestras cuentas equilibradas. ¿Por qué no aplicar estas mismas habilidades a nuestra gestión de la energía?

Piénsalo así. ¿Y si tuviéramos un ordenador interior (un ordenador del corazón) que pudiera calcular cada pensamiento, sentimiento y emoción? Supongamos que registrara cada uno de ellos, determinando si añaden o quitan energía y evaluando en qué medida aumentan o disminuyen nuestra vitalidad, y luego proporcionara una lectura que representara nuestras reservas de energía disponibles.

En cierto sentido, este ordenador interno existe. Cada pensamiento y sentimiento, por grande o pequeño que sea, *repercute* en nuestras reservas energéticas internas. Y en cualquier momento, nuestro estado fisiológico refleja el estado de nuestra cuenta.

Podemos aprender a controlar y gestionar nuestra cuenta bancaria de energía, llevando un registro de nuestros depósitos y extractos para asegurar un «valor neto» creciente. Cuando empezamos a prestar atención a nuestra cuenta energética, lo primero que notamos son los gastos evidentes. ¿Realmente merece la pena exaltarse tanto por frustraciones insignificantes en la oficina como para sentirnos cansados y agitados durante nuestros preciados momentos en casa? Después de todo, el tiempo de calidad no es de *calidad* si nos cuesta recuperarnos del estrés.

Sin duda, es importante eliminar los gastos innecesarios en estrés que agotan nuestra cuenta de energía, como, por ejemplo, el hecho de enfadarnos con el conductor que insiste en conducir a veinte kilómetros por debajo del límite de velocidad y no se aparta de la carretera para dejarnos pasar durante todo el camino a casa. Pero si practicamos la escucha de nuestro corazón, empezaremos a darnos cuenta incluso de las pequeñas cosas que nos consumen.

Esas indulgencias emocionales (la preocupación, la culpa y los juicios sobre nosotros mismos y los demás, por ejemplo) cuestan mucho más de lo que creemos. Cuando se trata de dinero, todos estamos familiarizados con el impacto de esos pequeños gastos diarios aparentemente inofensivos. Aunque no solemos incluir esos gastos en el presupuesto, sabemos que gastar un par de euros al día en un capuchino o en una revista para hojear durante el almuerzo es algo que se acumula rápidamente. Y si a final de mes nos faltan cien euros para reparar el coche, sabemos dónde mirar: en la acumulación de pequeñas cosas traicioneras en las que apenas pensamos.

Recientemente, Deborah Rozman, una de nuestras asociadas, impartió un taller de Freeze-frame® a todo el personal de un importante programa de entrevistas de una cadena de televisión, incluidos los productores, los presentadores, los cámaras y los guionistas. Los presentadores iban a entrevistarla en directo al día siguiente y querían experimentar primero la técnica por sí mismos.

Durante la formación, cada persona rellenó un formulario de balance de activos y déficits energéticos (hablaremos de ello más adelante) para determinar los gastos de energía eficientes y no eficientes de los tres días anteriores. Después, debatieron los resultados.

Como estos participantes sabían que la televisión era una profesión de mucho estrés, de plazo de entrega en plazo de entrega, no les sorprendió que su déficit de energía fuera mayor que sus activos; lo notaban. Pero lo que no sabían era que la mayoría de sus déficits de energía no se centraban en los plazos de entrega del trabajo, sino en las relaciones, los problemas de comunicación, las preocupaciones económicas y los prejuicios.

Uno de los presentadores dijo: «Mi vida se parece a la película *El día de la marmota*. Cada mañana me levanto y veo el mismo día por delante. Cada noche me acuesto pensando que algo tiene que cambiar.

»No siento las texturas de la vida de las que hablas. De hecho, me siento entumecido la mayor parte del tiempo. ¿Cómo se sale de esta existencia en una rueda de hámster? ¿Dejando el trabajo y mudándote al campo?».

En el animado debate que se produjo a continuación, la mayoría del personal dijo que se sentía exactamente igual. Hasta entonces, habían atribuido esa sensación a la naturaleza de sus trabajos y a la vida en la ciudad de Nueva York. Pero incluso los bibliotecarios de pequeñas ciudades de Estados Unidos se quejan de que el estrés los agota hasta entumecerlos.

No podemos culpar al estímulo del lugar de trabajo o de la ciudad; es el *ambiente interno* de irritación, frustración, ira, culpa y juicio lo que crea nuestro estrés y hace que el corazón se cierre. Los sentimientos básicos del corazón se cortan cuando dominan los prejuicios o la culpa, y entonces ya no podemos sentir las texturas nutritivas de la vida. Cuando no estamos en contacto con el aprecio, el interés por los demás y el amor, la vida se vuelve arisca y estresante y la mente funciona de forma mecánica, sin intuición ni claridad.

Así que si dejar nuestros trabajos y mudarnos al campo no es la respuesta, ¿cuál es? ¿Qué podemos hacer para devolver la calidad a nuestras vidas? El primer paso es obtener una lectura de nuestro ordenador del corazón. Si pudiéramos ver cuánta energía desperdiciamos a través de un solo estado emocional negativo (digamos, el hecho de juzgar) en sólo una semana, nos sorprenderíamos.

Así, una vez que conozcamos nuestro estado mental y cardíaco, podremos avanzar. Lo único que hace falta es darse cuenta de esos prejuicios (o preocupaciones, o sentimientos de culpa) a medida que se producen y sustituirlos de forma consciente por aprecio, compasión y tolerancia en el momento. Ese simple acto de «conversión» detiene el drenaje de energía y restaura el poder de regeneración. Una vez que hayamos dado ese paso, podremos volver de forma gradual al corazón.

La mayor parte de la sobrecarga de estrés que sentimos no es más que los impuestos que estamos pagando por una gestión ineficiente de la energía mental y emocional. Podemos intentar culpar a los acontecimientos y a las personas de nuestra vida por cómo nos sentimos. Sin embargo, somos nosotros los que pasamos demasiado tiempo frente al ordenador sin descanso o los que nos esforzamos durante todo el día sólo con adrenalina y fuerza de voluntad, en lugar de pararnos a aumentar nuestras reservas. Si nos tomáramos un minuto de vez en cuando para aplicar Freeze-frame® y activar la energía del corazón, podríamos realizar ajustes energéticos momento a momento que reducirían los efectos de la sobrecarga.

Convertirnos en nuestros propios contables

Como hemos visto, algunos de nuestros pensamientos y respuestas emocionales son activos que aportan energía a nuestro sistema, mientras que otros son déficits que nos agotan y drenan. Algunos de estos activos y déficits son sutiles; otros son evidentes. Algunos son relativamente neutros y otros son extremos. Pero *todos* nuestros diálogos internos, procesos de pensamiento y estados de ánimo suelen entrar en la categoría de activo o de déficit.

Claramente, si estamos acumulando más activos que déficits, nuestra cuenta de energía está creciendo en valor. Una reserva saludable de activos se traduce en vitalidad, adaptabilidad, resiliencia, creatividad y una mejora constante de la calidad de vida, a nivel psicológico y físico.

Si, por el contrario, nuestros déficits se acumulan más rápido que nuestros activos, nuestra cuenta de energía está disminuyendo su valor. Nos gastamos emocionalmente y nos desgastamos más rápido. Nuestra creatividad, productividad e inteligencia disponible disminuyen, al igual que nuestra capacidad de aguantar los golpes manteniendo una perspectiva esperanzadora y positiva. Si acumulamos más déficits que activos, nuestra calidad de vida disminuye de forma considerable.

Veamos un caso típico de déficit energético. Cuando tenemos una discusión con un buen amigo, la experiencia nos saca de quicio. Una vez que se han dicho las palabras duras y la cosa se ha calmado, nos sentimos más cansados que otra cosa; nuestra energía se ha agotado de forma notable. Podemos tardar días en recuperarnos de una discusión, sobre todo si seguimos repitiendo el incidente una y otra vez en nuestra cabeza. Si convertimos en una práctica ese tipo de análisis de repetición, nuestra salud a largo plazo se verá afectada.

Aunque podemos notar que nos sentimos especialmente cansados después de una discusión, rara vez nos detenemos a reflexionar sobre lo que ha ocurrido en nuestro cuerpo durante ese tiempo. Una investigación reciente nos ofrece una visión interna de lo que hacen nuestros sistemas internos mientras estamos ocupados criticando, quejándonos o culpando.

La psicóloga Janice Kiecolt-Glaser y el inmunólogo Ronald Glaser, de la Universidad Estatal de Ohio, analizaron los efectos de interacciones maritales hostiles en la frecuencia cardíaca, la presión arterial, la salud hormonal y el sistema inmunitario. Cuando los matrimonios discutían sobre temas delicados en el laboratorio, los que se mostraban más hostiles en sus intercambios experimentaban no sólo una elevación de la frecuencia cardíaca y un aumento significativo de la presión arterial, sino también un marcado incremento de las hormonas del estrés y un descenso de la inmunidad que seguía siendo evidente cuando la pareja abandonaba el centro de investigación al día siguiente. Las interacciones caracterizadas por la hostilidad, la crítica, el sarcasmo y la culpa (que indican un rechazo a asumir la responsabilidad y degradan al otro miembro de la pareja) resultaron ser las más perjudiciales.

Estos efectos se produjeron a pesar de que los sujetos manifestaron sentirse muy satisfechos en sus matrimonios, llevar estilos de vida saludables y gozar de una salud física óptima. Además, no importaba si las parejas eran recién casadas o llevaban más de cuarenta años de matrimonio; se observaron respuestas fisiológicas similares.[10,11,12]

No es difícil ver cómo estos resultados se relacionan con los datos de estudios a largo plazo que muestran que las personas que suelen estar enfadadas, ser hostiles y agresivas tienden a tener mayores tasas de enfermedades cardíacas y muerte prematura más adelante.[13,14]

Si nos parásemos a pensar en el aluvión de respuestas fisiológicas perjudiciales a las que nos exponemos cada vez que discutimos, podríamos pensarnos dos veces si merece la pena.

Por otro lado, cuando mantenemos una conversación significativa con otra persona y sentimos una verdadera sensación de entendimiento (una fuerte conexión y compenetración del corazón), nos sentimos vigorizados. El tiempo parece pasar volando: son las tres de la madrugada, ¡pero seguimos sintiéndonos con energía! Y la energía perdura mucho después de las despedidas. Cada vez que

10. KIECOLT-GLASER, J.K.; MALARKEY, W.B.; CHEE, M. et al.: «Negative behavior during marital conflict is associated with immunological down-regulation», en Psychosomatic Medicine, vol. 55, n.º 5, pp. 395-409, 1993.

11. KIECOLT-GLASER, J.K.; GLASER, R.; CACIOPPO, J.T. et al.: «Marital stress: Immunologic, neuroendocrine, and autonomic correlates», en Annals of the New York Academy of Science, vol. 840, pp. 656-663, 1998.

12. MALARKEY, W.B.; KIECOLT-GLASER, J.K.; PEARL, D. et al.: «Hostile behavior during marital conflict alters pituitary and adrenal hormones», en Psychosomatic Medicine, vol. 56, n.º 1, pp. 41-51, 1994.

13. ROSENMAN, R.H.; BRAND, R.J.; JENKINS, D. et al.: «Coronary heart disease in Western Collaborative Group Study. Final follow-up experience of 8 ½ years», en JAMA, vol. 233, n.º 8, pp. 872-877, 1975.

14. BAREFOOT, J.C.; DAHLSTROM, W.G. y WILLIAMS, R.B., JR: «Hostility, CHD incidence, and total mortality: a 25-year follow-up study of 255 physicians», en Psychosomatic Medicine, vol.45, n.º 1, pp. 59-63, 1983.

pensamos en esa conversación durante los días siguientes, sentimos una sensación de bienestar y regeneración. Durante interacciones positivas como ésa, experimentamos muchas de las emociones favorables que estimulan nuestro sistema inmunitario para ahuyentar a los invasores con mayor facilidad[15] y permitir que nuestros diversos sistemas corporales se comuniquen mejor. Está claro que las conversaciones que nos llenan de energía son una gran ventaja.

Durante los próximos días, observa tus comunicaciones con los demás para ver en qué aspectos te llenan de energía y en cuáles te agotan. Aprecia las que sean energizantes a medida que se produzcan; esa respuesta positiva adicional en realidad añade más energía a tu cuenta bancaria. En las comunicaciones difíciles y agotadoras, relájate con el corazón y encuentra algo que apreciar de la persona con la que estás, o busca un sentimiento de compasión o amabilidad. Buscar lo bueno no te convertirá en un felpudo. Por el contrario, despejará tu mente y te proporcionará la coherencia que necesitas para saber qué decir a continuación. Eso es eficiencia energética en funcionamiento.

Las herramientas y técnicas de la solución HeartMath (Freeze-frame® y otras que conoceremos a lo largo de este libro) están diseñadas para generar coherencia emocional y mental de forma deliberada y a demanda, de modo que podamos pasar más tiempo en este nivel óptimo y regenerativo de eficiencia energética.

Aprender a mantener una dieta alta en pensamientos y sentimientos de calidad contribuye de forma significativa a nuestra energía y a la eliminación del estrés. Cada vez que se detiene una actividad mental negativa de cualquier tipo y se activa la inteligencia del corazón, se acumula energía. Con la repetición de este proceso a lo largo del tiempo, rejuvenecemos a nivel mental, emocional y físico.

---

15. REIN, G.; ATKINSON, M. y MC CRATY, R.: «The physiological and psychological effects of compassion and anger», en *Journal of Advancement in Medicine*, vol. 8, n.º 2, pp. 87-105, 1995.

Les decimos a los niños que simplemente digan «no» a los extraños, a las drogas, a ciertos alimentos y a otras amenazas para su salud o seguridad. Pero, como adultos, a menudo nos cuesta decir no a algunas de las influencias más perjudiciales a las que nos enfrentamos: nuestros pensamientos, actitudes y emociones negativas. Experimentamos una agitación interior o descargamos nuestros sentimientos sobre los demás porque no queremos reprimirlos.

Pero las investigaciones han demostrado que el drenaje de energía se produce en presencia de estos estados mentales y emocionales negativos de todas formas, tanto si los ventilamos como si los reprimimos; si los *tenemos*, no podemos ganar. Así que tenemos que ir un paso más allá: si no nos *involucramos* en la frustración, la ira, el juicio o la culpa, no tenemos nada que soltar o reprimir. Pero aprender a no involucrarse requiere una nueva inteligencia, madurez y fortaleza.

Anteriormente en este capítulo hemos mencionado la hoja de balance de activos y déficits de energía. Se trata de una excelente estrategia de autogestión para controlar cuánta energía vital estás gastando y ahorrando. Llevar un registro escrito de tus activos y déficits energéticos merece la pena por el tiempo que requiere. Realizar un inventario, incluso durante unos pocos días, te ofrecerá una imagen muy clara de dónde estás añadiendo (o retirando) energía a tu cuenta, y cómo lo estás haciendo. Podrás ver qué patrones mentales o emocionales son beneficiosos para tu bienestar y cuáles no.

Hoja de balance de activos y déficit

Intenta hacer un seguimiento de tus depósitos y retiradas de energía durante un período de veinticuatro horas (hoy o ayer, para que lo tengas fresco) en la hoja de balance de activos y déficits que se encuentra en la página siguiente.

Hoja de balance de activos y déficit

En el apartado de *Activos*, enumera los acontecimientos, conversaciones e interacciones positivas de un momento determinado. Enumera todos los activos que se te ocurran, sintiendo aprecio por cada uno de ellos. Anota también los activos que se están produciendo en tu vida, la calidad general de amistades, familia, entorno de vida y/o de trabajo, y demás. (Observa cuán consciente fuiste de estos activos durante el período).

En la sección de *Déficits*, enumera los problemas, conflictos y acontecimientos que fueron negativos o agotadores durante ese mismo período.

Puntos	Activos		Déficits	Puntos
_____	_____	**Cuestiones que hay que tener en cuenta**	_____	_____
_____	_____		_____	_____
_____	_____	Alineación con los valores fundamentales	_____	_____
_____	_____		_____	_____
_____	_____	Efecto sobre la familia/trabajo	_____	_____
_____	_____		_____	_____
_____	_____	Estresante/no estresante	_____	_____
_____	_____	Personas implicadas	_____	_____
_____	_____	Sentimientos	_____	_____

_____ Total de activos _____ Puntuación total   Total de déficits _____

Después de enumerar los activos y los déficits, da un paso atrás y, desde el corazón, compara las listas. Evalúa qué déficits podrían aún transformarse en activos. Observa qué déficits podrían haberse neutralizado o transformado en activos en su momento si te hubieras detenido el tiempo suficiente para obtener una perspectiva más amplia.

Conclusiones: _____

_____

_____

_____

_____

Primero piensa en el día que estás revisando. De la forma más objetiva posible (tratando de no identificarte excesivamente con lo correcto o lo incorrecto, lo bueno o lo malo), piensa en el transcurso del día. A continuación, sigue estas instrucciones:

1. En «Activos», anota los acontecimientos que fueron energéticos y armoniosos, que le sentaron bien a tu sistema. Pueden ser cosas como interacciones agradables con otras personas, actos de amabilidad, momentos en los que podrías haberte enfadado pero no lo hiciste, o tiempo creativo para ti mismo.

2. En la sección «Déficit», escribe los acontecimientos que te hayan parecido incoherentes, discordantes o agotadores. Pueden ser errores de comunicación, frustraciones, preocupaciones, presiones de tiempo o usos ineficientes de tu energía (cualquier cosa que no te haya sentado bien).

3. Cuando hayas terminado de enumerar estos acontecimientos, pon un +1 por cada activo y un -1 por cada déficit. A continuación, suma tus activos, suma tus déficits y resta los déficits de los activos para determinar tu puntuación global. Si estás en números rojos, es hora de tomar medidas.

¿Qué aprendiste al hacer este ejercicio? ¿Viste con más claridad cómo tus actitudes y perspectivas contribuyeron a cómo te sentiste el día evaluado? ¿Has observado patrones repetitivos (cosas que haces con regularidad y que aumentan o disminuyen tu puntuación)? ¿Hubo algunos déficits a los que quisiste asignar una puntuación más baja (-5 o -50 en lugar de sólo -1) por lo mucho que te disgustaron o agotaron? ¿Hubo algunos activos a los que quisiste asignar una puntuación más alta por la energía extra o la diversión que te proporcionaron? Tal vez haya eventos en tu hoja que sean a la vez ventajas y desventajas, lo cual no es raro. Algunos acontecimientos combinan estados de ánimo positivos y negativos; por ejemplo, una salida al centro comercial con tu hijo que empezó muy bien, pero acabó en discusión.

¿Observaste eventos en tu columna de déficits que podrían haberse convertido en activos con sólo un poco más de esfuerzo del corazón para manejar tu reacción y hacer algo diferente? ¿Viste déficits que podrían haberse eliminado con facilidad o incluso transformado en activos utilizando Freeze-frame®?

Al recordar tu día, ¿pensaste más en los eventos deficitarios que en los activos, pensando que tu día fue peor de lo que realmente fue? No te preocupes; la mayoría de la gente lo hace. Ignorar los activos y centrarse en los déficits es uno de los trucos favoritos de la cabeza.

¿Hay activos que podrías haber valorado más en su momento (o que te gustaría valorar más en general)? A menudo damos por sentado nuestros activos. Como hemos señalado antes, si nos detenemos a apreciar un activo, acumulamos aún más energía, lo que nos proporciona un amortiguador que nos ayuda a tomar con calma los baches de los factores de estrés diarios.

Independientemente de la puntuación total que te hayas asignado, el hecho de preocuparte lo suficiente por tu propio desarrollo personal como para hacer un inventario de tus gastos de energía es un gran activo. La mayoría de la gente no se detiene lo suficiente para ser consciente de cómo gasta su energía. Tú lo has hecho y, en nuestra opinión, eso vale por lo menos cinco puntos de activos.

Llevar un balance de activos y déficits es un primer paso hacia la libertad. Anotar y puntuar numéricamente tu gestión energética afinará tu conciencia y te ayudará a ser más eficiente a nivel energético. A medida que te vuelvas más sensible a tus pensamientos y sentimientos, empezarás a utilizar de forma natural tu corazón para supervisar tu consumo de energía y aumentar tu fortaleza.

Impulsar tu vida

La conclusión es la siguiente: cuando tus acumuladores de energía se mantienen llenos, tienes más poder para lograr tus objetivos personales, desviar el estrés, eliminar los comportamientos autodestructivos y aumentar la conciencia. Cuando tus acumuladores están agotados, la vida es más difícil, la conciencia se adormece, el cambio es difícil de realizar y no te sientes satisfecho (y mucho menos feliz y realizado). ¿De qué manera prefieres vivir?

La fórmula de la solución HeartMath para construir el impulso que necesitas para hacer los cambios que quieres es sencilla: *detener los drenajes de energía e inyectar tu sistema con energía libre a medida que avanzas.* En términos coloquiales podríamos decir: llena tu cubo, pero primero tapa los agujeros. Cuando tus acumuladores de energía están llenos, los acontecimientos y situaciones que antes te habrían molestado o estresado se ven con mayor facilidad como oportunidades. Si aplicas primero el corazón, tu cabeza puede ponerse en sintonía con la inteligencia de tu corazón.

Utilizando el corazón como brújula, puedes ver más claramente en qué dirección ir para detener el comportamiento autodestructivo. Si tomas una sola cosa que realmente te molesta o te agota y le aplicas la inteligencia del corazón, verás una diferencia notable en tu vida.

Revisa tu balance de activos y déficits y estudia los patrones de activos que te gustaría potenciar y los patrones de déficits que te gustaría cambiar. Añade a tu balance otros activos y déficits que se produzcan con frecuencia pero que no aparecieron el día revisado. Por ejemplo, podrías añadir a tu lista de activos a un amigo querido al que aprecias profundamente y al que escribes a menudo, una afición predilecta que te aporta paz, o momentos especiales con tu hijo que te aportan alegría. En tu lista de déficits, añade cualquier cosa que agote tu cuenta de forma repetida; quizás una obsesión, una reacción repetitiva ante otra persona, una tendencia a preocuparte o algo que hagas sin pensar en las consecuencias (como enfadarte mientras conduces). Escoge un déficit cada vez para aplicarle la energía del corazón, practicar la técnica Freeze-frame® y obtener una perspectiva intuitiva. A continuación, sigue las directrices de tu corazón y comprueba todo lo que puedes lograr; puede que te sorprendas.

Existe una ventaja en abordar cuestiones clave que son evidentes déficits energéticos. A menudo son puntos de enlace que se relacionan con otros problemas. Muchos patrones se unen en un punto, en un patrón básico subyacente. Así que cambiar uno de ellos a menudo abre la puerta a una liberación de energía libre que te inunda con el poder de cambiar con mayor facilidad otras actitudes y comportamientos.

Realizar cambios internos y externos requiere energía. Intentar resolver las cosas sólo con la cabeza da lugar a un montón de empujones y tirones mentales incoherentes, un gasto de energía que no es necesario cuando se procede con el corazón. Como la cabeza es lineal, los pasos que se dan para resolver las cosas son necesariamente graduales. Si te quedas sin energía durante el camino, puedes abandonar la búsqueda antes de llegar a la meta.

La creación de una alianza entre la cabeza y el corazón coloca un cargador de batería detrás de tus objetivos. Conseguir que tu cabeza esté sincronizada con tu corazón y aprovechar el poder de la coherencia te aporta la eficiencia energética que necesitas para lograr cambios que antes no eran posibles. La cabeza puede darse cuenta de lo que hay que cambiar, pero el corazón proporciona la fuerza y la orientación para llevar a cabo los cambios.

Reconocer tus activos y déficits energéticos, prestar atención a tu diálogo interior y utilizar la guía del corazón para aumentar tu relación entre activos y déficits es una de las formas más rápidas que conocemos de acumular la energía necesaria para dar saltos cuánticos y convertirte en la persona que quieres ser.

PUNTOS CLAVE PARA RECORDAR

- Nuestra dieta mental y emocional determina nuestros niveles generales de energía, salud y bienestar en mayor medida de lo que la mayoría de la gente cree. Cada pensamiento y sentimiento, por grande o pequeño que sea, repercute en nuestras reservas energéticas internas.

- Considera la vida como un juego de economía energética. Cada día, pregúntate: «¿Es mi gasto de energía (acciones, re-

171

acciones, pensamientos y sentimientos) productivo o impro-
ductivo? En el transcurso de mi día, ¿he acumulado más estrés
o más paz?».

- Llevar un balance de activos y déficits, aunque sea durante
  unos días, te dará una imagen sumamente clara de dónde estás añadiendo a tu cuenta de energía, dónde estás gastando de
  más y cómo estás logrando ambas cosas.

- Cuando evocamos de forma consciente los sentimientos básicos del corazón, nutrimos nuestro cuerpo a todos los niveles.
  Al igual que los nutrientes cuánticos, los sentimientos básicos
  del corazón mantienen la regeneración de nuestras células.

- Aprender a decir simplemente «no» a las reacciones emocionales no es represión. Decir «no» significa no involucrar la
  frustración, la ira, los prejuicios o la culpa. Sin compromiso,
  no tendrás nada que reprimir.

- El objetivo de HeartMath es ayudarte a aprender a generar
  coherencia emocional y mental de forma deliberada (a demanda) para que, en última instancia, pases más tiempo del día en
  este nivel óptimo y regenerativo de eficiencia energética.

- En las comunicaciones difíciles o agotadoras, relaja el corazón
  y encuentra algo que apreciar de la persona con la que estás
  tratando, o encuentra un sentimiento de compasión o bondad. Esto aclarará tu mente y te dará la coherencia que necesitas para saber qué decir a continuación. Eso es eficiencia
  energética en funcionamiento.

- Si utilizas tu corazón como brújula, podrás ver con más claridad en qué dirección ir para detener el comportamiento
  autodestructivo. Si tomas un solo hábito mental o emocional
  que realmente te moleste o te agote y le aplicas la inteligencia
  del corazón, apreciarás una diferencia notable en tu vida.

CAPÍTULO 6

EN EL NÚCLEO DEL CORAZÓN: LAS HERRAMIENTAS ENERGÉTICAS DEL CORAZÓN

Papa John vivía en las afueras de la ciudad, entre campos de maíz y tabaco, en una pequeña casa de ladrillo rojo. Conduciendo el viejo y destartalado camión con el que se ganaba la vida, se presentaba en las casas y negocios de nuestro pequeño pueblo una o dos veces por semana para recoger la basura y llevarla al vertedero. Siempre nos gustaba verle llegar, con una gran sonrisa en la cara y los ojos resplandecientes de amabilidad. Cada interacción, por breve que fuera, nos dejaba la sensación de haber sido tocados con bondad y honor.

Papa John era muy conocido en nuestro pueblo de seiscientos habitantes, en Carolina del Norte. Ricos o pobres, jóvenes o viejos, blancos o negros, la gente le quería y respetaba. ¿Qué tenía ese adorable hombre negro que le daba una personalidad tan cálida y generosa? ¿Qué era lo que trascendía el estatus social y la raza para ganarse de forma gentil nuestros corazones?

El secreto de Papa John era el aprecio. Al observar sus interacciones con las personas y las cosas, se podía ver que caminaba por la vida en un estado de profundo y sincero aprecio. Apreciaba cada pequeña cosa de la vida: el modo en que el sol brillaba y los pájaros cantaban, el modo en que su mujer le preparaba el almuerzo tal y como le gustaba, el modo en que sus clientes le saludaban por su nombre. Incluso en los días en que su cuerpo de setenta y cinco años no quería responder a la llamada de su espíritu juvenil, nunca se dejó abatir por ello. Lloviera o hiciera sol, hiciera frío o calor, llegara tarde o temprano, siempre sonreía, estaba deseoso de estrechar tu mano y preguntarte con afecto cómo te estaba yendo el día.

Cuando le dijimos que nos mudábamos a California, quedó claro que sus palabras de amabilidad durante todos esos años habían sido auténticas. Pero a pesar (y a través) de su tristeza, nos hizo saber que si no podía apreciar vernos todas las semanas, seguiría apreciando habernos conocido. Había llenado su corazón de agradecimiento durante tanto tiempo que podía volver a esa emoción desde la tristeza con una gracia y una facilidad increíbles.

Su presencia sencilla y agradecida era tan entrañable que, cuando nos instalamos en California, compramos un billete de avión para que Papa John nos visitara. Habíamos pensado mucho en él (le echábamos de menos) y queríamos que nuestros colegas del Instituto le conocieran.

Entre nuestro personal de profesionales de la empresa y científicos, Papa John hizo la misma magia que había hecho en Carolina del Norte. En un día, todos querían estar cerca de él.

Mientras subía al coche que le llevaría al aeropuerto, rodeado por un grupo de nosotros, sonrió a cada uno por separado, con esa sonrisa que iluminaba toda su cara. «Hay muchos problemas en el mundo», dijo, «pero ahora, cuando alguien pregunte, puedo decir que sé dónde hay un pedazo de cielo. Está aquí mismo, con todos vosotros».

Visto de cierto modo, la vida de Papa John había sido más dura que la de la mayoría. Tenía un trabajo que poca gente querría, la casa en la que vivía no era gran cosa y nunca tuvo dinero para derrochar. Pero el nivel de aprecio que irradiaba al mundo era más valioso, con diferencia, que el éxito o la riqueza. Había cultivado una de las cualidades más preciadas del corazón: allá donde iba, conectaba de forma poderosa con el mundo mediante el amor. Y la gente respondía.

Los sentimientos básicos del corazón, como el aprecio, el interés por los demás, la compasión, el no juzgar y el perdón, son muy potentes; todos ellos son aspectos del amor. En este capítulo hablaremos de tres de estas cualidades, las que llamamos «herramientas energéticas del corazón»: el aprecio, el no juzgar y el perdón. En un capítulo posterior presentaremos una cuarta herramienta energética del corazón: el interés por los demás. Estas cualidades provienen de la profundidad de nuestro ser, del núcleo del corazón. La activación de los sentimientos básicos del corazón aumenta los activos energéticos y reduce o elimina los déficits de energía. Dirigidos de forma adecuada, estos sentimientos pueden cambiar nuestras vidas, y quizás el mundo.

Pero no tenemos tiempo para esas tonterías, ¿verdad? «Son conceptos dulces», dirán algunos, «pero la vida es demasiado dura para acomodarlos. Las personas con un carácter afable nos enseñan a amar al prójimo y a perdonar en catequesis, pero todo el mundo sabe que la vida no funciona realmente así». Las cualidades basadas en el corazón suenan atractivas, sin duda, pero no parecen lo suficientemente reales como para resultar útiles cuando nos enfrentamos a cuestiones difíciles como la seguridad laboral, las relaciones, las finanzas o la salud.

Irónicamente, reaccionamos así ante las cualidades basadas en el corazón no porque no se apliquen a nuestros problemas en el mundo real, sino porque carecemos de una forma práctica de aplicarlas. Ahora que incluso la ciencia nos ha demostrado lo increíblemente buenos que son estos sentimientos básicos del corazón para nuestro cuerpo y nuestra mente, como hemos visto en los capítulos anteriores, es hora de trasladarlos del cielo a la calle, de los conceptos de fantasía a la realidad.

Como yo (Doc) suelo decir: «Estamos en el ámbito del corazón. Desde el momento en que empezamos a investigar el poder del corazón, no nos interesan los sentimientos, sino lo que *funcio-*

na. Por eso no dudo en llamar "herramientas energéticas" a sentimientos tan tiernos como el interés por los demás o el aprecio. A algunos les parece un poco chocante, pero quiero subrayar la cuestión: no son sólo sensaciones agradables destinadas para ponernos de mejor humor; tienen *músculo*. Cuando veas los resultados, entenderás por qué el nombre de "herramientas energéticas" es apropiado».

Sinceridad

Por sí solo, un sentimiento aleatorio de aprecio o interés no significa mucho. Claro que resulta agradable y nos proporciona un momento mejor que sentir estrés. ¿Pero es «poderoso»? No.

Recuerda que la principal diferencia entre la luz procedente de un rayo láser y la de una bombilla de sesenta vatios es la coherencia. Para convertir las emociones que apenas percibimos en herramientas de gran potencia, tenemos que aprender a aplicarlas con intención y consistencia enfocadas. Sólo entonces veremos su eficacia energética y sus resultados tangibles.

Un científico en un laboratorio que enciende su rayo láser puede abordar su trabajo con cualquier estado de ánimo. Tanto si lo hace con entusiasmo, como si lo hace a medias o con una actitud francamente mala, cuando acciona el interruptor, el rayo láser se enciende.

Por alguna razón, la naturaleza no diseñó los sentimientos básicos del corazón así. Para encenderlos, la sinceridad es esencial, ya que motiva nuestro corazón y alinea nuestras verdaderas intenciones. La sinceridad es el generador que confiere coherencia a los sentimientos básicos del corazón y les da energía.

Para obtener coherencia de estas herramientas energéticas, debemos estar motivados por un deseo sincero. Nuestro corazón conoce la diferencia. Todos hemos tenido momentos de niños en los que nos hemos visto obligados, en contra de nuestra voluntad, a pedir disculpas a alguien por algo que habíamos hecho. Con nuestros padres mirándonos por encima del hombro, pronunciamos las palabras, pero no lo decíamos en serio. Quizás nuestros padres se lo creyeron. Tal vez el destinatario de la disculpa también lo hizo, pero no había una sola célula de nuestro cuerpo que se lo creyera; sabíamos que no éramos sinceros. Y ahora, cuando nos enfrentamos a la oportunidad de desarrollar las herramientas energéticas del corazón, no hay que mirar por encima del hombro sino a nuestro corazón, y de nuevo éste lo sabrá.

Un primer paso práctico, si tienes alguna duda sobre el potencial de estas herramientas energéticas, es preguntarle a tu corazón si amar, apreciar y perdonar podrían realmente hacer algo por ti. Si tienes la sensación de que pueden hacerlo, te resultará más fácil probar estas herramientas con sinceridad.

Cuanta más sinceridad puedas reunir al aplicar las herramientas energéticas del corazón, más potencia tendrán. Pronto descubrirás que estos sentimientos familiares cobran una nueva vida. La cantidad de beneficios que recibas estará en proporción directa a la cantidad de sinceridad que apliques.

Herramientas energéticas del corazón

Herramienta energética 1: el aprecio

Las personas como Papa John, que son naturalmente agradecidas, tienen un brillo en su interior. No es que su vida tenga menos retos, sino que nada parece desanimarles y tienen una mayor capacidad para recuperarse cuando las cosas no salen como quieren. Esto se debe a que el aprecio es altamente magnético y energizante.

En general, el aprecio consiste en una mezcla de agradecimiento, admiración, aprobación y gratitud. En el mundo financiero, algo que «se aprecia» aumenta su valor. Con la herramienta energética del aprecio, obtienes el beneficio de ambas perspectivas: a medida que aprendes a ser agradecido y tolerante de manera constante, tu vida se revaloriza.

Como recordarás del capítulo 2, los participantes en un estudio de investigación crearon un estado de armonización eficiente y saludable, representado en los ritmos cardíacos coherentes de la Figura 2.5, generando de forma deliberada un sentimiento de agradecimiento. En ese estado de sintonía, las dos ramas principales del sistema nervioso autónomo están sincronizadas, disfrutando de la estimulación y la relajación justas. El aprecio es una fuerza poderosa; se come la respuesta al estrés para desayunar.

Puedes estar seguro de que, al centrarte en sentimientos sinceros de aprecio, tu sistema nervioso se equilibrará de forma natural. A nivel biológico, todos los sistemas de tu cuerpo, incluido el cerebro, funcionarán en mayor armonía. El campo electromagnético que irradia tu cuerpo resonará con el patrón ordenado y coherente que emite tu corazón y todas las células de tu sistema se beneficiarán.

Con tu cuerpo en un mejor estado de equilibrio, empezarás a sentirte mejor a nivel emocional, y no es de extrañar. Al igual que el aprecio hace que los ritmos cardíacos irregulares en el gráfico se relajen hasta convertirse en un flujo uniforme, tus pensamientos y sentimientos empiezan a interactuar con mayor fluidez.

El aprecio tiene una forma de suavizar los baches de la vida. Pone las cosas en perspectiva, reduciendo la pesadez y la densidad de los pensamientos y sentimientos estresantes. En un momento de aprecio sincero, tu día ya no se percibe como la carga que solía ser. Para variar, eres libre de ver y reconocer las cosas buenas de la vida.

Abrir el corazón es como poner un gran angular en la cámara de tu percepción. De repente, se ve más mundo y tienes más espacio para nuevas posibilidades en la imagen.

Además, ten en cuenta que lo semejante atrae a lo semejante. Un campo electromagnético es precisamente eso: magnético. La resonancia emocional que envías desde tus ritmos cardíacos coherentes es como un imán que atrae a personas, situaciones y oportunidades. Cuando estás en un estado de aprecio, tu energía es más fuerte y enérgica. Te sientes mejor a nivel mental, emocional y físico.

¿Y si no me apetece?

Lo bueno del aprecio es que suele ser un sentimiento mucho más fácil de generar que el amor o el interés por los demás. Digamos que tienes un día infernal: todas las cosas que has hecho han salido mal; personas de las que no esperabas tener noticias te han llamado para contarte cosas que no querías saber; cada pieza de maquinaria a la que te has acercado a menos de tres metros, incluido el maldito teléfono, ha funcionado mal. Estás a punto de tirarte de los pelos cuando te acuerdas de utilizar la herramienta energética del aprecio.

Cuando uno está sumido en ese tipo de frustración, el amor parece imposible. Incluso el interés por los demás requiere un gran esfuerzo. Pero el aprecio es fácil, aunque empiece teñido de sarcasmo: «Aprecio el hecho de no haberme caído de bruces… todavía». Después de un par de intentos, te toparás con algo que te conmueva de manera sincera. Quizás sean tus amigos, tu pareja o tus seres queridos, y basta con una fuerte dosis de agradecimiento para dar un giro de ciento ochenta grados a tus percepciones.

El año pasado, un amigo nuestro, Brent, pasó por un terrible divorcio. Las peleas y discusiones se prolongaron durante meses. Cuando pasamos a verle un día, acababa de colgar después de una volátil y contenciosa llamada telefónica de su esposa. Estaba en el fondo de la desesperación. Intentamos hablar con él, pero nada de lo que le decíamos surtía efecto.

Mientras hablábamos con Brent, su hijo de cinco años se acercó y se apoyó en él. Miró a su padre con ternura y le dijo: «Papá, te quiero de verdad». Luego salió de la habitación. La sonrisa de Brent no tenía precio. Una vez que su hijo le había recordado el amor y el aprecio que sentían el uno por el otro, se dio cuenta de que nada más importaba en realidad. La tensión y el estrés que había sentido por esa llamada telefónica se evaporaron ante nuestros ojos.

Perder energía adaptándose

Si pudiéramos depender de la vida para que nos trajera esas maravillosas ráfagas de aprecio, no tendríamos que desarrollar la habilidad de encontrarlo por nuestra cuenta; podríamos relajarnos y esperar a que nos cayeran encima. Por muy desgraciados que nos sintiéramos, podríamos decirnos a nosotros mismos: «En cualquier momento, la vida me va a sorprender con algo tan dulce que no podré resistirme a apreciarlo». Bueno, tal vez.

Pero lo más probable es que tú mismo tengas que hacer el esfuerzo de percibir algo bueno y entonces tendrás que dejar de lado la tentación de aferrarte a la desdicha. Y *luego*, una vez que sientas aprecio, tendrás que aprender a aferrarte a él, porque lo más fácil del mundo es adaptarnos a nuestras formas habituales de pensar y de sentir.

Supongamos que te compras uno de los coches nuevos más atractivos del mercado: un elegante BMW negro equipado con tantas maravillas tecnológicas que no sólo te proporciona un mapa interactivo de dónde estás, sino que prácticamente elige tu destino. Este coche es increíble, todo el mundo lo quiere, pero es tuyo.

Durante un mes, más o menos, te emocionas cada vez que lo ves en la entrada de tu casa. Sin proponértelo, lo lavas dos veces por semana. Pero al cabo de unos meses, antes de que desaparezca el olor a coche nuevo, ya no te resulta tan emocionante: es *familiar*. Te sigue gustando, pero la emoción ha desaparecido. Se ha producido la adaptación.

¿Es necesario mencionar las relaciones? ¿Recuerdas esos primeros días de una relación especial en los que la otra persona era lo único en lo que podías pensar? Nada se comparaba ni remotamente con estar con tu chica (o chico). Desde el momento en que os separabais, no podías esperar a volver a verle. La conexión era cien por cien envolvente, pero se desvaneció. El enamoramiento no duró, aunque el amor, el afecto y la satisfacción pueden permanecer décadas después.

En el caso de las relaciones, la adaptación que nos lleva más allá de esas vertiginosas etapas iniciales del enamoramiento puede abrir la puerta a una conexión más profunda. Aunque reconozcamos, en esas primeras etapas, que no es oro todo lo que reluce, estamos tan enamorados del brillo que es difícil distinguir la sustancia. Por muy agradables que sean las nuevas relaciones, no podemos amar a la otra persona por lo que realmente es mientras estemos cegados por el enamoramiento. Pero una vez que pasamos a una etapa más profunda y madura de nuestra relación, podemos empezar a apreciar a esa persona de una manera nueva y gratificante. Es un proceso que cambia de forma constante.

La adaptación no es mala en sí misma, pero la adaptación que nos hace ir a la deriva en lugar de mantenernos centrados en nuestro desarrollo, o que nos hace cabecear en lugar de permanecer despiertos, disminuye nuestro poder de crecimiento.

Digamos que tienes una idea importante sobre algo que quieres cambiar en tu vida. Te inspiras y te entusiasmas con lo que vas a hacer, empiezas a poner en práctica tu intuición y avanzas a buen ritmo durante una o dos semanas apreciando cada uno de los logros a lo largo del camino. Te dices a ti mismo: «Estoy muy contento de haber decidido hacer esto».

Sin embargo, después de un tiempo, empiezas a adaptarte; y a medida que lo haces, empiezas a perder el aprecio. Das por sentados tus logros y tus nuevos conocimientos y tiendes a no ser tan constante en tus esfuerzos. Tu deseo de mantener y completar el cambio que te propusiste empieza a desvanecerse. ¿Qué ocurre? Estás permitiendo que la adaptación se coma tu aprecio, aislándote de la energía del corazón necesaria para completar tus esfuerzos.

Las personas que empiezan a realizar cambios, la mayoría de las veces no los llevan a cabo. Esto es especialmente cierto cuando lo que están tratando de cambiar implica actitudes, formas de pensar y comportamiento emocional. Probablemente todos hemos tenido la experiencia de sentir que nuestra pasión inicial por un cambio se desvanece, y luego perdemos por completo el ímpetu por el cambio. La directriz inicial del corazón que nos inspiró se pierde en el procesamiento mental del día a día. A veces tenemos que volver atrás y reactivar nuestro compromiso con las determinaciones anteriores hasta que tenemos un impulso progresivo, y entonces podemos complementar nuestra apreciación inicial con la apreciación del progreso que hemos hecho.

Al reavivar el aprecio, podemos hacer que las cosas vuelvan al entusiasmo inicial que una vez tuvimos por nuestra visión del cambio. El aprecio es un fuego que se resiste a ser apagado; lucha contra la adaptación hasta que hayamos completado lo que nos propusimos. Hay cosas por las que merece la pena remangarse y volver a estudiar por la gran recompensa que suponen.

Mantener un estado de aprecio requiere un contacto constante y consciente con la energía de nuestro corazón, que nos hace volver a apreciar todo lo que ya tenemos, especialmente las pequeñas cosas.

Profundizar en el aprecio

Todos hemos vivido acontecimientos que fueron desagradables en su momento, pero que más tarde llegamos a apreciar. En el nivel más sencillo, nos viene a la mente el trabajo pesado de la práctica. Los niños se quejan mucho de tener que practicar escalas cuando reciben clases de música. No quieren *practicar*, sólo quieren *tocar*. No hay nada más tedioso que las escalas, pero el trabajo que hacemos con ellas tiene su recompensa al final. La noche de una actuación, un músico consumado agradece todas esas horas previas de aburrimiento.

Uno de los signos de madurez es nuestra capacidad de retrasar la gratificación, de hacer algo que no queremos hacer ahora mismo para conseguir más tarde algo que *sí* queremos. A medida que maduramos, desarrollamos una capacidad cada vez mayor para soportar pacientemente las molestias temporales con el fin de alcanzar los objetivos que más apreciamos. También nos damos cuenta de que no todo puede tomarse al pie de la letra.

Aunque a veces retrasamos la gratificación *de forma deliberada*, otras veces ésta llega sin previo aviso, como una agradable sorpresa. Por ejemplo, muchos acontecimientos que nos causan pena y dolor acaban trayendo recompensas inesperadas. La pérdida puede abrir la puerta a nuevos horizontes y la decepción puede iluminar el camino del éxito. Con una visión retrospectiva, y un poco de distancia del dolor, a menudo llegamos a apreciar lo que creíamos que era un desastre.

Aunque todos hemos experimentado que «todo lo malo tiene una parte buena», es difícil abordar los acontecimientos dolorosos con aprecio en el momento. Si tu negocio fracasa o alguien a quien quieres te rechaza, el aprecio no es lo primero que te viene a la mente. Revolcarse en la pena o el dolor parece natural en esos casos, y lo es.

Llorar y patalear es natural para un niño, pero eso se supera con el tiempo. Pensar que es el fin del mundo si no eres popular en la escuela es natural para un niño de catorce años, pero eso se supera con el tiempo. Entrar en una depresión cuando tu vida da un giro inesperado es natural para un adulto, pero también podemos superar eso. La madurez también es un proceso natural, y es mejor en todos los sentidos que lo contrario.

El verdadero reto de utilizar el aprecio como herramienta energética es llevarlo a un nivel más profundo. Eso significa pasar al aprecio más cerca del momento en que te enteras de un aparente desastre. Ahora probablemente estés pensando: «¡Si puedo hacer eso, estoy a un paso de caminar sobre el agua!». Pero no es tan difícil como parece.

Recuerda que el aprecio es una de las cosas más fáciles de sentir. Lo único que tienes que hacer es acceder a esa emoción, por muy sombrías que parezcan las cosas al principio. Tu corazón hará el resto. Si puedes inyectar una pizca de aprecio en tu sistema durante un momento de crisis, habrás hecho tu parte. Sólo tienes que sentirte agradecido por algo, lo que sea, en ese momento. La inteligencia de tu corazón responderá en consecuencia. Luego observa y aprende.

Para mí (Doc), la prueba de fuego llegó hace muchos años cuando me alisté en la Guardia Nacional. Desde el momento en que llegué al campo de entrenamiento en Monterrey, California, lo odié: pasaban lista a las cinco de la mañana, la comida era mala y hacíamos caminatas de quince kilómetros bajo un sol abrasador con las mochilas llenas. Los sargentos de instrucción nos trataban todo el día como si fuéramos basura. Nunca esperé encontrarme fregando el suelo de la letrina durante horas con el único cepillo de dientes que tenía. Por mucho que lo intentara, no encontraba nada que apreciar del campamento de entrenamiento en los primeros días.

Pero poco a poco empecé a notar pequeñas cosas que podía apreciar, y una vez encontrado un poco de aprecio, era más fácil alegrarse por otras cosas. Por ejemplo, cuando un día estábamos haciendo maniobras con un calor infernal, el sargento nos dio un par de minutos de descanso. Acalorado y sudoroso, me estiré en el suelo para aliviar mis músculos doloridos. Mi cabeza aterrizó en un pequeño parterre de flores en el que no había reparado. En un día como aquel, me pareció una suave almohada, y lo agradecí. Mi agradecimiento ablandó mi corazón. En lugar de enfocar a través de la lente de mis pequeños dolores y molestias, empecé a ver el mundo a través de la lente del aprecio. Mirando a los soldados que me rodeaban, me di cuenta de cuántos nuevos amigos estaba haciendo al pasar juntos por este ritual de masculinidad.

Incluso llegué a sentir cierto aprecio por aquellos sargentos tan duros que nos enseñaban las habilidades que necesitábamos para sobrevivir. Me viene a la mente una ocasión en particular. En una clase, alguien estaba explicando cómo utilizar una brújula para orientarse en el bosque. Unos cuantos de los que estábamos al fondo estábamos haciendo el tonto, sin prestar atención (como de costumbre). El sargento mayor se dio cuenta y nos hizo hacer flexiones hasta quedar exhaustos. Mientras gruñíamos al hacer las flexiones, nos gritaba y nos insultaba de todas las formas imaginables. «¡Menudo imbécil!», pensamos.

Unos días más tarde, durante unas maniobras, algunos de nosotros nos perdimos tanto que nos costó kilómetros y horas de caminata extra a través de una maleza abundante y repleta de espinas hasta que por fin pudimos llegar al campamento cansados, hambrientos y sangrando. Después de eso, pude apreciar a esos sargentos que nos empujaban hasta nuestro límite de una manera totalmente nueva.

Cuantas más cosas aprendía a apreciar en el campo de entrenamiento, más cosas encontraba para apreciar. Al final, no quería irme. Había encontrado una forma de hacer las paces con el campo de entrenamiento que hacía que incluso sus aspectos más extenuantes fueran divertidos. Al recordarlo ahora, puedo decir con sinceridad que fue una de las experiencias más divertidas e importantes de mi vida. No llegué a ese punto reprimiendo mis verdaderos sentimientos o simplemente minimizando lo malo y centrándome en lo bueno. Llegué allí empezando por las pocas cosas que podía apreciar de forma sincera y, a partir de ahí, mi capacidad para apreciar las cosas que había odiado fue en aumento.

Puedes tener esa misma experiencia en cualquier circunstancia desafiante en la que te encuentres, incluso si nunca lo has intentado antes. El aprecio es increíblemente potente. Puede atenuar incluso las situaciones más difíciles.

El aprecio en acción

Empecemos con el ejercicio de la página 187. Piensa en una situación de tu vida en este momento que te suponga un reto. Calma la mente todo lo que puedas concentrándote en la zona del corazón. Si quieres, realiza la técnica Freeze-frame®. Pide a tu corazón que te muestre tres cosas de esa situación que debes apreciar, y anótalas.

Aunque no se te ocurran muchas cosas que apreciar, habrás puesto en marcha un proceso que te ahorrará tiempo y energía. Al hacer este ejercicio, has desplazado el tiempo en cierto modo, trayendo al momento el aprecio que más tarde podrías haber encontrado de forma natural de la mejor manera posible. Este acto de aprecio, incluso cuando no es un momento obvio para ello, te ayudará a resolver tu situación desafiante de una forma más rápida y sencilla y aumentará tus activos de energía. Utiliza el aprecio no sólo cuando sea conveniente, sino como una herramienta que te ayude a ver una salida a situaciones indeseables.

Nunca podrás alcanzar la paz y la seguridad interior sin reconocer primero todas las cosas buenas de tu vida. Si siempre estás deseando y anhelando más sin apreciar primero las cosas tal y como son, seguirás en la discordia.

Cuando tu mente no está controlada, tiende a centrarse en lo que no está bien. Cuando estás atrapado en tus problemas y te centras en lo que no está bien, tiendes a perder de vista las áreas de tu vida que sí lo están y el resultado es que acabas sintiendo pena por ti mismo. Este tipo de pensamiento victimista bloquea la inteligencia del corazón y crea percepciones estrechas y confusas. La salida es activar el aprecio y ver las cosas con mayor amplitud. Si te detienes y observas tu vida desde el corazón, encontrarás muchas cosas que apreciar. Al hacer esto, verás las cosas desde una perspectiva más equilibrada. En otras palabras, sopesar un problema frente a las muchas cosas que puedes encontrar para apreciar (si buscas con el corazón) disminuye la importancia del problema. Ésta es una de las formas mágicas en las que funciona el aprecio.

Ahora dediquemos un momento a rellenar la lista de apreciaciones de la página 188. Realiza durante unos minutos la técnica Freeze-frame® y luego enumera tantas cosas que aprecies de la vida como puedas. Cuando hayas terminado, lee tu lista y observa cómo te hace sentir este sencillo ejercicio.

La creación de una lista de aprecio te da un nuevo punto de referencia para el mismo. La mayoría de nosotros no nos tomamos el tiempo de hacer un inventario de nuestras bendiciones, pero es una buena práctica.

Ejercicio de aprecio

Situación desafiante

_____
_____
_____
_____
_____
_____
_____
_____

Tres cosas para apreciar de esta situación

❶ _____
_____
_____
_____
_____

❷ _____
_____
_____
_____
_____

❸ _____
_____
_____
_____
_____

Lista de aprecio

Anota todas las cosas que puedes apreciar de tu vida

Al final, el recuerdo de tu lista de apreciaciones te acompañará durante todo el día. Cuando surjan nuevos retos, estarás más abierto a la idea de que podrían acabar en tu lista en poco tiempo, y esa perspectiva hará que sea más fácil mantener un estado de aprecio a pesar de las complejidades de la vida diaria.

Al igual que con las demás herramientas y técnicas de la solución HeartMath, si practicas con sinceridad, el cambio de perspectiva se producirá de forma natural. Pronto empezarás a notar que ves el mundo a través de los ojos del aprecio mucho más que antes.

Trata de mantener tu conciencia de aprecio tan fresca y vibrante como puedas. Aquí tienes algunas cosas para tener en cuenta:

1. El aprecio no es sólo un concepto «suave». Tiene un efecto altamente beneficioso para tu cuerpo.
2. El aprecio, que suele ser más fácil de activar que otros sentimientos básicos del corazón, puede cambiar tus actitudes y percepciones con rapidez.
3. El aprecio ayuda a atraer más situaciones satisfactorias hacia ti. Lo que proyectas vuelve.
4. Busca algo que apreciar cuando las cosas no vayan como quieres, no sólo cuando sea conveniente.
5. Haz un esfuerzo consciente para encontrar cosas en tu vida que puedas apreciar y trata de recordarlas. Escribir una lista de agradecimiento de vez en cuando te ayudará.
6. Mantente atento a las áreas de tu vida en las que te has adaptado y estás dando cosas por sentado. Intenta encontrar un nuevo aprecio en estas áreas.

Alguien como Papa John probablemente fue bendecido desde el principio con la capacidad de apreciar. Hacía que el aprecio pareciera fácil, pero sin duda incluso él tenía que trabajar en ello de vez en cuando. Son los retos de la vida los que nos obligan a madurar y a alcanzar todo nuestro potencial. Apreciémoslos.

Herramienta de energía 2: no juzgar

Parece que la gente vive en un mar de juicios. A la mente le gusta separar, categorizar y catalogar la información. Lo mide todo y a todos con el fin de llegar a la comprensión. Desgraciadamente, como hemos dicho antes, el saber no es entender.

Una mente activa sin la orientación del corazón tiende a adoptar opiniones firmes sobre gran parte de lo que absorbe. Estas mentalidades, a menudo rígidas, proporcionan una base para decidir lo que nos gusta o no nos gusta, quién tiene razón y quién no, qué es bueno y qué es malo.

En el proceso, nos volvemos muy hábiles para emitir juicios. En muchos sentidos, esta capacidad no tiene precio, ya que los juicios nos permiten tomar decisiones personales. Sin ellos, no podríamos decidir qué coche comprar o qué comida elegir en el supermercado. A medida que crecemos y maduramos en la edad adulta, muchos de nuestros juicios se perfeccionan. Por ejemplo, llegamos a distinguir entre alguien que nos dice la verdad sobre su producto y alguien que sólo intenta vendernos algo. Nuestro juicio perfeccionado nos ayuda a ver esa distinción.

Cuando el juicio se utiliza para ayudarnos a tomar decisiones personales o empresariales sólidas, es algo positivo. Pero el juicio puede ser mal utilizado. Cuando hablamos de juicio negativo, nos referimos a esas opiniones rígidas y negativas que nos separan de los demás, que nos permiten señalar con el dedo y considerarnos superiores. Se puede juzgar casi todo, incluidos los temas, los lugares, las cosas y (especialmente) las personas. La mayoría de las veces, esos juicios se basan en información incompleta, a menudo prejuiciosa.

¿Puedes pensar en alguien cercano a ti ahora que no te cayera bien cuando os conocisteis? ¿Alguien sobre quien hiciste un juicio rápido en el que decidiste que no era el tipo de persona que te atraía? A veces la gente acaba felizmente casada con esa persona a la que juzgó. Su primera opción parece graciosa a la luz de sus sentimientos actuales.

Cuando juzgamos con tanta facilidad tantas cosas diferentes, tenemos que preguntarnos hasta qué punto esos juicios están bloqueando la comprensión y la inteligencia.

Desarrollar el discernimiento basado en el corazón

El verdadero discernimiento basado en el corazón es muy diferente del criterio basado en la cabeza. Éste último, el más común con diferencia, a menudo se racionaliza en la práctica: «En realidad no estaba juzgando a mi jefe; sólo lo estaba *valorando*». Pero ¿con qué frecuencia es eso cierto? Mientras que la valoración genuina es eficiente en términos de energía y beneficiosa, la valoración de la cabeza proporciona con demasiada frecuencia una conveniente cortina de humo para juzgar. Sin una mezcla suficiente de corazón en tu discernimiento, tus valoraciones se tiñen de una amplia variedad de suposiciones que conducen a pensamientos, sentimientos y perspectivas de juicio.

Una forma de saber si estás valorando desde el corazón o desde la cabeza es ver lo neutral que eres con tus opiniones. Mientras que la cabeza se mantiene firme, el corazón permite que haya una nueva comprensión. El corazón no cierra la puerta a la información o a la comprensión; de hecho, te da la conciencia necesaria para ser más neutral y dejar que las cosas se desarrollen.

No juzgar es generoso y permisivo. Las percepciones sin prejuicios no están excesivamente apegadas o identificadas con lo que está mal. Por lo tanto, volverse más neutral es el primer paso hacia el no juzgar. Con el tiempo, a medida que das más pasos, empiezas a ver los aspectos más profundos de la vida y de las personas; aspectos que son tan maravillosos que algunos podrían calificarlos como divinos. En lugar de identificar enseguida los defectos de las personas y ver su carácter a través de esa lente de búsqueda de defectos, empiezas a conducirte con amor. No sólo las personas que te rodean empiezan a parecer mejores, sino que todo tu espíritu se ve reforzado por esa cualidad generosa y vivificante.

Cuando tu corazón está en línea, tienes menos tendencia a centrarte en las cosas negativas de la vida. Eso no significa que te guste o estés de acuerdo con todo lo que ves; no se trata de eso. Pero tus propias opiniones medidoras y limitantes pierden su control sobre ti. Cuando valoras con el corazón, puedes seguir teniendo opiniones, pero también tienes otras opciones: sentimientos de compasión y aprecio que antes no existían. Con el tiempo, la calidez de esos sentimientos empezará a atraerte en mayor medida que tus juicios y opiniones, y tendrás la motivación para dejar de lado esas estructuras mentales.

Cuando te guías por la cabeza, hacer valoraciones y juicios parece lo más importante; basas todos tus valores y decisiones en esas conclusiones. No estamos diciendo que valorar los asuntos o las personas de forma racional esté mal, pero las valoraciones que carecen de corazón no pueden mostrarte el panorama completo.

El discernimiento basado en el corazón mantiene la integridad en mente. Como resultado natural, te permite invertir menos energía en los juicios y opiniones que te has formado. Por supuesto, una vez que hayas aprendido a dirigir con el corazón, seguirás siendo consciente de esas opiniones, pero también estarás siempre abierto a nuevas opciones; tu corazón y tu mente no estarán cerrados ni coartados.

Los juicios negativos simplemente no son saludables. Al igual que otros déficits, crean estrés e incoherencia en tus sistemas biológicos. Todas esas actitudes y sentimientos negativos que recorren tu cuerpo son tóxicos, y bloquean las energías del corazón. Y existe otra desventaja del hecho de juzgar: debido al impacto negativo en nuestro cuerpo, la persona que juzga es la más perjudicada. Casi se podría decir que nuestros sistemas están diseñados para empatar el marcador.

Supongamos que un conductor se pone delante de ti, bloqueando la intersección y haciendo que te saltes el semáforo. Esto te pone furioso, porque además llegabas tarde. Empiezas a escribir un libro mental de juicios sobre gente como él, conductores maleducados, y demás. Él se marcha alegremente sin saber lo que piensas de él; tú, en cambio, estás plagado de energía prejuiciosa que agota, drena y desequilibra tu sistema mientras corre por tus venas.

Se necesita mucha energía para adoptar y mantener juicios, para escudriñar el entorno, notar los fallos, evaluar su importancia y mantener y defender las opiniones. Si añadimos la energía emocional que se utiliza para alimentar los juicios, la inversión ineficiente aumenta de forma drástica.

Es imposible conocer todos los aspectos de la mayoría de los asuntos, o conocer todos los aspectos del carácter o la motivación de una persona, así que ¿por qué gastar toda esa energía juzgando? ¿No tenemos cosas mejores que hacer? Sí, pero juzgar nos satisface porque es una forma de defender nuestra propia posición.

Hace unos años, en una instalación militar de Texas, yo (Howard) impartía un programa para unos setenta y cinco asesores en materia de drogas y alcohol. El grupo estaba formado por militares y civiles.

El programa iba bien, pero me di cuenta de que un hombre que estaba sentado al fondo, un civil, no estaba participando. Me miraba con atención, por lo que era evidente que estaba escuchando, pero no abría su guía ni hacía ninguno de los ejercicios escritos con el grupo.

Al principio decidí que probablemente era uno de esos tipos duros. Tal vez un exmilitar; sí, probablemente un sargento instructor. Podía imaginarme que su supervisor le había obligado a asistir y que, al no gustarle todo esto del «corazón», había venido con mala actitud.

Para cuando hicimos un descanso, mis prejuicios me habían convencido de que era incluso peor que eso. Probablemente, este tipo siempre tuvo problemas de disciplina y dio un sinfín de disgustos a sus supervisores.

En el descanso, el comandante a cargo de la división me preguntó qué tal iba todo.

—Bien –dije–, pero hay un tipo que no está participando. Se queda sentado como un tronco y ni siquiera ha abierto su guía.

—¿Quién es? –preguntó.

Cuando lo señalé, el comandante se rio.

—Es Robert –dijo–. Es uno de nuestros mejores consejeros. No lo parece, pero es completamente ciego. No abre la guía porque no puede leerla.

Humillado por mis propios prejuicios y por la absurda desviación de éstos, me propuse hablar con Robert. En lugar de mostrar la actitud que yo creía que estaba escrita en su cara, me dijo que ése era uno de los seminarios más poderosos que había realizado y que deseaba que todo el mundo en la base pudiera asistir a él.

Recuerda que a la mente le gusta asumir que «sabe lo que sabe», pero a menudo sus percepciones no son exactas. Sin embargo, se emiten juicios contundentes todo el tiempo, cada día y cada hora, basados en información limitada. Piensa en los juicios que emitimos basándonos sólo en lo que ha dicho otra persona o en algo que hemos leído o visto en la televisión. Cuando juzgamos a alguien y luego adoptamos una actitud hacia esa persona, estamos cerrando otras posibilidades y bloqueando la visión de nuestro corazón.

En algún momento de nuestra evolución, puede que eso fuera lo mejor que podíamos hacer. Es concebible que el hombre primitivo, totalmente fuera de control de sus emociones y sin mucho desarrollo cognitivo, emitiera juicios que le salvaran la vida. Le costaron mucho, pero si eso le sirvió para recordar que debía evitar los tigres de dientes afilados o meter las manos en el fuego, mejor que mejor.

Mientras lees esto, te puedes estar diciendo: «Necesito mis criterios para sobrevivir, para que me digan qué debo evitar o acoger en el mundo». Te entendemos, pero lo que decimos es que juzgar con la mente es un enfoque costoso, incluso primitivo. Estamos en el umbral de nuevas posibilidades en nuestra evolución. Una opción mejor y más eficaz es el discernimiento basado en el corazón y tú eres capaz de hacerlo. ¿Por qué no lo intentas?

Evitar el autojuicio

Aún más perjudiciales son nuestros *autojuicios*. Cuando no cumplimos con nuestros propios estándares, solemos ser más duros con nosotros mismos de lo que seríamos con los demás. Al igual que yo (Howard) me formé mis presunciones sobre Robert, podemos formarnos fácilmente opiniones erróneas sobre nosotros mismos e incluso sobre nuestros propios motivos.

Pocos de nosotros crecimos en un entorno familiar que nos apoyara de forma óptima. Las opiniones que los demás tenían sobre nosotros en esos años de formación a veces resuenan en nuestras cabezas durante décadas. Si nuestros primeros cuidadores nos juzgaron con dureza o de forma injusta, es posible que sigamos dando valor a esos juicios en lugar de mantener una actitud cariñosa y abierta hacia nosotros mismos.

Cometer un error y luego juzgarnos con dureza es como pagar un interés compuesto por una mala inversión. No siempre actuamos de forma satisfactoria, pero machacarnos por los errores no sirve de nada.

Al desarrollar una nueva inteligencia del corazón, puedes mirar con objetividad tus errores y aprender de ellos sin entrar en juicios ni recriminaciones. Puedes darte a ti mismo el apoyo y el ánimo que le darías de forma automática a un ser querido. No siempre es fácil hacerlo, pero merece la pena el esfuerzo.

Dado que juzgar y autojuzgar se produce de forma tan mecánica, podemos sumergirnos con facilidad en percepciones y actitudes prejuiciosas sin darnos cuenta de que lo estamos haciendo. Después de todo, todos los que nos rodean en la oficina o en la familia también están juzgando. Estamos condicionados socialmente para juzgar sin cesar.

Una de las ilustraciones clásicas de los prejuicios es tan contradictoria que casi resulta divertida. Se centra en algo que suele ocurrir después de los seminarios de superación personal en los que hemos tenido algunos avances y nuevas percepciones. Volvemos a casa y nuestro éxito se nos sube a la cabeza. Es el llamado juego de «estoy más desarrollado que tú». En lugar de apreciar nuestro propio crecimiento, empezamos a señalar con el dedo a todos los demás que no saben lo que nosotros sabemos. Todos lo hemos hecho.

Así que aquí tienes una señal para estar atento a esa tendencia incluso mientras lees este libro. Hemos llamado tu atención sobre ciertos drenajes de energía. A medida que te vuelves más consciente de ellos en ti mismo, es natural que seas más consciente de ellos en el mundo que te rodea. Si no tienes cuidado, te encontrarás pensando: «¡Qué poco aprecio tiene!», o «Yo solía ser así, pero ahora soy más maduro emocionalmente». Antes de que te des cuenta, estarás haciendo juicios sobre los juicios de los demás: «Mira qué rápido se ha decidido. Qué persona tan prejuiciosa».

Ésta es una advertencia justa: si nos entregamos a este tipo de prejuicios arrogantes, socavaremos los logros que estamos obteniendo en otras áreas del cultivo del corazón. No caigas en la tentación. ¿Por qué ponerte en cortocircuito? Dirige hacia ti tu nueva conciencia sobre los drenajes de energía y la energía del corazón. Céntrate en tu propio crecimiento con amor. A medida que te vuelvas más cariñoso contigo mismo, esa generosidad se extenderá también a los demás.

Por supuesto, tu cabeza seguirá valorando y opinando. Eso es necesario para tomar decisiones, como hemos dicho. Sin embargo, es posible crear esa asociación definitiva entre el corazón y la cabeza para guiar tus decisiones hacia lo que es mejor para el conjunto. Pero no puedes experimentar los aspectos más refinados del discernimiento del corazón sin reducir la estática interna y el ruido creado por los prejuicios.

No vamos a eliminar los prejuicios de la noche a la mañana; hay que hacerlo paso a paso, a través de proporciones crecientes de captarnos a nosotros mismos. El primer paso en ese proceso es notar tus tendencias de juicio y autojuicio. Observa si estas tendencias se aplican a ti:

Tendencias de juicio
1. Soy rápido en criticar.
2. Tengo tendencia a notar muchas cosas que me molestan.
3. Tengo muchas opiniones fuertes, sobre todo en cuanto a lo que está mal en el mundo.
4. Creo que tengo razón en la mayoría de las cosas y que los demás suelen estar equivocados.
5. Tengo pensamientos y sentimientos del tipo «yo contra ellos» con regularidad.

Tendencias de autojuicio
1. Siempre me critico a mí mismo.
2. Nunca puedo hacer nada bien.
3. Siento que todo el mundo hace las cosas mejor que yo.

Si crees que estás juzgando demasiado, no te preocupes; no estás solo, ni mucho menos. Recuerda que vivimos en un mar de juicios y patrones de juicio; el mundo que nos rodea refuerza este tipo de comportamiento. Debido a que hemos sido socialmente obligados a seguir patrones de crítica, se necesita algo de práctica para superarlos.

Tienes que eliminar los prejuicios por etapas, reduciendo la cantidad de energía que gastas juzgando un poco cada vez. Por supuesto, te percatarás de cosas con las que no estás de acuerdo y te formarás opiniones sobre lo que percibas. No puedes evitarlo, pero a medida que practiques el no juzgar, podrás reducir el impacto de tus prejuicios y sus efectos perjudiciales.

Practicar el no juzgar

Es fácil tener uno o dos pensamientos desagradables y prejuiciosos sobre alguien, pero no es ahí donde solemos parar. Por lo general, pasamos a tener más y más pensamientos prejuiciosos y luego reaccionamos emocionalmente a esos pensamientos, reforzando la práctica de drenaje de energía y fijándola en nuestro circuito mental y emocional.

Aquí tienes un ejercicio que te ayudará a cambiar este patrón. Cuando empieces a tener pensamientos prejuiciosos, haz sonar la alarma. Luego, tan pronto como te sorprendas a ti mismo, observa el siguiente pensamiento y el siguiente, y el siguiente; detén los prejuicios antes de que vayan más lejos. A veces es necesario alcanzar un estado neutral profundo para detener el impulso. Aplica la técnica Freeze-frame® y mantén el estado neutral para ver qué ocurre.

Por ejemplo, supongamos que vas caminando solo por una calle desierta de noche. Al final de la manzana, ves a cuatro tipos de aspecto duro que están bebiendo. Podrías pensar: «Estos tipos parecen problemáticos. Creo que iré por otra calle con mejor iluminación». Ahora bien, girar por otra calle puede ser una buena idea, incluso una idea que te salve la vida, pero si añades energía emocional a tu percepción de los hombres, se convierte en un prejuicio.

Tienes que admitir que no sabes realmente quiénes son esas personas ni qué hacen. Es como si pensaras: «Estos tipos son escoria de mala muerte, seres humanos sin valor». Y mientras estás agitando las toxinas de los prejuicios en tu sistema, te parece muy natural pasar a culpar: «¿Dónde está la policía cuando se la necesita? ¿A qué ha llegado nuestra sociedad, a permitir que holgazanes como éstos anden sueltos por la calle?». Si tu miedo también hace acto de presencia, no es más que la guinda del pastel.

Así que cruzarte con esos tipos en la esquina realmente te causó daño; no por parte de ellos sino de ti mismo. No tenías que pensar y sentir esas cosas. Podías haber evitado causar un efecto tan tóxico acudiendo al corazón para mantener tu perspectiva equilibrada y serena, aunque eligieras cambiar de ruta.

El discernimiento del corazón te habría llevado al menos a la neutralidad: «No sé quiénes son estos tipos, pero creo que voy a girar por otra calle por si acaso. ¿Por qué meterse en una situación potencialmente peligrosa?».

La forma de eliminar el prejuicio es hacer un esfuerzo más consciente para entregar la mente al corazón y encontrar un estado neutral sólido. No tienes que creerte nada ni ver nada bajo una luz idealista. Pero desde un lugar neutral, puedes al menos pensar: «¿Y si…?». ¿Y si la situación no es como tú crees que es, o y si lo *es*? Al no formarte opiniones ni hacer suposiciones precipitadas, te abres a la verdad. Desde ese lugar de neutralidad sin prejuicios, tu corazón puede entrar en línea y puedes ver cómo cambian tus percepciones.

Una vez que estés en estado neutral y tu corazón esté comprometido, activa tu aprecio por la vida y genera de forma consciente compasión y afecto mientras decides tu próximo movimiento. Esta práctica por sí sola eliminará un gran porcentaje de tus prejuicios.

Es la mente, cuando no está conectada con el corazón, la que siente la necesidad de encasillar todo y reducir a la gente, los lugares y los problemas. Cuando percibas desde el corazón, no verás tantas cosas que te desagraden y no te parecerá correcto juzgar tanto. La inteligencia del corazón cambia los circuitos de los patrones mecánicos y prejuiciosos.

Cuando te encuentres con un prejuicio fuerte, utiliza la técnica Freeze-frame® para ayudarte a llegar a la neutralidad y encontrar una perspectiva más equilibrada e intuitiva. Pide a tu corazón que te ayude a salir del prejuicio. A continuación, activa la poderosa herramienta del aprecio. Intenta encontrar algo que apreciar de la persona, el lugar o el asunto que estás juzgando.

Utilizar estas herramientas para suspender los prejuicios es un acto de autocuidado. Las religiones hablan de no juzgar, pero sólo los santos parecen saber cómo lograrlo. El sentimiento básico del corazón de no juzgar es un estado de neutralidad equilibrada. Armado con la ciencia y la cibernética detrás del no juzgar, cualquiera puede hacerlo. No juzgar es realmente el siguiente paso para la supervivencia y la evolución humanas. Usa tu inteligencia del corazón para manifestar que sabes que no juzgar es posible, y libérate.

Herramienta de energía 3: el perdón

Cuando empiezas a practicar las herramientas energéticas del corazón, ocurre algo interesante. Puede que te encuentres bien en muchas áreas, que descubras las ventajas de vivir una vida dirigida por el corazón, que aprendas sobre el poder del amor y que empieces a apreciar con sinceridad el mundo que te rodea. Como estás empezando a añadir amor a tu vida, las texturas de la experiencia se perciben más ricas y atractivas. Es cada vez más probable que reconozcas la tensión cuando la sientas, que cada vez seas más capaz de cortar el estrés de raíz. Si estás empezando a sentirte orgulloso de ti mismo por estas mejoras, deberías estarlo. Estos cambios, por sí solos, aumentarán de forma drástica tu calidad de vida y seguirán profundizándose y creciendo. Sin duda, estás en el buen camino.

Pero la experiencia nos ha demostrado que, a medida que las personas se esfuerzan fielmente por deshacerse de los patrones mentales y emocionales que crean la incoherencia, acaban enfrentándose a algunos de sus problemas más difíciles.

Aprender a llegar a un estado neutral con rapidez cuando alguien te corta el paso en el tráfico es estupendo. Controlar la ansiedad por la confrontación en la oficina sintiendo un sincero aprecio por algo es inestimable. Pero ¿qué pasa con esos viejos problemas que llevan años en la pila del déficit y que siguen drenando tu calidad de vida? Momentos en los que fuiste maltratado; momentos en los que la otra persona sabía, o debería haber sabido, que lo que iba a hacer te haría daño, y lo hizo de todos modos; momentos en los que tu amor o tu confianza fueron traicionados; momentos en los que otra persona hizo daño a la persona que amas.

El perdón es una de las herramientas energéticas más complicadas que existen. La gente suele decir que ha perdonado a alguien por algo, y luego sigue sufriendo la incoherencia durante semanas, meses, e incluso años. La traición, la injusticia, los insultos y los desprecios no sólo nos causan dolor, sino que insultan nuestro orgullo. Se perciben como algo sumamente personal, y es difícil dejarlos atrás. Así que superar esas viejas y persistentes heridas requiere un acto de perdón más fuerte.

Por difícil que parezca, puedes estar seguro de esto: en el fondo del corazón, tienes el poder de superar las viejas cuestiones que aún obstaculizan tu libertad. Las cosas más difíciles, las que te empujan contra tus límites, son las mismas que necesitas abordar para dar un salto cuántico hacia una vida interior y exterior renovada.

Amar tu camino a través del perdón

El perdón de las cosas grandes lleva tiempo. Ésta es una área en la que tal vez necesites desarrollar primero un poco de energía del corazón. Utiliza las herramientas y técnicas de la solución HeartMath para eliminar tantos otros déficits y fugas de energía como puedas. A continuación, utiliza tu inteligencia del corazón para pensar, sentir y actuar de forma que sepas que acumulas activos al añadirlos a tu almacén de experiencias de sentimientos básicos del corazón.

Al eliminar los déficits mientras ganas activos, aumentarás tus reservas de energía interior, ganando sustancialmente más poder para amar y perdonar. Sé paciente contigo mismo, pero sigue adelante. Si haces esfuerzos constantes y dirigidos por el corazón para dejar ir el pasado, con el tiempo disolverás viejos sentimientos no resueltos y alcanzarás un estado de perdón más completo.

La nueva comprensión llegará a ti incluso mientras *intentas* perdonar. A través del discernimiento del corazón, puedes darte cuenta de que las personas por las que sientes resentimiento podrían haberlo hecho lo mejor posible en el momento en que te hicieron daño; por la razón que sea, tal vez no pudieron evitar su maldad. Vale la pena contemplar esa posibilidad.

Míralo de esta manera. Probablemente alguna vez hayas hecho algo que a otra persona le haya costado perdonar. Fuera lo que fuera, grave o insignificante, a alguien no le gustó y se resintió por ello.

A lo mejor esa persona está leyendo este mismo libro (u otro libro sobre el perdón), escudriñando su pasado para ver a quién y qué tiene que perdonar. Y tú podrías aparecer en su mente, tal vez incluso encabezando la lista.

Si supieras que esa persona guarda rencor, lo más probable es que esperaras comprensión y perdón. Tal vez tú tampoco estés orgulloso de tu comportamiento, pero hubo factores de peso que te influyeron en su momento. Tal vez lo estabas haciendo lo mejor que podías bajo las circunstancias, aunque eso no *excusa* tu comportamiento. Intenta ofrecer esa misma flexibilidad a las personas a las que tienes que perdonar. Intenta ver las cosas con más neutralidad, es decir, sin prejuicios emocionales, para llegar a una comprensión más profunda.

Sin embargo, mientras lees esto, ¿no te viene a la mente cierta persona que no *merece* ser perdonada, que debería ser una excepción a la oferta de flexibilidad? Todos nos hemos encontrado con personas que han actuado de manera conscientemente maliciosa, o que han sido abusivas o imprudentes de forma habitual, y nos han hecho daño en el proceso. No estamos sugiriendo de ninguna manera que te limites a soportar el daño. Si no se puede confiar en alguien, hay que saberlo. En ese caso, apártate del camino del sufrimiento.

Pero a la larga, no se trata de si alguien *merece* ser perdonado. No estás perdonando a tu ofensor por su bien; lo estás haciendo por ti mismo. El perdón es sencillamente la opción más eficiente desde el punto de vista energético, y la única que fomentará la salud y el bienestar, ya que te libera del drenaje tóxico y debilitante de guardar rencor. No dejes que los villanos vivan sin pagar alquiler en tu cabeza. Si te han hecho daño en el pasado, ¿por qué dejar que te sigan haciendo daño año tras año en tu mente? No vale la pena, pero hay que hacer un esfuerzo de corazón para detenerlo. Puedes reunir la energía del corazón para perdonar a los que te han hecho daño como una forma de cuidar de ti mismo; es algo en lo que puedes ser totalmente egoísta.

Tómatelo con calma; los resentimientos más profundos están envueltos en mucho daño y dolor. Creemos que nos protegemos al no perdonar. Reconócelo y ve con calma. El perdón significa que has decidido no dejar que el dolor siga supurando en tu interior, incluso aunque aparezca sólo de vez en cuando. El perdón es una herramienta poderosa pero desafiante que te apoyará y honrará, incluso en las circunstancias más extremas.

Utilizar la energía del corazón: lo auténtico

David McArthur, uno de nuestros colegas aquí en HeartMath, era abogado general adjunto en Nuevo México. Hace años, él y su mujer se ofrecieron a acoger a un primo lejano que resultó tener graves problemas mentales y emocionales. Después de vivir con ellos durante varios meses, sacó una pistola y mató a la mujer de David sin motivo aparente.

A pesar de su pena y dolor, y el de su hija de un año, David fue capaz de entender poco a poco que ese joven no podía ser considerado responsable de sus actos. Al darse cuenta de que el hombre era incapaz de razonar, David le perdonó.

El crimen fue tan horrible que los habitantes de su pueblo de Nuevo México se indignaron. Por la compasión que sentía por este joven perturbado, David encontró un abogado que aceptó su caso y luchó para que el joven fuera internado en una institución mental en lugar de ser juzgado por asesinato en primer grado.

El acto de perdón de David fue extraordinario. Hubiera sido perfectamente comprensible que se llevara a la tumba la rabia hacia el asesino de su esposa. Podría haberse enfrentado con facilidad a sí mismo por su decisión de acoger al muchacho o haber condenado la injusticia de Dios y del universo por haber traicionado su bondad. En cambio, encontró suficiente fuerza en su corazón para perdonar a este joven y seguir adelante con su vida. Incluso visitó al primo en la cárcel y le dijo, con total sinceridad, que le perdonaba. Demostró una notable fortaleza y madurez de corazón.

David afirma: «Lo primero que tienes que hacer para perdonar es enviarte amor a ti mismo para sanar la herida y el dolor que sientes. Cuando ese dolor se transforma, te da el poder y la capacidad de amar y perdonar a los demás».

David no disponía entonces de las herramientas y técnicas de la solución HeartMath, pero afortunadamente era un hombre con un gran corazón. Para la mayoría de la gente, superar los pensamientos y sentimientos justificadamente negativos asociados a algo tan horrible llevaría mucho trabajo. Ahí es donde entra en juego la técnica

Freeze-frame®, que proporciona la capacidad de ver las cosas con más claridad. Activar el aprecio y evitar juzgar lo mejor que se pueda también ayuda de forma significativa con el perdón. Cuando intentas eliminar los residuos emocionales asociados a una crisis importante, la práctica regular de Cut-thru® y Heart Lock-In® (dos técnicas que aprenderás más adelante) es muy valiosa. Mediante el uso de todas estas herramientas y técnicas, puedes entrar en un contacto más profundo con la inteligencia de tu corazón, lo que conduce a un mayor amor. Se necesitan todas estas habilidades para que la mayoría de nosotros encontremos el poder del perdón cuando nos enfrentamos a una situación altamente desafiante como la de David.

Este grado de perdón requiere mucha energía del corazón. Para generar esa energía, el mejor camino es el amor. En última instancia, la única cosa que puede disolver viejos resentimientos y heridas es el amor, la madre de todas las herramientas de energía del corazón. Acércate al perdón aumentando la energía de amor que te envías a ti mismo, y luego aplica ese amor al perdón. Las recompensas por asumir un trabajo tan profundo ciertamente superan la angustia de seguir viviendo con las heridas y los pesares.

A medida que hagas el esfuerzo, descubrirás que el perdón a menudo implica muchas condiciones emocionales negativas: una mezcla de justificación, culpa, dolor, un sentido de injusticia, preocupación excesiva, y prejuicios, todo en uno. Todos estos sentimientos pueden aferrarse a lo que alguien o algo te hizo (o no te hizo) y hacer que el asunto sea casi impenetrable.

La incoherencia que resulta de aferrarse a los resentimientos y a la actitud de no perdonar te impide estar alineado con tu verdadero ser y te bloquea el siguiente nivel de experiencia vital de calidad. Metafóricamente, es la cortina que cuelga entre la habitación en la que vives ahora y una nueva habitación, mucho más grande y llena de objetos hermosos. El acto de perdonar elimina la cortina. De hecho, saldar tus viejas cuentas puede liberar tanta energía que te permite entrar en una casa completamente nueva. Perdonar te libera del castigo de una prisión construida por ti mismo en la que eres tanto el preso como el carcelero.

Perdonarte a ti mismo

Sobre todo, no dudes en volcar la fuerza de tu amor hacia dentro si lo necesitas. Aunque es difícil perdonar a otra persona, a veces es mucho más difícil perdonarnos a nosotros mismos. Cuando muere un ser querido, pensamos: «Si hubiera vuelto antes a casa, o hubiera hecho algo diferente, o le hubiera dicho una cosa más». Es como si fuéramos de alguna manera los culpables de su muerte. Cuando perdemos un trabajo o una relación, puede que empecemos culpando a los demás, pero generalmente acabamos señalándonos a nosotros mismos: «Debería haber sido diferente». En algunas personas, esta tendencia es tan fuerte que en su cabeza suena un monólogo de autoculpabilización todo el tiempo. Tienen un crítico interior que siempre valora mal sus decisiones y acciones.

En la popular película *El indomable Will Hunting*, el protagonista, Will, un joven genio, experimenta una serie de problemas emocionales y se encamina hacia una vida de delincuencia y cárcel. Como no puede superar sus problemas, está desperdiciando su genio.

Un amable mentor que se preocupa por él lo lleva a varios psiquiatras en busca de ayuda, pero no pueden hacer gran cosa; es demasiado inteligente para ellos. Finalmente, después de mucho trabajo, un psicólogo con un gran corazón logra comunicarse con él.

Como Will había sido maltratado de niño, llevaba una tremenda carga de dolor y rabia. Un niño que busca el amor y se encuentra con el abuso y la hostilidad no se siente digno de ser amado. Se culpa a sí mismo, aunque está claro que no es su culpa.

Cuando el psicólogo de Will le ayuda a alcanzar un punto de autoperdón, cuando Will se da cuenta a nivel de *sentimiento*, no a nivel *conceptual*, de que el pasado no es su culpa, experimenta un avance espectacular. Todas las piezas del rompecabezas de su vida encajan, y su genio empieza a manifestarse con propósito y equilibrio. En la última escena, se aleja por la autopista, liberado del pasado y dirigiéndose hacia una nueva vida y un nuevo amor. Cuando por fin entró en contacto con su corazón más profundo, todo cambió. El verdadero perdón puede cambiar tu vida; pero, como aprendió Will, tienes que aplicarlo ante todo a ti mismo. De lo contrario, tu culpa y tu autoculpabilidad bloquearán el libre flujo de energía.

Tómate un momento y pregúntate si te guardas algún rencor. Sea lo que sea, encuentra la manera de perdonarlo. Perdonar a otra persona es quedarse a medio camino si te guardas parte de la culpa para ti.

Cuidado con el perdón por compromiso

El secreto para dominar el perdón es aprender a hacerlo hasta el final. Es fácil aplicar media taza de perdón a un problema de diez litros. Si bien puedes apreciar el hecho de haber realizado el esfuerzo, ese «perdón por compromiso» no servirá para nada.

Supongamos que eres el director de la oficina de una empresa. Disfrutas de tu trabajo supervisando al personal de apoyo y siempre te esfuerzas por ser justo. Un día, al pasar por la sala de café, oyes a una secretaria en particular cotillear sobre ti. Dice algunas cosas que son realmente insultantes y te enfrentas a ella de inmediato, pero sigues enfadado.

Te cuesta encontrar un lugar en tu corazón para el perdón. Después de trabajar cuidadosamente en ello durante los días siguientes, finalmente lo consigues; el esfuerzo merece la pena. La nube que se cernía sobre ti, mermando tu energía, parece disiparse y vuelves a sentirte tú mismo.

Luego llega el momento de recomendar a las secretarias para los aumentos, y empiezas a dejarla de lado, no por su trabajo, sino por lo que dijo de ti. Al parecer, tu perdón no fue completo y buscas con avidez la oportunidad de vengarte. Pero si aprovechas esa oportunidad, lo pagarás con tus propias reservas de energía.

Permanece atento a los perdones por compromiso. Lo notarás cada vez que hagas una afirmación que exprese lo mucho que has perdonado: «La he perdonado, pero…». Las palabras varían, pero el tema es el mismo: «Lo he perdonado por engañarme, pero no por traicionarme con mi mejor amiga»; o «La he perdonado, pero no quiero volver a hablar con ella ni verla». El perdón por compromiso te hace creer que has perdonado a alguien. Luego descubres, incluso años después, que la mera mención de su nombre sigue provocando una sensación incómoda.

Tu esfuerzo inicial mereció la pena, sólo que no fue lo suficientemente minucioso como para lograr la liberación a nivel celular. Puede ser que en realidad hayas perdonado a esa persona por todo lo que sabías en ese momento, pero con los años han aflorado otros aspectos. Desarraigar el resentimiento es muy parecido a sacarse una espina. Aunque saques la mayor parte, un pedacito de la punta puede quedarse dentro y ese último pedacito tiene que salir por sí solo más adelante. Cuando lo haga, descubrirás que hay más cosas que perdonar.

Un perdón por compromiso significa que, en algún momento, de una forma u otra, el esfuerzo fue incompleto. Esa falta de finalización puede significar la diferencia entre un avance hacia una experiencia de vida completamente nueva y diferente y los mismos viejos patrones que se repiten. Si no se completa, es difícil que se otorguen los dones del verdadero perdón.

Desafilar el filo de la navaja

Una vez que superas todas las justificaciones y estableces un sólido contacto con el corazón, el perdón se hace más fácil y la liberación llega con rapidez.

Cuando era joven y acababa de salir de la escuela, yo (Howard) trabajaba en una tienda de un centro comercial. Un día, una rica mujer japonesa, cliente habitual, entró y me ofreció otro trabajo. Iba a abrir una nueva tienda de porcelana y objetos de arte japoneses de importación. Quería que la regentara por ella y me ofreció bastante más dinero del que ganaba en ese momento. Decidí intentarlo. Dejé mi otro trabajo y empecé a ayudarla a montar ese nuevo negocio.

Durante la primera semana, me hizo recogerla en su casa y llevarla de un lado a otro mientras elegía los expositores, las alfombras, y demás. A la semana de empezar el trabajo, llegué diez minutos tarde a recogerla y me reprendió con severidad por mi tardanza.

Al ser un poco temperamental (o, para ser más sincero, un poco reactivo a nivel emocional), le di, con cierta pasión, numerosas excusas válidas para llegar tarde y razones por las que no debía hablarme con tanta dureza.

El resto del día la atendí con educación y eficiencia; todo parecía estar bien. Cuando llegué a casa esa noche, comprobé mi contestador automático y encontré un mensaje de ella diciendo que me había despedido por faltarle al respeto. Me quedé en *shock* y me enfurecí. A la mañana siguiente, llamé a mi antiguo jefe y le pedí que me devolviera el trabajo, pero ya me había sustituido. Ahora estaba en el paro.

Esa noche me reuní con algunos de mis amigos, incluido Doc. Les conté lo que había pasado y cómo me habían fastidiado. Estuvieron de acuerdo en que parecía un poco injusto: la mujer había apretado el gatillo demasiado rápido, y sí, yo estaba en una situación difícil. Mientras seguía compadeciéndome de la situación, algunos de los chicos, como buenos amigos que eran, empezaron a ofrecer una visión más aleccionadora de la misma.

«¿Sabes, Navaja? Tú también tienes un filo muy afilado», me recordaron. Al fin y al cabo, ésa era la razón por la que me habían puesto ese apodo: agudeza mental e impulsividad emocional combinadas. Sus comentarios eran desenfadados pero sinceros.

Yo (Doc) recuerdo bien ese incidente. Podía ver que Howard estaba pasando un mal momento con su situación. Sabía que una vez que el resentimiento y la autocompasión se activasen, serían difíciles de eliminar y sabía que toda la situación había herido su orgullo. Así que le hice algunas sugerencias: «No hagas lo más obvio; haz lo que la mayoría de la gente no haría. Limpia el desorden que has dejado. Tanto si te apetece como si no, sigue adelante y perdona a esa mujer; eso pondrá fin a este incidente y te liberará de semanas o meses de resentimiento». Era una orden difícil para un joven que se sentía insultado, pero conocía la profundidad de la sinceridad de Howard. Si luchaba consigo mismo y se ponía en contacto con su corazón, sabía que podría hacerlo.

En cuanto yo (Howard) oí la voz de Doc, intuí que tenía razón. Después de reflexionar un rato con el corazón, me di cuenta de que había que perdonar. A la mañana siguiente, decidí ir a la casa de la mujer y disculparme como forma de demostrar mi perdón.

Sin embargo, de camino, empecé a sentir que mi plan era estúpido. No tenía que seguir adelante con esto. De nuevo, y con un profundo dolor, sentí que se había apresurado a reprenderme por mi impuntualidad, que me había despedido de forma injusta y que me había dejado en la estacada. Cuanto más pensaba en ello, menos ganas tenía de perdonarla, y mucho menos de disculparme en persona. La cabeza estaba comprometiendo las verdaderas intenciones de mi corazón.

Finalmente detuve el coche en una zona boscosa y acudí a mi corazón en busca de ayuda. Me senté allí durante unos minutos y traté de comprender mejor a la mujer y las posibles razones que podía tener para despedirme. Al poder ponerme en su lugar, me di cuenta de que ella también estaba en una mala posición por no tener un gerente para su nueva tienda. Tal vez *necesitara* perdonarla, tanto si pensaba que lo que había hecho era correcto como si no. Sabía que yo había desempeñado un papel en el resultado; no sólo ella. Continué el viaje.

Al llegar a su calle, mi mente y mis emociones empezaron a sacar lo mejor de mí otra vez. Aparecieron pensamientos como: «Si lo hago bien, tal vez al menos se apiade y me dé una indemnización». A continuación, pensamientos como: «Lo haré sólo para demostrar que puedo, pero sigue sin ser justo». Mi mente se estaba volviendo aún más esquiva, tratando de resistir. «Qué concepto, el perdón, con una intención oculta de conseguir algo en lugar de ofrecer».

Volví a parar el coche, dándome cuenta de que ese acto de perdón tenía que ser sincero, sin intenciones ocultas; de lo contrario, no se conseguiría nada. A menos que mi perdón fuera genuino y de corazón, lo único que tendría sería una gran historia que contar a mis amigos. Ni ella ni yo tendríamos una verdadera liberación. Con ese entendimiento, profundicé y reuní toda la sinceridad que pude.

A estas alturas ya me estaba cansando de este juego. Sabía que tenía que madurar, perdonar y disculparme lo mejor posible. Llamé a su timbre y me concentré en mi corazón mientras esperaba. Parecía un poco sorprendida e incluso ofendida de que me hubiera atrevido a presentarme en su casa, pero mantuvo la puerta entreabierta. Su actitud hacia mí tenía la misma calidez que la de una nevera.

En el fondo de mi corazón, y ya sin inmutarme, le dije que lo sentía y que entendía lo difícil que podía ser para la gente lidiar con mi forma de reaccionar. Le dije sinceramente que no le guardaba rencor, que esperaba no haberle causado ningún daño y que le deseaba lo mejor con la nueva tienda. Con un tono monótono, me dio las gracias y cerró la puerta.

El viaje de vuelta fue mucho más tranquilo que el de ida. Aunque no me había proporcionado ninguna confirmación o liberación obvia, no la necesitaba, porque sabía que me había sincerado con ella de corazón. No lo había hecho por compromiso.

Si estás esperando el final feliz, aquí está: liberé mi energía y aprendí una lección inestimable. Sabía que ahora sería mucho más fácil perdonar en el futuro y sentí un nuevo aprecio por mis amigos y por sus sinceros consejos, que tanto me habían ayudado a sacar provecho de la experiencia. Llegar a lo más profundo del corazón para encontrar el perdón me había abierto nuevas puertas.

Potenciar la energía de tu corazón

En este capítulo sólo hemos presentado tres herramientas de energía potencial del corazón: el aprecio, el no juzgar y el perdón; pero hay muchas otras. Cada sentimiento básico del corazón es una herramienta energética potencial, como la compasión, la paciencia, la valentía y otras. Parte de tu propio desarrollo consistirá en encontrar los que necesitas cultivar en ti mismo. Con la sinceridad y la coherencia tras ellas, estas herramientas te ayudarán a construir el poder de transformación que te espera en tu interior.

Un amigo nuestro, Jim Cathcart, habla en su libro *The Acorn Principle* de cómo las personas alcanzan su pleno potencial. Jim cree que la plenitud se basa en dos elementos: la conciencia y la ejecución. Dice: «El autodesarrollo viene de la mayor conciencia de dónde estás ahora mismo y de aprender lo que se necesita para crecer. La autoexpresión es cómo te desempeñas, lo que haces al respecto».[1]

Puede que te lleve tiempo desarrollar tu potencial básico, pero a medida que descubras una conexión más profunda con la energía del corazón, encontrarás más aprecio, amor y perdón en su núcleo. A medida que vayas limpiando viejas mentalidades, heridas, dolores y resistencias, llegará una nueva libertad.

Las herramientas energéticas de la solución HeartMath ofrecen formas de acceder directamente al poder de tu propio corazón que eliminan la incoherencia. Con menos tensión y discordia en tu sistema, tu inteligencia superior, tu verdadero espíritu, tiene la oportunidad de entrar en tu mundo cotidiano, y una mayor satisfacción será tu justa recompensa.

PUNTOS CLAVE PARA RECORDAR

- La sinceridad es el generador que da coherencia a los sentimientos básicos del corazón, como el aprecio y el perdón, y les da poder.
- Abrir tu corazón es como poner un gran angular en la cámara de tu percepción. De repente, se percibe una visión más amplia del mundo.
- Cuando tienes una percepción importante sobre algo que quieres cambiar, corres el riesgo de perder tu pasión inicial (y,

---

1. CATHCART, J.: *The Acorn Principle*, cita p. 179. St. Martin's Press, Nueva York, 1998.

por tanto, tu ímpetu por cambiar). Al reavivar el aprecio, puedes recuperar el entusiasmo inicial que tenías por tu idea.

- Los prejuicios crean estrés e incoherencia, y éstos limitan todo el alcance de nuestra inteligencia. Sin embargo, estamos condicionados socialmente a prejuzgar.

- Una de las cosas importantes que hay que tener en cuenta sobre el lado negativo de los prejuicios es que la persona que prejuzga es la más perjudicada.

- Cometer un error y luego juzgarse con dureza es como pagar un interés compuesto por una mala inversión.

- El corazón puede proporcionarte la conciencia necesaria para ser más neutral, dejando que las cosas se desarrollen. En eso consiste el no juzgar.

- Cuando te encuentres juzgando con vehemencia, utiliza la técnica Freeze-frame® para llegar a la neutralidad y encontrar una perspectiva más equilibrada e intuitiva.

- Armado con la ciencia y la cibernética que hay detrás del no juzgar, cualquiera puede hacerlo. No juzgar es un paso importante para la supervivencia y la evolución humanas.

- Desarraigar el resentimiento es como sacarse una espina. Aunque saques la mayor parte, un pedacito de la punta puede quedarse dentro y molestar.

- Un perdón por compromiso significa que, en algún momento, de una forma u otra, el esfuerzo fue incompleto. Esa falta de finalización puede suponer la diferencia entre un avance hacia una experiencia vital completamente nueva y diferente y la repetición de los mismos viejos patrones.

PARTE 3

INTELIGENCIA DEL CORAZÓN AVANZADA

Las partes 1 y 2 de *La solución HeartMath* proporcionan una sólida comprensión de la inteligencia del corazón y de las herramientas necesarias para acceder a ella. La técnica Freeze-frame®, el balance de activos y déficits y las herramientas energéticas del corazón introducidas en esas partes te ofrecen una forma práctica de desplegar la inteligencia de tu corazón y utilizarla en la vida diaria. Pero hay más cosas que se pueden obtener del corazón.

La parte 3 se centra en el siguiente nivel, más perfeccionado, de este sistema: la gestión de las emociones y el aumento de tu conexión con la inteligencia del corazón.

Como las emociones son muy complejas, pueden ser difíciles de gestionar. Sin embargo, es esencial aprovechar el poder de las emociones para aumentar y mantener la coherencia interna. Presentaremos una visión en profundidad de las emociones, proporcionando una comprensión de cómo funcionan y explicando cómo la gestión emocional se ve a menudo descuidada y comprometida.

La parte 3 también incluye un capítulo sobre una cuarta herramienta energética del corazón: el interés por los demás, y su opuesto, la preocupación excesiva. Ésta última suele encontrarse en el núcleo de los problemas emocionales. Una vez identificada, se puede eliminar, y ese paso permite alcanzar un nuevo nivel de gestión emocional.

En esta sección se presentan dos técnicas avanzadas: Cut-thru® y Heart Lock-In®. Cut-thru® es una técnica que utiliza el poder del corazón para equilibrar tus emociones y borrar los bloqueos emocionales del pasado.

Heart Lock-In® proporciona una experiencia de contacto sostenido con la inteligencia del corazón. A medida que te acostumbres a esta rica conexión, obtendrás nuevas percepciones intuitivas y creativas. Heart Lock-In® también se utiliza para llevar el cuerpo a un estado más coherente y revitalizado.

En la parte 3:

- Entenderás las emociones y la gestión emocional.
- Aprenderás a distinguir entre el interés por los demás y la preocupación excesiva.
- Aprenderás y aplicarás la técnica Heart Lock-In® para ampliar y perfeccionar el acceso a la inteligencia del corazón.

CAPÍTULO 7

COMPRENDER EL MISTERIO
DE LAS EMOCIONES

Toni Roberts empezó a experimentar sentimientos de depresión cuando era una niña. Recuerda que se sentía triste todo el tiempo, que quería quedarse en su habitación y no jugar con otros niños. Al entrar en la adolescencia, la situación empeoró. Los ataques diarios de llanto eran normales para ella. Sin embargo, para los que la rodeaban, parecía estar en la cima del mundo. Era una buena estudiante y una líder muy querida. Pero Toni participaba en funciones de liderazgo y en actividades escolares, por ejemplo, de animadora, como una diversión, en un intento de compensar el dolor y el vacío que sentía en su interior.

Su depresión continuó hasta los treinta años, mientras luchaba por educar a su familia y gestionar su exitosa carrera como recaudadora de fondos profesional.

Toni sabía que tenía un problema grave y quería ayuda desesperadamente. Lo intentó todo, desde la religión y la oración hasta la meditación, la terapia y los antidepresivos, pero sólo encontró un alivio aleatorio y temporal. Tras décadas de intentar librarse de esta enfermedad emocional, finalmente llegó a la dura conclusión de que *nunca* se iba a sentir mejor. Lo único que podía esperar era experimentar sentimientos de desesperanza.

Un día, un amigo le habló de HeartMath. Estaba cansada de buscar una cura para su problema, pero de todos modos decidió asistir a un programa de formación de HeartMath. Durante el fin de semana, se esforzó de veras por entrar en contacto con su corazón, y durante uno de los muchos ejercicios, sucedió algo extraordinario: experimentó un gran avance, una profunda experiencia de esperanza y liberación. Durante los días siguientes al seminario, se sintió diferente, mejor, pero ¿cómo podía ser?

Toni ya había tenido avances temporales con anterioridad, pero nunca habían sido duraderos. Ahora temía volver a caer en las profundidades de la depresión crónica. Después de tantos años, le resultaba difícil aceptar que acudiendo a su corazón pudiera liberarse de ella. Sin embargo, Toni siguió practicando lo que había aprendido, utilizando Freeze-frame® cuando sentía la necesidad, activando de forma consciente los sentimientos básicos del corazón y realizando la técnica Heart Lock-In®. Al cabo de un mes, el miedo a que su depresión volviera había desaparecido; sabía que sus problemas emocionales habían quedado atrás y ahora no parecían más que un mal sueño. A medida que su salud mejoraba de forma espectacular, la alegría, la ligereza y las ganas de vivir sustituyeron a su depresión. Eso fue hace seis años. Ahora Toni trabaja para HeartMath y dice que su vida sigue siendo cada día más satisfactoria y enriquecedora.

La dramática experiencia de Toni es un maravilloso ejemplo de lo que puede ocurrir cuando nuestros corazones cobran vida. Los problemas emocionales son de los más difíciles de tratar, sobre todo si son de larga duración, como los de Toni. Quizás ella ya había buscado ayuda en su corazón, pero como no sabía cómo activar la inteligencia de éste con coherencia, siguió sufriendo durante años. Sin embargo, una vez que estableció esa conexión más profunda con el corazón, sus emociones respondieron en consecuencia y su vida dio un gran giro para mejor.

Emociones

¿Cómo sería si de alguna manera consiguieras subir a la cima del Monte Everest, pero no pudieras sentir la estimulante sensación de la euforia? ¿Qué pasaría si pasaras tiempo con tu familia o amigos cercanos, pero no pudieras sentir el amor entre vosotros? Nuestras emociones son una parte tan natural de nuestra existencia que las damos por sentadas. Nos permiten experimentar las texturas y los colores de la vida. Sin ellas, podemos seguir escalando el Monte Everest y pasar tiempo con nuestra familia y amigos, pero ¿qué sentido tiene? Las emociones, y sólo las emociones, dan sentido a nuestras vidas.

La capacidad de reír o llorar, de sentirnos por momentos pensativos y dichosos, impregna nuestra existencia de belleza y valor. Ansiamos sentir, porque la experiencia de la emoción hace que la vida sea importante. Hace que nuestro mundo deje de ser un hecho objetivo y conceptual y se convierta en una experiencia viva.

Los hechos también son cruciales, pero al final el poder de la emoción casi siempre se impone. Como dijo el escritor inglés Thomas Browne en 1690: «Los hombres viven a intervalos de razón bajo la soberanía del humor y la pasión». Con una fuerza propia que debe ser honrada y apreciada, las emociones trascienden de manera constante la razón en nuestras vidas; sin embargo, siguen siendo un gran misterio.

Aunque el enigmático poder de las emociones puede enriquecer nuestra vida sin medida, puede destruirnos con la misma facilidad. La emoción, y no la razón, es la fuerza que está detrás de la gran mayoría de las guerras y conflictos que ha visto el mundo. La inteligencia necesaria para gestionar esta potente fuerza interior, utilizándola para nuestro mayor bien, ha eludido a la humanidad durante siglos.

Sin duda, la próxima frontera que hay que conquistar en la comprensión humana es la emocional. La oportunidad a la que nos enfrentamos ahora, incluso antes de que esa frontera sea totalmente explorada y asentada, es la de desarrollar nuestro potencial emocional y acelerar de forma bastante drástica hacia un nuevo estado del ser.

La palabra «emoción» significa literalmente «energía en movimiento». Deriva del verbo latino que significa «moverse». Mientras que un sentimiento, un concepto estrechamente relacionado, es cualquier experiencia consciente de sensación, una emoción es un sentimiento fuerte, un sentimiento como el amor, la alegría, la pena o la ira que nos *mueve*. Una emoción genera diversas reacciones complejas con cambios tanto mentales como fisiológicos y manifestaciones del sistema nervioso autónomo que la acompañan.[1] Lo que consideramos una emoción es la experiencia de la energía que recorre nuestro cuerpo. En sí misma, la energía emocional es neutral. Son la sensación y la reacción fisiológica las que hacen que una emoción concreta sea positiva o negativa, y son nuestros pensamientos sobre ella los que le dan sentido.

Las emociones sirven como ondas portadoras de todo el espectro de sentimientos. Cuando nuestros corazones se encuentran en un estado de coherencia, experimentamos con mayor facilidad sentimientos como el amor, el interés por los demás, el aprecio y la amabilidad. En cambio, sentimientos como la irritación, la ira, el dolor y la envidia son más probables cuando la cabeza y el corazón no están alineados. Nuestras experiencias emocionales se imprimen en nuestras células cerebrales y en la memoria, donde forman patrones que influyen en nuestro comportamiento.[2]

El sentimiento es más rápido que el pensamiento

La energía emocional funciona a mayor velocidad que el pensamiento. Esto se debe a que el mundo de los sentimientos funciona a mayor velocidad que la mente. Los científicos han confirmado en repetidas ocasiones que nuestras reacciones emocionales aparecen en la actividad cerebral antes de que tengamos tiempo de pensar. Lo

---

1. *Stedman's Medical Dictionary*, 25.ª edición. Williams & Wilkins, Baltimore, 1990.

2. LeDoux, J.E.: «Emotion, memory, and the brain», en *Scientific American*, vol. 270, n.º 6, pp. 50-57, 1994.

evaluamos todo de forma emocional *a medida que lo percibimos* y pensamos en ello *después.*[3]

Si la energía emocional funciona más rápido que la mente, ¿cómo podemos esperar gestionar nuestras emociones con nuestros pensamientos? Buena pregunta. De hecho, se necesita *algo más* que la mente para gestionar las emociones; también se necesita la energía coherente del corazón. La coherencia del corazón ayuda a equilibrar nuestro estado emocional, alinea la cabeza y el corazón para facilitar la función cerebral superior, lo que parece crear un vínculo directo con la intuición o la inteligencia de alta velocidad. La intuición pasa por alto el análisis mental y nos da una percepción directa independiente de cualquier proceso de razonamiento.[4]

La intuición nos da claridad sobre cómo dirigir y gestionar nuestros sentimientos antes de invertir energía emocional en ellos.

Las emociones en sí mismas no son realmente inteligentes, pero todo lo que tiene un flujo, como la emoción y el pensamiento, tiene un elemento de inteligencia que lo organiza. El modo en que organizamos nuestros pensamientos y emociones y lo que hacemos con ellos refleja nuestra inteligencia.

Uno de los principales propósitos de la emoción en el sistema humano es proporcionar un medio de expresión para los sentimientos básicos del corazón. Pero como la inteligencia del corazón no está desarrollada en la mayoría de las personas, la mente suele secuestrar nuestra energía emocional y la utiliza para expresar sus percepciones y reacciones.

Cuando dejamos que nuestros pensamientos no controlados dicten nuestra respuesta emocional, nos estamos buscando problemas. Además, los recuerdos y las reacciones emocionales pueden operar a nivel subconsciente e influir en nuestros procesos de pensamiento.

---

3. BENSON, H.: *Timeless Healing.* Scribner, Nueva York, 1996.
4. *The Random House College Dictionary.* Random House, Nueva York, 1995.

Nuestro sistema emocional subconsciente puede desencadenar un sentimiento con mayor rapidez de la que la mente puede interceptarlo,[5] por eso a menudo experimentamos sentimientos sin saber por qué. E incluso cuando *sabemos* por qué, y tratamos de gestionar nuestra reacción emocional, no podemos; las emociones son simplemente demasiado rápidas. La mente racional por sí misma no tiene la capacidad de intervenir de forma que produzca resultados útiles. El desorden de una mente no gestionada, combinado con el poder de una emoción no gestionada, suele crear una guerra interna, por lo que nos vemos atrapados en una agotadora discusión interior que puede durar horas.

Ejemplo 1: Jeff está en un restaurante cuando un hombre mayor pasa por su lado y vuelca su café, salpicando el líquido caliente por todo su traje y corbata. Desde el punto de vista racional, sabe que el hombre no ha podido evitarlo, así que Jeff dice: «No pasa nada, no se preocupe». Pero en su mundo de sentimientos, le está dando un ataque. Sus pensamientos gritan: «¡Mira mi traje! ¿Qué voy a hacer? ¿Cómo voy a volver a la oficina con manchas de café por toda la ropa?». Jeff está reaccionando a dos niveles diferentes: el de la razón y el de la emoción. Cada nivel tiene su propia perspectiva, y si Jeff se lo permite, lucharán entre sí toda la tarde.

En este caso, a Jeff le convendría dejar de fingir que todo está bien y reconocer que sus emociones no están en equilibrio. Podría aplicar Freeze-frame® para reequilibrar su sistema nervioso y sus ritmos cardíacos y activar un sentimiento básico del corazón como el aprecio o la compasión para detener el drenaje de energía antes de que afecte al resto de su día. Desde un punto de coherencia cardíaca, tendría entonces el poder de quitarle algo de importancia y energía emocional al asunto, asegurándose de que pensamientos como éste le ocurren a todo el mundo en un momento u otro. Cuando se preguntara a sí mismo: «¿Cuál sería una respuesta más

---

5. LeDoux, J.: *The emotional Brain: The Mysterious Underpinnings of Emotional Life.* Simon & Schuster, Nueva York, 1996.

eficaz a la situación, que minimizara el estrés futuro?», su intuición, su sentido común y su sinceridad le dirían que la gente de la oficina no le va a juzgar por las manchas de café en su ropa y que podrá limpiar sin problemas su traje al día siguiente. En este estado de alineación de la cabeza y el corazón, puede dejar de lado la cuestión por completo.

Ejemplo 2: Hay un incidente en la oficina entre Bárbara y Dan, que están estresados intentando cumplir un plazo. Se gritan el uno al otro y todo el mundo se da cuenta. Más tarde, con pensamientos y palabras, intercambian disculpas. Pero en sus respectivos mundos emocionales, el asunto puede tardar todo el día en resolverse. Sus mentes racionales están bien, pero sus mundos emocionales no. Es el movimiento continuo de la energía en el mundo emocional, y la velocidad y el impulso de esa energía, lo que causa un drenaje continuo.

Si la mente racional sigue diciendo que todo está bien cuando no lo está, el drenaje emocional continúa, poniendo una nube sobre nuestra calidad de vida y deteriorando lentamente nuestra salud. Al cabo de un tiempo, nos quedamos con una vaga conciencia de que nos sentimos mal, pero sin pensamientos que nos acompañen y que expliquen por qué.

Si Bárbara y Dan se detuvieran a conectar con la inteligencia de su corazón, podrían reducir el tiempo que tardarán en recuperar el equilibrio emocional. Tarde o temprano se olvidarán del incidente, por supuesto, pero perderán mucha energía por el camino si ignoran la necesidad de volver a alinearse en el momento. Haciendo el esfuerzo de comprometerse con el corazón, e incluso tratando de activar un sentimiento central del corazón de no juzgar o perdonar, podrían acceder a la energía y la autoconciencia necesarias para liberar las emociones no resueltas en torno a su tenso intercambio y detener el drenaje de energía. Se necesita un esfuerzo para dirigirse al corazón y obtener la coherencia necesaria para desprenderse de los pensamientos y las emociones ineficaces, pero a medida que se desarrolla la inteligencia del corazón, ese proceso se hace más fácil.

El efecto cascada

Toda la historia emocional de cada persona queda registrada en sus circuitos neuronales e impresa en la memoria. Así, una respuesta emocional en el presente puede desencadenar una cascada de recuerdos emocionales asociados, echando más leña al fuego. Si fuimos heridos en el pasado por alguien a quien queríamos, podemos volvernos paranoicos con la idea de ser heridos por otros que nos muestren amor. A veces, incluso la más mínima reacción puede provocar una descarga de emociones asociadas a incidentes anteriores. Los viejos rencores, los vestigios de falta de perdón, las asociaciones desagradables y los miedos no resueltos pueden verse amplificados por las cuestiones más triviales.

Debido a este efecto en cascada, solemos lidiar no sólo con las emociones del momento, sino también con la acumulación de experiencias emocionales almacenadas en nuestros bancos de memoria emocional, y existen razones fisiológicas para ello.

En lo más profundo del cerebro se encuentra un centro de procesamiento llamado amígdala, que es responsable de asignar un significado emocional a todo lo que oímos, olemos, tocamos y vemos.[6] La amígdala puede influir y ser influenciada por la información de nuestro córtex cerebral, y también está influenciada por la información del corazón.[7]

El doctor en neurociencias Karl Pribram explica en su libro *Cerebro y conciencia* cómo la amígdala compara lo que es familiar en la memoria con la nueva información que llega al cerebro.[8] Cuando

6. LeDoux, J. E.: «Emotional memory systems in the brain», en *Behavioural Brain Research,* vol.58, n.º 1-2, pp. 69-79, 1993.

7. Oppenheimer, S. y Hopkins, D.: «Suprabulbar neuronal regulation of the heart», en Armour, J.A. y Ardell, J.L.: *Neurocardiology,* pp. 309-341. Oxford University Press, Nueva York, 1994.

8. Pribram, K.H.: *Brain and Perception: Holonomy and Structure in Figural Processing.* Lawrence Erlbaum Associates, Hillsdale, Nueva Jersey, 1991. (Trad. español: *Cerebro y conciencia.* Díaz de Santos, 1995).

una emoción antigua nos resulta *familiar*, solemos responder a situaciones nuevas y similares con la misma emoción, tenga o no sentido. De una manera extraña, la familiaridad nos hace sentir seguros.

Por ejemplo, un niño que vive en una casa en la que con frecuencia hay gritos y violencia desarrolla emociones de inseguridad y una sensación de miedo generalizada. En la escuela, si un compañero levanta la voz o incluso mira de forma inquisitiva al chico, esa acción puede desencadenar la conocida sensación de miedo. Al percibir la situación actual desde una perspectiva de miedo familiarizado, puede reaccionar con más agresividad de la que está justificada, quizás incluso golpeando al compañero. Desde el punto de vista emocional, su respuesta se percibiría como defensa propia; está haciendo lo que considera apropiado para sentirse seguro. Por la misma razón, cuando este niño crezca puede recurrir a la violencia y al maltrato con su propia familia.

La amígdala escucha la información que llega a nuestro cerebro y busca cualquier cosa que tenga un significado emocional. Todos hemos tenido la experiencia de conocer a alguien y que nos desagrade inmediatamente sin causa aparente. Tal vez evoca el recuerdo inconsciente de un profesor del colegio que nos tenía manía, aunque no recordemos el nombre del tipo. La amígdala asigna el significado con gran rapidez, pero no siempre con mucha precisión.

Durante décadas se pensó que toda la información de los sentidos iba primero a la corteza cerebral, donde se analizaba de forma mental, y luego a la amígdala para su evaluación emocional. Hace poco tiempo, los neurocientíficos descubrieron un circuito cerebral que permite que nuestras percepciones vayan directamente a la amígdala *sin* pasar por el área de decisión racional de la corteza. Por eso, el niño de la familia abusiva puede sentir que su corazón late con fuerza y la adrenalina se dispara cada vez que alguien levanta la voz, aunque puede que ni siquiera se dé cuenta de que ese tono de voz le recuerda a su padre.

¿De dónde vienen las emociones?

Cuando se dañan o se extirpan quirúrgicamente partes del cerebro en niños mayores y adultos, esas personas ya no pueden experimentar ciertas emociones. Por ello, muchos científicos han llegado a la conclusión de que las emociones se originan únicamente en el cerebro.

Otro grupo de científicos cree que las emociones se crean sólo a través de la bioquímica. Sin embargo, esto implicaría que estamos completamente a merced de nuestra experiencia bioquímica, que no tenemos ninguna opción con respecto a nuestra experiencia emocional. Además, no explica por qué los cambios eléctricos y bioquímicos en el cerebro se producen muy a menudo en respuesta a las emociones y percepciones sobre las que *sí* tenemos elección.

Las últimas pruebas demuestran que funciona en *ambos* sentidos. La doctora Candace Pert, autora de *Molecules of Emotions*, concluye que nuestra bioquímica afecta a nuestras respuestas emocionales, pero nuestras emociones afectan a su vez a nuestra bioquímica. La doctora Pert revela que las sustancias bioquímicas son en realidad los correlatos fisiológicos de las emociones. Las moléculas de la emoción dirigen todos los sistemas de nuestro cuerpo a través de un sistema de comunicación que demuestra claramente una inteligencia del cuerpo y la mente.[9]

Nuestros circuitos cerebrales están formados por nuestras experiencias a lo largo de la vida. Por tanto, nunca es demasiado tarde para cambiar y crecer. Hemos descubierto que el corazón es el agente más poderoso para el cambio emocional en el cuerpo. He aquí la razón.

La información de nuestro corazón llega a la amígdala. De hecho, las células de la amígdala muestran una actividad eléctrica sincronizada con los latidos del corazón. Cuando los latidos del

---

9. PERT, C.: *Molecules of Emotion*. Scribner, Nueva York, 1997.

corazón cambian, también lo hace la actividad eléctrica de las células de la amígdala.[10] Esto puede explicar por qué se producen cambios positivos en los sentimientos y la percepción cuando los ritmos cardíacos se vuelven más coherentes a medida que las personas utilizan las herramientas y técnicas de la solución Heart-Math.[11,12,13,14]

Un estudio cardiológico reciente demostró que el 55 % de los participantes que experimentaban síntomas de trastorno de pánico tenían en realidad una arritmia cardíaca no diagnosticada que desencadenaba las sensaciones de pánico. En la mayoría de estos casos, una vez tratada la arritmia cardíaca, el trastorno de pánico desapareció. Si no se hubieran descubierto sus arritmias, todas estas personas habrían sido enviadas a un psiquiatra para recibir tratamiento.[15]

10. FRYSINGER, R.C. y HARPER, R.M.: «Cardiac and respiratory correlations with unit discharge in epileptic human temporal lobe», en *Epilepsia,* vol. 31, n.º 2, pp. 162-171, 1990.

11. MC CRATY, R.; BARRIOS-CHOPLIN, B.; ROZMAN D. et al.: «The impact of a new emotional self-management program on stress, emotions, heart rate variability, DHEA, and cortisol», en *Integrative Physiological and Behavioral Science,* vol. 33, n.º 2, pp. 151-170, 1998.

12. MC CRATY, R.; ATKINSON, M. y TILLER, W.A.: «New electrophysiological correlates associated with intentional heart focus», en *Subtle Energies,* vol. 4, n.º 3, pp. 251-268, 1995.

13. MC CRATY, R.; TILLER, W.A. y ATKINSON, M.: «Head-heart entrainment: A preliminary survey», en *Proceedings of the Brain-Mind Applied Neurophysiology EEG Neurofeedback Meeting.* Key West, Florida, 1996.

14. TILLER, W.; MC CRATY, R. y ATKINSON, M.: «Cardiac coherence: A new non-invasive measure of autonomic system order», en *Alternative Therapies in Health and Medicine,* vol. 2, n.º 1, pp. 52-65, 1996.

15. LESSMEIER, T.J.; GAMPERLING, D.; JOHNSON-LIDDON, V. et al.: «Unrecognized paroxysmal supraventricular tachycardia: potential for misdiagnosis as panic disorder», en *Archives of Internal Medicine,* vol. 157, pp. 537-543, 1997.

Superar el historial emocional

Normalmente, cuando nos proponemos eliminar la carga emocional, recurrimos a diversas técnicas psicoterapéuticas. Entre las opciones más comunes están el psicoanálisis, la modificación de la conducta y la terapia cognitiva. Nuestros nuevos conocimientos sobre el funcionamiento del cerebro y el corazón nos dan pistas sobre cómo funcionan estos enfoques.

Según Joseph LeDoux, una de las principales autoridades en neurociencia, se cree que estas tres terapias principales ayudan al córtex a anular la amígdala, pero utilizan diferentes vías neuronales para hacerlo.

Las terapias conductuales y cognitivas enseñan a los pacientes nuevos comportamientos, dependiendo principalmente de la interacción entre la corteza prefrontal y la amígdala. El psicoanálisis, por su parte, requiere que los pacientes alcancen una visión consciente de su comportamiento. Para ello, profundiza en los recuerdos almacenados en el lóbulo temporal y en las áreas corticales relacionadas con la conciencia.

Dado que busca eliminar la carga emocional y otros trastornos más graves mediante el logro de una visión consciente de los recuerdos, el psicoanálisis es intrínsecamente un proceso más largo y no es fácil, ya que, como hemos dicho, los recuerdos emocionales pueden distorsionar las percepciones y anular los pensamientos conscientes. Esto se debe en parte a que, dentro del entramado del cerebro, las conexiones neuronales que van del sistema emocional al cognitivo son más fuertes y numerosas que las que van del sistema cognitivo al emocional. Por lo tanto, en cada paso del camino, el pensamiento consciente puede ser superado por la poderosa emoción impulsada por la amígdala.

Dado que nuestra historia emocional y nuestras reacciones pueden desencadenarse de forma inconsciente y eludir el proceso de razonamiento de la mente, se necesita un poder más fuerte que la mente para cambiar el patrón emocional. Nuestra teoría es que cuando se produce una percepción consciente, en cualquier tipo de proceso terapéutico, es porque el poder coherente y la inteligencia del corazón se han activado.

Los terapeutas más eficaces saben que a través de la conexión con el corazón, los pacientes experimentan sus momentos de comprensión y sus percepciones de forma más profunda. Esa conexión con el corazón puede iniciarse a través de la comunicación afectuosa y sensible de un terapeuta, o puede producirse cuando el paciente se conecta con sus propios sentimientos básicos del corazón.

Basándonos en la investigación del Instituto, sugerimos que se puede lograr una ruta más directa hacia la libertad emocional ayudando a los pacientes a dirigirse primero al corazón de forma consciente. Al ir directamente al corazón utilizando Freeze-frame®, aplicando Cut-thru® o activando un sentimiento básico del corazón, las personas suelen tener cambios de percepción intuitivos que les ayudan a encontrar la liberación. No necesariamente tienen que traer o revivir viejos recuerdos emocionales, lo cual a menudo *refuerza* esos recuerdos en las células del cerebro. Por lo tanto, ese proceso, en lugar de aportarnos las percepciones que necesitamos para liberar los viejos recuerdos de nuestro sistema, suele reavivar la justificación y el dolor de la mente, creando más incoherencia. Cuando intentamos resolver un problema de larga duración y con una gran carga emocional, reforzar los recuerdos no es un medio de resolución. Necesitamos acceder a la inteligencia más profunda del corazón.

A medida que el conocimiento de la inteligencia del corazón aumenta en la comunidad terapéutica, tanto los médicos como los pacientes se beneficiarán si aprenden a acceder a su corazón en primer lugar y proceder a partir de ahí. Al involucrar la inteligencia del corazón, los terapeutas tendrán una mayor visión intuitiva sobre cómo guiar a sus pacientes, y los pacientes tendrán un mayor poder y visión intuitiva sobre cómo liberar la historia emocional y evitar que el pasado condicione sus percepciones y reacciones.

Un punto de referencia para la gestión emocional y la responsabilidad es darse cuenta de que ya no se puede culpar a nuestro pasado de nuestras acciones en el presente. Aunque es importante reconocer la trayectoria emocional, no debemos ceder a la tendencia de utilizar nuestro pasado para excusar nuestro comportamiento actual. A pesar de las buenas intenciones, muchas personas comprometidas con el crecimiento personal saben que no deben hacer eso, pero carecen del poder para detenerse. Se desvían por un sendero, sintiendo lástima por sí mismos y culpando a otras personas.

Con la aceleración del ritmo de los cambios y el estrés, la gente no tendrá tiempo para desviarse mucho más; resulta demasiado costoso en términos de tiempo y energía. La capacidad de salir rápidamente de los estados emocionales negativos, pasados o presentes, hacia una nueva comprensión y entendimiento está en el horizonte. Aunque representa un salto cuántico respecto a trabajar las cosas de forma incremental, no está tan lejos en el futuro como podemos pensar.

A medida que practiques las herramientas y los conceptos de la solución HeartMath, obtendrás el poder y la inteligencia que necesitas. Las herramientas te ayudarán a ser más consciente de tus pensamientos, emociones, actitudes, acciones y reacciones. A medida que las practiques, desarrollarás una evaluación aguda de los activos y déficits mentales y emocionales. Verás dónde te permites adoptar actitudes de forma mecánica o te aferras a mentalidades que te atrapan en la discordia emocional. Al involucrar la energía de tu corazón en cada paso del camino, las herramientas te ayudarán a construir coherencia emocional y a lograr más control sobre la dirección de tu vida.

Un nuevo nivel de dominio

En HeartMath, prevemos que el próximo gran paso en la evolución de la especie humana requerirá el desarrollo de un grado de gestión emocional superior al que jamás hemos experimentado. Este nivel de gestión emocional, esta aplicación de la inteligencia del corazón, será la raíz de nuestro poder para un cambio profundo y social.

Todos hemos experimentado la gestión de nuestras emociones en algún grado. Pero lo que solemos practicar es una especie de «gestión del buen tiempo». Cuando el sol brilla y el cielo está despejado, podemos sonreír y sentirnos emocionalmente equilibrados. Pero cuando aparece una tormenta, sobre todo una que no estaba prevista, nuestras emociones se agitan y estamos básicamente a merced de nuestro entorno interior.

Cuando la vida se ajusta a las normas establecidas por nuestra mente, es fácil controlar nuestras emociones y seguir sintiéndonos bien. Pero si ocurre una pequeña cosa que creemos que *no debería* haber ocurrido, se acabó. Todavía no hemos aprendido las habilidades para pasar al siguiente nivel emocional; todavía somos como adolescentes.

Si le dieras a un grupo de niños de diez años las llaves de tu coche, estarían encantados de conducirlo, pero no sabrían cómo hacerlo. Cuando se pusieran al volante y arrancaran, es muy probable que tuvieran un accidente. Eso es lo que ocurre con muchos de nosotros cuando se trata de gestionar las emociones. No sabemos gestionar lo que sentimos, así que año tras año sufrimos las consecuencias.

La mayoría de nosotros lo hacemos lo mejor que podemos, pero la gestión emocional tiene que cultivarse con cuidado, y por desgracia no hay muchos manuales de instrucciones. En su mayor parte, la gente aprende a través de un proceso de ensayo y error, en la escuela de los golpes duros. Dominan suficientes habilidades de gestión emocional para sobrevivir y ajustarse a las normas sociales, pero no pueden orquestar las emociones de forma consciente lo suficientemente bien como para «conducir» con eficacia.

Veamos un ejemplo sencillo de cómo las emociones no gestionadas pueden llevarnos a la cuneta. Te levantas un sábado y decides dar un tranquilo paseo en coche por el campo. Es una decisión impulsiva y, como normalmente planeas las cosas con cuidado, te sientes satisfecho contigo mismo; tan satisfecho que te olvidas de echar gasolina al coche. A doce kilómetros, en una carretera de montaña absolutamente preciosa en medio de la nada, te quedas sin gasolina.

«¿Cómo ha podido pasar esto?», te lamentas. «Las cosas iban tan bien».

Buscas a alguien a quien culpar, y eres el único que está cerca: «¡No puedo creer que haya sido tan estúpido!». En tu caminata de doce kilómetros de vuelta a la civilización, la culpa da paso a la autocompasión: «Cada vez que intento hacer algo divertido y espontáneo, surge un problema». Entonces el miedo y la ansiedad se imponen: «Recuerdo haber pasado por unos edificios a doce kilómetros, pero ¿había una gasolinera?». Finalmente, el pánico y la desesperación se apoderan de ti: «¿Y si esto resulta ser una caminata de veinticinco kilómetros? ¿Y si alguien destroza mi coche mientras no estoy?».

He aquí una pregunta mejor: ¿Y si, en algún momento del camino, hubieras sido capaz de involucrar a la inteligencia de tu corazón, dándote más control emocional y una reacción equilibrada a la situación que no te llevara a la culpa, la autocompasión, el miedo y el pánico? ¿Y si te hubieras acordado de aplicar Freeze-frame® en cuanto comenzaras a sentir que tus emociones empezaban a hervir? No sólo te habrías ahorrado un montón de energía, sino que habrías desarrollado habilidades de gestión emocional que podrían resultar útiles cientos de veces al día.

En lugar de sentir decepción, reproches y ansiedad por el incidente, con un minuto de Freeze-frame® podrías haber pasado de una respuesta estresante a un estado neutro; quizás incluso podrías haber visto tu apuro como algo divertido, relajante y regenerador. El paseo hasta la gasolinera en un hermoso día de montaña podría haber sido bastante agradable en otras circunstancias. Sin el estrés emocional que tiñe la percepción del evento, podrías haber visto sin dificultad el regalo en todo ello. Recuerda que el estrés es una cuestión de *percepción*.

La vida está llena de errores, accidentes, personas que no hacen lo que queremos y cosas que no podemos controlar, pero sí podemos controlar nuestras emociones. Controlar nuestras emociones de forma positiva y saludable puede marcar la diferencia.

La inteligencia emocional implica la capacidad de autorregular nuestros estados de ánimo, controlar nuestros impulsos, retrasar la gratificación, persistir a pesar de la frustración y motivarnos. Incluye la empatía por los demás y la fortaleza de la esperanza.[16] Cuando estamos equipados con esas fortalezas, los giros de la vida no nos deprimen, sino que los superamos.

Tendemos a pensar que un mayor desarrollo de la cabeza y la razón nos ayudará a gestionar nuestras emociones, pero la razón es lo que nos hizo caer en la desesperación emocional en ese trayecto de doce kilómetros para encontrar una gasolinera. Hace falta que la cabeza, dirigida por el corazón, proporcione un razonamiento con sentido común.

La inteligencia del corazón nos ayuda a darnos cuenta de que no tenemos que culparnos a nosotros, al tiempo o a cualquier otra persona por nuestras experiencias emocionales, sino que podemos ajustar y regular nuestras emociones nosotros mismos. La energía coherente del corazón nos ayuda a percibir qué hacer y nos proporciona aplomo y equilibrio. Recuerda que la inteligencia del corazón no es algo sentimental o excesivamente dulce. Tiene una naturaleza empresarial: es equilibrada, eficaz y tiene en cuenta todas las posibilidades. Desde la perspectiva de una inteligencia del corazón bien desarrollada, es fácil ver que no expresar la ira hacia alguien no significa que aceptemos o aprobemos su comportamiento. Del mismo modo, el hecho de no juzgarnos, no sentirnos culpables ni revolcarnos en la autocompasión, no significa que no queramos crecer a partir de nuestros errores. Si escuchamos al corazón y seguimos sus directrices, podemos tomar la decisión de gestionar nuestras emociones en una fase temprana del proceso reactivo, sin caer en una espiral descendente.

---

16. GOLEMAN, D.: *Emotional Intelligence*. Bantam Books, Nueva York, 1995. (Trad. español: *La inteligencia emocional*. Zeta Bolsillo, 2009).

Pensamiento positivo frente a *sentimiento* positivo

De joven, a mí (Doc) me encantaba leer los libros de Norman Vincent Peale sobre el poder del pensamiento positivo. Aunque disfrutaba practicando las afirmaciones positivas de Peale, a veces mi mundo emocional se hundía y se negaba a seguir mis pensamientos positivos. Podía modificar mis pensamientos, pero no mi estado de ánimo.

Cuando me embarqué en mi investigación sobre el corazón humano, me di cuenta de que las personas son más un producto de su mundo emocional que de su mundo intelectual. Llegué a la conclusión de que el dicho bíblico «Como uno piensa en su corazón, así es él» habría tenido un significado muy diferente si dijera «Como uno piensa en su *cabeza*».

Imaginemos que un grupo de personas que practican el pensamiento positivo se dirige al campo para hacer un pícnic. Disfrutan de la compañía de los demás y tienen un viaje agradable, pero no pueden evitar reparar en las nubes que se están formando.

Cuando llegan a la zona de pícnic, ya está lloviendo. «Bueno», se dicen, «aquí tenemos una oportunidad de practicar nuestro pensamiento positivo. No nos preocupemos, podemos hacer el pícnic en otro momento». Ése es un pensamiento positivo y agradable. Pero sus sentimientos dicen algo muy diferente. Estas personas acaban de realizar un largo e inútil viaje en coche bajo la lluvia, y sienten decepción y resentimiento en igual medida. Esos sentimientos no son malos o erróneos; reflejan la naturaleza humana. Pero hay otra solución.

Si se pararan para acceder a sus corazones y utilizaran una herramienta de HeartMath para activar el poder de los sentimientos básicos del corazón, podrían cambiar su estado emocional y aprovechar la sabiduría de sus corazones. La activación de los sentimientos básicos del corazón introduciría una experiencia emocional mucho más profunda, tal vez la gratitud por el otro, la diversión de estar juntos y la alegría de los momentos inesperados. Rodeados de emociones así, es más fácil ver que la decepción y el resentimiento no merecen la pena. En lugar de tener que intentar reafirmarse a sí mismos o convencerse a regañadientes de que no piensan ni sienten de una manera determinada, al cambiar la percepción hacia un panorama más amplio pueden liberarse de la decepción y el resentimiento de un modo bastante natural.

El poder de cambiar o transformar nuestro mundo emocional proviene de nuestro interior, de nuestro propio corazón que transmite su inteligencia a través de nuestras emociones. No se trata de intentar afirmar o razonar nuestro camino hacia la inteligencia emocional. Sin la alineación del corazón, perseguiríamos ese sueño para siempre. La intuición o inteligencia del corazón aporta la libertad y el poder de lograr lo que la mente, incluso con todas las disciplinas y afirmaciones del mundo, no puede hacer si no está sincronizada con el corazón.

Patrones preestablecidos

Cuando algo te desconcierta, puedes *reaccionar* desde la cabeza o *actuar* desde el corazón. No siempre es fácil detener a la cabeza, pero activar la energía del corazón te permite retrasar la reacción y deslizarte hacia el estado neutral con mayor libertad, sin dejar que las emociones sutiles se apoderen de ti.

La vida está llena de oportunidades que nos animan a dejar de intentar ser más equilibrados a nivel emocional, ya que la sociedad en su conjunto está acostumbrada a la mala gestión de las emociones. En este entorno, puede ser especialmente difícil hacer algo original, actuar con eficacia en lugar de reaccionar de forma previsible.

Llamamos a nuestros patrones de reacción individuales o sociales «preajustes». Si alguien nos hace daño, caemos previsiblemente en patrones de hábitos arraigados en nuestra psique emocional y reforzados por la programación social. Si alguien nos presiona, se activan todos esos circuitos neuronales tan desgastados, desencadenando una reacción preestablecida antes de que sepamos qué nos ha golpeado. Ahí es donde casi todo el mundo se queda bloqueado.

Los preajustes son respuestas arraigadas como: «¡Mi padre *siempre* me hace enfadar cuando dice eso!» o «¡*Nunca* olvidaré lo que hizo mi exmujer!». Tras meses o años de práctica, estos patrones tienen tanta fuerza y estabilidad que necesitamos tanta energía para superarlos como la que invertimos en primer lugar, o incluso más. Por eso necesitamos una acumulación de energía del corazón para cambiarlos.

Los principales preajustes consumidores de energía

Hay dos grandes preajustes que pueden comprometer rápidamente nuestros esfuerzos de gestión emocional: la justificación y los principios.

Ambas mentalidades pueden parecer muy correctas. Nos sentimos bien cuando «de forma justificada» estamos enfadados, heridos, contrariados, decepcionados o somos intolerantes. Luego, cuando esas emociones nos agotan, culpamos a la persona o a la situación por la que estábamos enfadados «de forma justificada» por habernos hecho sentir mal. Pero ya hemos visto en el capítulo 3 que nuestro cuerpo no distingue entre los momentos en que tenemos razón y los momentos en que estamos equivocados. Aunque pudiéramos demostrar a todo el mundo que tenemos razón, a nuestro cuerpo le daría igual. Nuestros ritmos cardíacos y nuestros sistemas nervioso, hormonal e inmunológico responderían de la misma manera que si supiéramos que estamos equivocados. Justificadas o no, las emociones que causan estrés, las que a veces se etiquetan como «negativas», simplemente no son saludables. Agotan nuestra cuenta bancaria emocional, lo que hace más difícil que recuperemos el equilibrio emocional, e inhiben nuestra capacidad de razonamiento.

Dado que el efecto en cascada de las emociones en todo el cuerpo no depende de si las emociones están justificadas o no, preferimos llamar a las emociones que añaden coherencia y energía a nuestro sistema «emociones activas» y a las que causan incoherencia y agotan la energía «emociones deficitarias», en lugar de etiquetarlas como «positivas» o «negativas», términos que implican lo correcto o lo incorrecto, lo bueno o lo malo. La realidad biológica es más neutral que todo eso. Desde el punto de vista del cuerpo, las emociones no están bien o mal, pero podemos decir que son eficientes o ineficientes para nuestra salud y calidad de vida.

La trampa de la justificación

Darse el gusto de justificarse es un error obvio y natural. De hecho, la justificación es la razón número uno por la que la gente no gestiona con éxito sus emociones.

Al igual que la gestión del tiempo, la justificación implica que necesitamos gestionar nuestras emociones sólo en determinadas circunstancias, y no, por ejemplo, cuando es «comprensible» que nos hayamos enfadado o frustrado. Si tenemos una buena razón para sentirnos heridos, entonces no necesitamos gestionar nuestras lágrimas de decepción o de culpa y no necesitamos intentar solucionar el problema con la otra persona. Comprensible o no, la justificación simplemente nos cuesta demasiado.

Cuando suspendemos nuestra gestión emocional porque tenemos razones que «excusan» nuestras indulgencias emocionales, el efecto posterior es como la contaminación o el humo pasivo en nuestro sistema: crea corrientes cruzadas en nuestro mundo de sentimientos a las que tenemos que dedicar un tiempo y una energía valiosos para limpiarlas.

A medida que nos volvemos más observadores de lo que ocurre a nivel interno, podemos observar la progresión: reacción justificada, drenaje emocional, reflujo de más pensamientos y emociones agotadoras sobre el mismo tema, sobrecarga, más drenaje y luego culpa.

Para algunas personas, esta progresión emocional comienza antes de salir de la ducha por la mañana. Una reacción justificada a meros *pensamientos* bajo la ducha sobre lo mucho que tenemos que hacer, cómo va a ir el día o lo que alguien hizo ayer que no nos gustó, hace que comience el reflujo emocional. Luego pasamos las siguientes horas intentando sentirnos mejor y recuperar la energía perdida, y preguntándonos qué fue lo que nos afectó.

Es fácil quedar atrapado en este proceso a menos que nos demos cuenta de cómo funcionan las emociones deficitarias. Sin embargo, al comprenderlo, podemos empezar a notar que una o dos de estas progresiones en un día nos dejan bastante menos energía para apreciar y disfrutar de lo que valoramos en la vida.

Una cuestión de principios

Veamos el segundo gran preajuste que compromete la gestión emocional. Muy a menudo, nuestras reacciones justificadas se basan en la adhesión de nuestra mente a los principios. Justificamos nuestra respuesta grosera a alguien porque «no debería haberme hablado así». Justificamos los residuos en el suelo de la cocina diciéndonos a nosotros mismos, y a cualquiera que nos escuche: «No es que no pueda sacar la basura, es que debería sacarla ella de vez en cuando. Es una cuestión de principios».

Atenerse a los principios puede atraparnos en un pantano de emociones deficitarias. Si nos escondemos detrás de la autojustificación, nos separamos de nuestro corazón y de nuestra posible conexión con los demás.

No hay nada de malo en tener estándares altos. Los principios construyen el carácter y la integridad y proporcionan una base útil para guiar nuestras decisiones y comportamiento. Pero si nuestro sentido de los principios se utiliza para sancionar el prejuicio, el resentimiento o la indignación porque algo no es correcto o justo a nuestros ojos, entonces los «principios» no nos sirven; nos van a agotar enseguida.

A veces pensamos que la «ira justificada» en defensa de los principios es buena. Pero crea la misma incoherencia que cualquier otro tipo de ira. A menos que se lleve al corazón y se transforme en coherencia, bloquea las soluciones eficaces.

En ocasiones pensamos que sin estar impulsados por la ira, no podemos emprender la acción necesaria, ya sea en una confrontación o para conseguir algo importante. Si bien la ira puede darnos un breve impulso de energía, hasta que no la gestionemos no podremos ver qué acción sería mejor tomar, ya que la información simplemente no está a nuestro alcance. Las emociones han cortocircuitado la vía del cerebro que nos ayuda a distinguir la acción más adecuada.

Todos conocemos a personas que dicen «es una cuestión de principios», para justificar las emociones tóxicas que han mantenido durante años. Al aferrarse a su ira o a su dolor, desangran sus reservas de energía, y a menudo acaban amargados y deprimidos.

Conocimos a un hombre de ochenta años, el mayor de once hermanos, que murió solo y amargado porque se negó a hacer las paces con su único hermano vivo. Cuarenta años antes, había dejado de hablarle porque no le había pedido que formara parte de una inversión empresarial que incluía a otro hermano. El anciano nunca conoció a los nietos de este hermano ofensor y evitó las fiestas y reuniones familiares en las que estuviera presente. Era una cuestión de principios. ¿Cuántas enemistades familiares destructivas y años de desdicha se basan en los principios?

Cómo lidiar con los preajustes que consumen energía

Cualquier racionalización de las emociones deficitarias, ya sea basada en la justificación o en los principios, atrapa nuestra energía emocional en el dolor, la vergüenza, el miedo, la decepción, la traición, el arrepentimiento, el remordimiento o la culpa. Estas actitudes tienden a durar mucho tiempo, porque las justificamos continuamente. Así, su devastación es acumulativa.

Lo que no podemos prever es que, a medida que agotan poco a poco nuestras reservas de energía, nos dejan más vulnerables

ante nuevos agotamientos emocionales. Sin embargo, la racionalización de nuestras emociones con justificaciones o principios
suele comenzar con unos cuantos pensamientos aparentemente
inocentes por los que nos dejamos llevar. Por ejemplo, ¿cuántas
veces nos encontramos pensando o haciendo afirmaciones como
éstas?

«No estoy enfadado; sólo estoy dolido».
«No estoy enfadado; sólo estoy decepcionado».
«No es justo».
«Me han malinterpretado».
«Es una cuestión de principios».
«Tengo derecho a sentirme herido (o enfadado, o traicionado)».
«Si tan sólo hubiera…».

Aunque este tipo de diálogo interior parece normal, es como el
tacómetro de un coche al que le falta la línea roja de aviso. Si no se
controla, puede tener graves consecuencias. De hecho, gran parte
del estrés emocional en el mundo se origina en este tipo de diálogo
interior.

Cuando las personas y las situaciones no satisfacen nuestras expectativas mentales, es fácil racionalizar nuestro comportamiento
emocional. Y la afirmación «no estoy disgustado; sólo estoy decepcionado», implica un cierto grado de gestión emocional. Pero incluso la decepción significa resignación ante el agotamiento emocional. Simplemente has cambiado una emoción más fuerte (estar
disgustado) por otra menor. Estar disgustado te cuesta más energía
que estar decepcionado, así que sales ganando un poco a corto plazo, pero no mucho, y tampoco a largo plazo.

Es complicado, porque la mente puede justificar el estar decepcionado durante más tiempo del que puede justificar el estar enfadado y molesto. Las emociones deficitarias más fuertes desequili-
bran nuestro sistema mental, nervioso, hormonal e inmunitario
hasta el punto de que es obvio que tenemos que hacer algo. El cuer-

po se compensa, luchando por volver a la normalidad, cuando está estresado por fuertes emociones deficitarias. Enfadarse quema mucha energía física, mental y, sobre todo, emocional. Al final, simplemente nos quedamos sin la energía emocional que necesitamos para mantener el malestar.

La decepción, en cambio, es menos intensa. Aunque tiene un efecto agotador en nuestra fisiología, es más sutil y requiere menos energía para mantenerse. Así que dejamos que la decepción perdure, a menudo hasta que se convierte en tristeza y, entonces, la tristeza prolongada se convierte en depresión o desesperación. Como el sentimiento inicial está justificado, es posible que no te des cuenta de que la decepción te está preparando para experimentar más decepciones y emociones agotadoras.

El dolor funciona de la misma manera. El propio término «resquemor» implica un drenaje interno de energía emocional. Al igual que la decepción, el dolor puede prolongarse y convertirse en culpa, ira, dolor y otras actitudes agotadoras. Es hora de detener el drenaje, es hora de que entendamos cómo funcionan las emociones y nos demos cuenta de que tenemos nuevas opciones para responder a ellas.

Entonces, ¿qué hacemos? Las personas inocentes resultan heridas; la gente nos malinterpreta y nos decepciona. Liberarnos de los sentimientos justificados de traición requiere un acto valiente de autocuidado. Se necesita una nueva conciencia y la energía del corazón para soltar, dejar ir y seguir adelante. La comprensión de cómo funcionan los pensamientos y las emociones es lo que nos proporciona la nueva inteligencia y la motivación que necesitamos.

En primer lugar, si te reconoces en las afirmaciones del diálogo interior que se han mencionado con anterioridad, no te preocupes ni te estreses por ello. Todos hacemos estas afirmaciones de vez en cuando. Sólo date cuenta de que representan actitudes comunes, productoras de estrés, que permanecen ocultas tras un manto de justificación. Una vez que te quites ese manto, podrás empezar a identificar los patrones que provocan tu estrés emocional, y entonces podrás usar tu inteligencia del corazón para cambiarlos.

Historia en una lavandería

Hace años, cuando yo (Doc) estaba sentado en una lavandería de Carolina del Norte esperando a que se secara mi ropa, vi a dos mujeres que conocía, Maude y Cassie, de pie junto a las secadoras, abanicándose y cotilleando.

Oí que una de ellas explicaba que había prestado a Billy y Margo, una pareja que conocía de la iglesia, tres mil dólares para ayudar a pagar unas facturas médicas inesperadas.

—Dijeron que me lo devolverían en tres meses –dijo Maude, suspirando–. Pero ya han pasado cinco meses, Cassie, y no me han dado ningún dinero. Parece que me están evitando.

Cassie se mostró incómoda durante un minuto, tratando de decidirse, y luego dijo:

—Maude, he oído que han pagado algo de dinero al hospital. Pero también he oído que utilizaron el resto para construir esa nueva terraza en su casa. Billy no ha trabajado mucho últimamente. Simplemente no tienen el dinero para pagarlo ahora.

Observé cómo Maude se esforzaba por controlar sus emociones. Se recompuso para no reaccionar.

—Bueno, no voy a alterarme por ello –dijo con firmeza, hablando sobre todo para sí misma–. Saben dónde encontrarme cuando se recuperen. Es preferible dejarlo pasar y esperar lo mejor.

—Eso está bien –dijo Cassie–. No hay nada que puedas hacer en este momento, de todos modos.

Ninguna de las dos habló durante varios minutos. Entonces, de repente, Maude soltó:

—No estoy enfadada con ellos. Pero no entiendo cómo han podido construir una nueva terraza con ese dinero; me duele un poco. Justo cuando confías en alguien. Es… decepcionante.

Maude sabía que no quería enfadarse por la situación, pero ponerles un corcho a sus emociones no parecía funcionar, ya que se desbordaron de todos modos. Su primera respuesta había sido la ira. Cuando eso la incomodó, trató de evitarlo insistiendo en que no estaba enfadada.

Observé a Cassie para ver qué diría a continuación, qué consejo podría dar, pero mantenía la mirada baja y doblaba la ropa cuidadosamente. El sonido de las lavadoras y las secadoras retumbaba sobre su incómodo silencio.

Todavía lidiando con sus emociones, Maude trató de volver las cosas contra sí misma.

—Supongo que debería haberlo visto venir. ¿Cómo pude ser tan estúpida? No tengo a nadie a quien culpar sino a mí misma.

Tratando de lidiar con la sensación de que se habían aprovechado de ella, no tardó en arremeter contra su amiga:

—Cassie, si lo sabías, ¿por qué no me lo dijiste antes? ¿Por qué no me impediste darles dinero si sabías que eran así?

Cassie murmuró algo inaudible mientras recogían la ropa y salían de la lavandería. Lo último que oí fue a Maude decir con severidad:

—Pues no voy a tolerar esto. No está bien, y tengo todas las razones del mundo para estar muy enfadada por ello.

Ver a aquella mujer sufrir mientras luchaba por controlar sus emociones me hizo sentir una profunda compasión por ella. Había pasado por una progresión emocional que había visto muy a menudo: primero el dolor, luego la rabia, después la decepción, luego la culpa o el resentimiento, después la traición y finalmente la furia justificada. Aunque el enfado le molestaba; posiblemente le habían enseñado desde la infancia que enfadarse estaba mal. Además, tenía un carácter dulce (podía ver que no le gustaba sentirse enfadada) y probablemente podía percibir lo incómodo que el enfado resultaba para su amiga. Así que se enfrentaba a los imperativos personales y sociales de sentir otra cosa y se esforzó por evitar el enfado antes de rendirse.

Si Maude hubiera tenido herramientas para aprovechar la inteligencia de su corazón, podría haber eliminado su lucha por completo. Cualquiera que se enterara de que su confianza había sido traicionada se habría alarmado, ya que la ira es una respuesta natural a este tipo de noticias. Pero sabiendo que la ira nos impide pensar con claridad, intuición y objetividad, y conociendo su impacto destructivo en el cuerpo, no tenemos que consentirla ni reprimirla. Podemos hacer algo diferente.

Dejando de lado las noticias de Cassie y consultando la inteligencia de su corazón, Maude podría haberse dado cuenta de que tal vez Cassie no tenía los datos correctos, e incluso si Cassie estaba en lo cierto, la traición podría no ser un insulto personal. Probablemente Billy y Margo estaban siendo irresponsables de nuevo. Tal vez se aprovecharon de ella, pero aun así tenían la intención de devolverle el dinero. Si Maude hubiera pedido consejo a su corazón sobre cómo gestionar esta traición, podría haber encontrado unas directrices muy firmes para transmitírselas a Billy y Margo.

Al menos, la inteligencia del corazón nos otorga el poder de retrasar la reactividad emocional hasta que tengamos todos los datos. La gestión emocional no significa que aceptemos cualquier cosa que nos ocurra. Al contrario, a menudo tenemos que defendernos y actuar. Pero la inteligencia del corazón nos ayuda a ver qué hacer de forma limpia y clara, con menos sufrimiento.

Se puede avanzar en la liberación de los asuntos emocionales si identificamos cada uno de ellos y recuperamos la energía que hemos invertido. Nuestro corazón puede mostrarnos una respuesta más saludable a cualquiera de estas emociones no gestionadas, ya que viene totalmente equipado con la capacidad de darnos la conciencia para tomar nuevas decisiones y seguir adelante. La inteligencia intuitiva y de alta velocidad del corazón puede ayudarnos a ver con rapidez dónde estamos comprometiendo nuestra integridad emocional y darnos el poder de hacer algo al respecto.

Quitar importancia

Si pidieras a cien adultos que pasaran un día con niños de cuatro y cinco años en una guardería, no tardarían en utilizar la inteligencia del corazón sin ni siquiera pensarlo.

En un grupo numeroso de niños de esa edad, no pasa mucho tiempo antes de que uno empiece a llorar. Quizás su juguete se ha roto, o quizás otros niños han cogido el carrito y le han dejado atrás. Cualquiera de las dos situaciones parece el fin del mundo. La mayoría de los adultos intentarían calmar al niño ayudándole a poner las cosas en perspectiva. Dirían que el juguete se puede arreglar y que los otros niños volverán pronto. Para los adultos, es instintivo ayudar a los niños a quitarle importancia a los problemas.

Lo mismo ocurre con los adolescentes. Digamos que vas a visitar a una familia con un par de adolescentes que están molestos porque sus padres no les dejan ir a un concierto. Uno de ellos está enfadado y se comporta mal; el otro está llorando. Con la esperanza de que puedas convencer a sus padres de que les dejen ir, los chicos acuden a ti en busca de apoyo. Lo primero que intentas hacer para calmarlos es ayudarles a restarle importancia. Les enseñas diferentes maneras de ver la situación y diferentes enfoques para hablar con sus padres. De camino a casa, te dices a ti mismo que alguien tiene que enseñar a esos niños a gestionar sus emociones. Tu sentido común te dice que cuando se concede demasiada importancia a cualquier situación, se produce un enorme derroche de energía emocional.

Quitarle importancia a los problemas y acontecimientos es algo natural para los adultos que tratan con niños. Pero no nos solemos ofrecer esa misma ayuda a nosotros mismos. En lugar de eso, hacemos lo que la mayoría de los niños hacen: discutir, hacer pucheros y culpar. Pero si quitar importancia a las cosas funciona para los niños, también funcionará para nosotros y, cuando utilizamos esa herramienta en nosotros mismos, los resultados son poderosos.

Las emociones tienen que ser controladas en el momento, o de lo contrario se desbordan. Lo que nos hace sentir que vamos a estallar es la importancia adicional y la inversión emocional continua que ponemos en un asunto. Nuestras reacciones no son diferentes a las de una rabieta infantil. A veces sabemos de forma intuitiva que tenemos que dejar de lado una emoción deficitaria, pero no podemos hacer el cambio debido a lo que podríamos llamar un «puchero mental». Nos tiramos piedras sobre nuestro propio tejado: sabemos que estamos agotando nuestro sistema, pero no queremos quitarle importancia. Desarrollamos un apego al drenaje y damos paso a un puchero mental.

El problema es que cuando ignoramos una emoción deficitaria y nos negamos a quitarle importancia incluso después de ser conscientes de ello, el agotamiento emocional se acumula, socavando nuestro progreso en otras áreas. Lo siguiente que sentimos es un sentimiento de culpa y fracaso; nada funciona. Parece difícil progresar; tenemos la sensación de dar dos pasos hacia delante y tres hacia atrás. Al poco tiempo, sentimos lástima por nosotros mismos.

En realidad, sólo fue esa cosa inicial la que salió mal e inició el drenaje, pero ahora parece que todo ha salido mal. Si volvemos atrás y aislamos la cuestión que lo provocó y le quitamos importancia, reponemos nuestra energía y nos liberamos para notar y apreciar las otras cosas en las que hemos progresado.

Mucha gente cede a los drenajes emocionales, ofreciendo la popular excusa de que «simplemente no pueden evitarlo». Ya es hora de que aprendamos cómo y por qué «evitarlo», o al menos de que nos abramos al hecho de que podemos hacerlo. La gestión emocional significa saber cuándo hay que soltarse y pasar a la acción para restablecer nuestro sistema haciendo acopio de nuestra propia inteligencia del corazón para hacer algo diferente. Para quitar importancia, tenemos que llamar a nuestro propio ser superior: la sabiduría que viene a través del corazón.

Enfoque con el corazón

Las herramientas de la solución HeartMath te ayudarán a redirigir tus sentimientos a través del corazón para que se detengan los drenajes de energía que están agotando tu sistema de forma invisible. Cada vez que utilizas una herramienta, construyes la capacidad de tu corazón para volver a fluir de forma intuitiva. Las emociones licuadas se convierten en flujo, y la mente alineada con el corazón se convierte en intuición.

A medida que desarrolles la conexión con tu corazón, ese órgano de inteligencia te asegurará que el comportamiento emocional perfeccionado está a tu alcance. Aprenderás a aliviar las emociones incómodas a través del corazón y a aumentar la coherencia para que la intuición de tu corazón se haga más fuerte y clara. Pronto estarás identificando y reconociendo las emociones y quitando importancia a los problemas de forma natural.

La gestión de las emociones y su equilibrio deben abordarse por etapas. Si tienes tendencia a enfadarte, reconoce el enfado y luego equilíbralo volviendo al corazón y utilizando Freeze-frame®. Esto crea una oportunidad para que la intuición llegue desde el corazón y haga lo que la mente no puede hacer, ya sea por disciplina o por represión. La intuición es liberadora y puede ofrecerte percepciones alternativas y nuevas respuestas a la ira.

Es comprensible que haya momentos en los que te sientas un poco aprensivo. A todos nos asusta echar un vistazo sin tapujos a nuestras propias emociones, por miedo a encontrarnos con algo que sea difícil de aceptar o controlar; nuestras emociones están en la caja de Pandora y queremos mantenerla cerrada.

En momentos así, hace falta valor para asumir nuestras emociones, pero el esfuerzo merece la pena. Por suerte, la valentía está asociada al corazón. Al utilizar herramientas que aprovechan la energía del corazón, estamos en condiciones de recurrir a un coraje interior que quizás ni siquiera sabíamos que teníamos.

Éstos son algunos consejos que pueden ayudarte a mejorar tu gestión emocional:

- Empieza a utilizar las herramientas de HeartMath en los pequeños drenajes y acude al corazón para resolverlos a medida que surjan.
- Utiliza Freeze-frame® con constancia y pide a tu corazón que te ayude a ver dónde estás incurriendo en una gestión condicionado porque las cosas van bien o reaccionando basándote en justificaciones o principios.
- Invoca el poder transformador del corazón para quitarle importancia a los problemas y no dejar que se acumulen los déficits emocionales.
- Si tienes un contratiempo, no seas duro contigo mismo. Quítale importancia, vuelve al corazón y empieza de nuevo. Dale a la inteligencia del corazón la oportunidad de ofrecer sus perspectivas y soluciones. Eso es tratarse con equilibrio emocional y madurez.
- Intenta no pensar en la gestión emocional como algo a lo que temer o una cosa más que tienes que hacer. Resulta emocionante saber que puedes pasar rápidamente a tu siguiente nivel de satisfacción aplicando el corazón a tus emociones.

Cuando las emociones se gestionan con el corazón, aumentan la conciencia del mundo que nos rodea y dan brillo a la vida. El resultado es una nueva inteligencia y visión de la vida. Sé sincero en tus esfuerzos y aprecia los progresos que hagas, sin esperar liberarte de las emociones desagradables de golpe. Cada éxito genera más energía y emoción y resulta más fácil a medida que se avanza. Cuando los problemas emocionales de larga duración pierdan parte de su intensidad e importancia, las cosas no te molestarán tanto.

Con sólo un poco de esfuerzo para desbloquear la inteligencia de tu corazón, empezarás a experimentar una nueva y emocionante libertad. Tus experiencias emocionales se volverán sustancialmente más placenteras, y empezarás a sentir texturas en el corazón que nunca antes habías sentido. Personas de todo el mundo que intentan seguir a su corazón lo confirman; están comparando datos y descubriendo resultados fascinantes similares. Y a medida que progreses, al experimentar cada vez más esas gratificantes texturas, el propio progreso se convertirá en una poderosa motivación para seguir desentrañando los misterios de las emociones.

PUNTOS CLAVE PARA RECORDAR

- La frontera emocional es sin duda la siguiente frontera que hay que conquistar en la comprensión humana. La oportunidad a la que nos enfrentamos ahora, incluso antes de que esa frontera sea totalmente explorada y asentada, es la de desarrollar nuestro potencial emocional y acelerar de forma bastante drástica hacia un nuevo estado del ser.
- La energía emocional funciona a una velocidad superior a la del pensamiento. Esto se debe a que el mundo de los sentimientos funciona a una velocidad superior a la de la mente.
- Las emociones en sí mismas no son realmente inteligentes, pero cualquier cosa que fluya, como la emoción y el pensamiento, tiene una inteligencia organizadora detrás.
- Las personas abordan la vida desde la perspectiva de las reacciones emocionales ya aprendidas y almacenadas en la amígdala del cerebro, y responden con un comportamiento más familiar en un intento de sentirse seguras.
- Un punto de referencia de la nueva gestión emocional reside en darse cuenta de que ya no se puede culpar a nuestro pasado por nuestras acciones en el presente.
- Hay dos mentalidades principales que comprometen rápidamente los esfuerzos de gestión emocional: la justificación y los principios. Estas mentalidades atrapan tu energía emocional en el dolor, la vergüenza, el miedo, la decepción, la traición, el arrepentimiento, el remordimiento y/o la culpa, que generan un drenaje acumulativo y déficits en tu sistema.

- Una de las principales claves de la gestión emocional es aprender a detener con rapidez una emoción drenante o deficitaria y generar un cambio de actitud desde un lugar de profunda madurez del corazón.

- Para recuperar la energía de una emoción deficitaria, tenemos que quitarle la importancia que le hemos asignado (o que nuestra amígdala le ha asignado). Para quitarle importancia, primero hacemos un esfuerzo por retroceder; entonces el corazón puede abrirse.

- Las herramientas de la solución HeartMath te ayudan a redirigir tus recuerdos del mundo de los sentimientos, purificándolos a través del corazón para que se detengan los drenajes. Cada vez que utilizas una herramienta, desarrollas la capacidad del corazón para volver a un fluir intuitivo. Las emociones diluidas se convierten en flujo, y la mente alineada con el corazón se convierte en intuición.

- A medida que las emociones y texturas basadas en el corazón comienzan a reemplazar los viejos patrones, te sientes mucho mejor. Experimentar cada vez más esas texturas gratificantes se convierte en una poderosa motivación para seguir desentrañando el misterio de las emociones.

CAPÍTULO 8

INTERÉS POR LOS DEMÁS VERSUS PREOCUPACIÓN EXCESIVA

Un día, en cuarto de primaria, yo (Howard) me entretenía alegremente escupiendo bolitas de papel en el fondo de la clase. Como muchos otros niños antes que yo, creía que la profesora no se daría cuenta, pero al poco tiempo se hartó. Me llevó a la vieja pared de estuco del fondo (creo que la pared era originalmente blanca, pero para cuando llegó mi clase, tenía ya una tonalidad marrón). La profesora me dio un pequeño cubo de agua y un trapo y me dijo que limpiara la pared cubierta de suciedad incrustada.

Como un niño de cuarto grado lleno de energía que buscaba una salida, abordé el problema con ambas manos. Una hora más tarde seguía trabajando con diligencia, con toda mi atención puesta en sacar la suciedad de las grietas de aquel estuco rugoso.

—¿Sabes? –dijo mi profesora con indiferencia–. Si trabajas tan duro en la vida como estás trabajando en esa pared, serás un hombre muy exitoso.

No estaba tratando de levantarme la moral con elogios exagerados o endulzando la situación; estaba haciendo una afirmación simple y sincera de lo que veía como un hecho. Fue un acto de auténtico interés, y lo he recordado toda mi vida.

Todos hemos tenido experiencias así, en las que un comentario sincero ha marcado la diferencia. A veces esos comentarios provienen de personas que respetamos y queremos, pero no siempre. Un desconocido considerado puede decir algo de pasada en lo que pensamos durante años. No son las palabras o la persona que las dice lo que hace que esas experiencias sean memorables; las recordamos por el interés que mostró aquella persona.

Todos estamos acostumbrados a sentir una mayor sensación de interés por nuestros seres queridos. Ésa es una de las cosas más gratificantes de nuestras relaciones importantes. Pero la idea de llevar ese sentimiento generoso y abierto al exterior es algo totalmente distinto. Interesarse por los demás sólo porque sí puede resultar aterrador.

En este mundo tan cruel, tenemos que mantener la guardia, ¿verdad? No podemos ir por ahí preocupándonos por los demás a lo loco. Unas cuantas noches viendo las noticias bastan para que cualquiera tenga miedo y se retraiga. Al poco tiempo, la paranoia se manifiesta en eslóganes como «¡Cuídate!» o «¡Atrápalos antes de que te atrapen!».

Hace años, la ciudad de Nueva York se caracterizaba por ser un lugar poblado por residentes que, aunque el crimen más espantoso se estuviera cometiendo justo delante de ellos, no intentaban detenerlo. Muchos estadounidenses creían que los neoyorquinos, al vivir en un entorno agresivo con un alto índice de delincuencia, se habían hartado y se estaban autoprotegiendo; se les percibía como personas que pensaban que preocuparse por los demás sólo les metería en más problemas, que no querían «involucrarse».

Aunque las estadísticas han demostrado desde entonces que los neoyorquinos no son tan reticentes a echar una mano como parecía desprenderse de los informes de los medios de comunicación, la pérdida de comunidades pequeñas y acogedoras nos ha cambiado a todos. A menudo no nos molestamos en conocer a nuestros vecinos, ni siquiera sabemos quiénes son. En lugar de actuar de acuerdo con nuestro instinto natural de interés, mantenemos la guardia. Nos decimos que si no lo hacemos, la gente se aprovechará de nosotros. Nos preocupa «malgastar» nuestra energía en alguien que no se interesará por nosotros a cambio. Creemos que no podemos *permitirnos* cuidar de los demás. Pero en realidad es lo contrario: no podemos permitirnos *no* hacerlo.

El interés por los demás es un poderoso motivador y es uno de los sentimientos más importantes del corazón. Ese interés nos inspira y nos tranquiliza con delicadeza; nos proporciona un sentimiento de seguridad y apoyo, y refuerza nuestra conexión con los demás. No sólo es una de las mejores cosas que podemos hacer por nuestra salud, sino que nos hace *sentir* bien, tanto si lo mostramos como si lo recibimos. Cuidar de alguien o de algo tiene un efecto regenerador y estimulante en nosotros. La experiencia, tangible, llega directamente a nuestro corazón. Y es una experiencia que podemos transmitir a otra persona.

Cuando nos interesamos por alguien, solemos expresar nuestros sentimientos de forma natural a través del tacto. Abrazamos a nuestros amigos o les damos una palmadita en la espalda de forma automática. En una conversación, podemos tocar su brazo para enfatizar un aspecto o compartir una broma. Cuando nos presentan, incluso a un desconocido, le damos la mano, lo que supone un momento de contacto que establece una conexión.

Los investigadores del Instituto han descubierto que la conexión es más profunda de lo que pensábamos. Si tocamos a alguien, la energía eléctrica de nuestro corazón se transmite al cerebro de la otra persona, y viceversa. Si conectáramos a dos personas a unos monitores mientras conectan entre ellas, podríamos ver el patrón de la señal eléctrica cardíaca de una persona (como se representa en un ECG) aparecer en las ondas cerebrales de la otra (como se representa en un EEG).[1,2]

Para ver lo que queremos decir, observa la Figura 8.1. ¿Ves cómo la señal del corazón de la Persona B se refleja de forma clara en las

1. Mc Craty, R.; Atkinson, M.; Tomasino, D. *et al.*: «The electricity of touch: Detection and measurement of cardiac energy exchange between people», en Pribram, K.: *Brain and Values: Is a Biological Science of Values Possible?* pp. 359-379. Lawrence Erlbaum Associates, Mahwah, Nueva Jersey, 1998.
2. Mc Craty, R.; Rozman, D. y Childre, D.: *HeartMath: A New Biobehavioral Intervention for Increasing Health and Personal Effectiveness – Increasing Coherence in the Human System* (título provisional). Harwood Academic Publishers, Amsterdam, 1999.

ondas cerebrales de la Persona A cuando los dos sujetos de la investigación se dan la mano? Incluso cuando dos sujetos simplemente están cerca, sin llegar a tocarse, podemos detectar un efecto similar. Estos resultados han sido confirmados por otros laboratorios.[3]

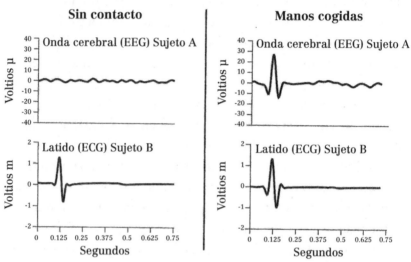

Formas de onda promedio de la señal del latido del corazón

La electricidad del tacto

Figura 8.1. Se utilizaron técnicas de promediado de señales para demostrar que cuando dos personas se tocan, se produce una transferencia de la energía eléctrica generada por el corazón de una de ellas (representada por los trazos de un ECG) que puede detectarse en las ondas cerebrales de la otra persona (a través del EEG).

© Copyright 1998 Instituto de Investigación HeartMath

Estos intrigantes resultados demuestran que cuando tocamos a otra persona, se produce un intercambio de energía electromagnéti-

---

3. RUSSEK, L. y SCHWARTZ, G.: «Interpersonal heart-brain registration and the perception of parental love: A 42 year follow-up of the Harvard Mastery of Stress Study», en *Subtle Energies*, vol. 5, n.º 3, pp. 195-208, 1994.

ca del corazón al cerebro. Así pues, nos demos cuenta o no, nuestros corazones no sólo afectan a nuestra propia experiencia, sino que también pueden influir en los que nos rodean. A su vez, podemos ser influenciados por las señales que envían los demás. Nos desviamos para resonar con su energía, al igual que ellos lo hacen con nosotros. Naturalmente, no somos conscientes de este proceso, al menos no de forma consciente, pero ocurre.

En el capítulo 3 aprendimos que la estructura de frecuencias del campo electromagnético del corazón cambia drásticamente en diferentes estados emocionales. La frustración produce una señal incoherente, mientras que el agradecimiento la crea armoniosa y coherente. Los sentimientos básicos del corazón, entre ellos el interés por los demás, generan coherencia en el campo del corazón, mientras que los sentimientos estresantes producen incoherencia.[4] La energía resultante se transmite por todo el cuerpo, y el hecho de que también se irradie fuera del mismo tiene enormes implicaciones sociales.

Piensa en esto. Si las personas a las que tocamos o nos acercamos (por ejemplo, en un ascensor, en el metro o en unos grandes almacenes) pueden captar la señal electromagnética de nuestro corazón en sus ondas cerebrales, en realidad estamos *transmitiendo* nuestros estados emocionales todo el tiempo (y recibiendo los de los demás).

Por supuesto, también comunicamos los estados emocionales de otras maneras; aprendemos a leer a los demás a través de un complicado conjunto de señales. Nuestro estado de ánimo suele ser evidente sólo por nuestro lenguaje corporal. Pero incluso sin el lenguaje corporal y las señales adicionales, transmitimos una señal sutil que no podemos retener. Todos nos afectamos mutuamente en el nivel electromagnético más básico.

Eso significa que el tipo que está a tu lado en la cola de la caja del supermercado puede verse más afectado por lo molesto que estás con

---

4. TILLER, W.; MC CRATY, R. y ATKINSON, M.: «Cardiac coherence: A new, noninvasive measure of autonomic nervous system order», en *Alternative Therapies in Health and Medicine*, vol. 2, n.º 1, pp. 52-65, 1996.

tu madre de lo que ninguno de los dos se imagina. Piensa en todas las señales que van y vienen en las multitudes que se abren paso en un mitin electoral o un concierto de rock. Las implicaciones son enormes.

Apenas estamos empezando a comprender las complicadas conexiones entre las personas, pero ya está claro que si tocamos a alguien mientras sentimos una emoción como el interés, estamos transmitiendo potencialmente una señal al cuerpo de esa persona que promueve el bienestar y la salud.

Muchos médicos, enfermeras y fisioterapeutas son conscientes del poder del contacto físico. Cada vez hay más pruebas científicas de los beneficios del contacto afectivo.[5] La terapia del tacto, o el masaje, es tan importante para los bebés y los niños como comer y dormir, según la doctora Tiffany Field, directora del Instituto de Investigación del Tacto de la Facultad de Medicina de la Universidad de Miami.[6]

Los estudios clínicos han descubierto que el contacto físico desencadena cambios fisiológicos. Se ha demostrado que ayuda a los niños asmáticos a mejorar su función respiratoria, a los niños diabéticos a cumplir el tratamiento y a los bebés insomnes a dormirse con menos problemas.[7] El contacto afectivo también es útil para el bienestar y la salud de los adultos y, en algunos casos, el efecto es decisivo.[8,9]

5. QUINN, J.: «Building a body of knowledge: Research on Therapeutic Touch 1974-1986», en *Journal of Holistic Nursing*, vol. 6, n.º 1, pp. 37-45, 1988.

6. Los investigadores del contacto humano de la Universidad de Miami han atraído la atención de todo el país por sus estudios que demuestran los beneficios del masaje para los bebés prematuros, los bebés a término y los niños. *(Ft. Lauderdale) Sun-Sentinel*, 18 de enero de 1998.

7. FIELD, T.: «Massage therapy for infants and children», en *Journal of Development Behavioral Pediatrics*, vol. 16, n.º 2, pp. 105-111, 1995.

8. IRONSON, G.; FIELD, T.; SCAFIDI, F. *et al.*: «Massage therapy is associated with enhancement of the immune system's cytotoxic capacity», en *International Journal of Neuroscience*, vol. 84, n.º 1-4, pp. 205-217, 1996.

9. FIELD, T.; IRONSON, G.; SCAFIDI, F. *et al.*: «Massage therapy reduces anxiety and enhances EEG pattern of alertness and math computations», en *International Journal of Neuroscience*, vol. 86, n.º 3-4, pp. 197-205, 1996.

En un número reciente de la revista científica *Subtle Energies*, los doctores Judith Green y Robert Shellenberger cuentan el caso de una anciana que se estaba muriendo de insuficiencia cardíaca. Cuando su médico se dio cuenta de que no podía hacer nada más por ella, llamó a su familia para que le dieran el último adiós. Sorprendentemente, en el momento en que los familiares la tocaron, su corazón retomó su ritmo normal. Media hora después, estaba consciente y sentada en la cama.[10]

Aunque no todo el mundo se recupera mediante el contacto afectivo, el corazón y el cerebro siguen recibiendo la señal. Puede haber otras explicaciones para la recuperación de esta anciana y otros factores que contribuyan, pero nuestros estudios sobre la electricidad del tacto nos han convencido de que las muestras de cariño de su familia podrían haber producido un efecto fisiológico discernible, lo suficientemente potente como para estimular su corazón.

El poder regenerador del interés

Sin interés, la vida pierde su brillo. Cuando las personas «ya no se cuidan», podemos ver la falta de vitalidad en sus rostros y en la forma en que caminan y sostienen sus cuerpos. Incluso podemos oírlo en sus voces. Sin la energía regenerativa del interés corriendo por su sistema, sus cuerpos no tienen motivo para mantenerse; literalmente, no tienen razón para vivir.

Por otro lado, cuidarse produce efectos igualmente visibles en el cuerpo: brío en los pasos, un brillo en los ojos y un disfrute desmesurado de los momentos fugaces de la vida. La salud y la vitalidad surgen de emociones basadas en el corazón, como el interés. Incluso aunque la evidencia no fuera tan clara, podríamos medir muchos de los efectos fisiológicos del interés en el laboratorio.

---

10. GREEN, J. y SHELLENBERGER, R.: «The subtle energy of love», en *Subtle Energies*, vol. 4, n.º 1, pp. 31-55, 1993.

Incluso se ha demostrado que la experiencia de interesarse por un animal mejora la moral y favorece la salud de las personas mayores o de las que están en residencias de ancianos. Las investigaciones que apoyan los beneficios para la salud del cuidado de animales domésticos van desde la facilitación de la interacción social hasta los beneficios fisiológicos de los animales en las respuestas cardiovasculares.[11,12]

Investigadores de la Universidad de Pensilvania y Maryland descubrieron que, un año después de la hospitalización por una enfermedad cardíaca, la tasa de mortalidad de los pacientes que tenían mascotas era aproximadamente un tercio de la de los pacientes que no tenían.[13] Las mascotas hacen que el interés sea una parte activa de la vida de millones de personas.

También ayudan a los jóvenes a aprender a cuidar. Los estudios demuestran que los niños con mascotas tienen un mayor grado de empatía.[14] Sin embargo, es importante señalar que el aumento de la empatía no se debe a la mascota, sino a los cuidados sinceros que ésta suscita. Las mascotas también son una fuente potencial de preocupación excesiva y estrés. Es la forma en que las personas responden a una mascota lo que determina el beneficio regenerativo (o la falta de él).

11. HAFEN, B.; FRANDSEN, K.; KARREN, K. et al.: The Health Effects of Attitudes, Emotions, and Relationships. EMS Associates, Provo, Utah, 1992.

12. ORNISH, D.: Love and Survival: The Scientific Basis for the Healing Power of Intimacy. Harper Collins, Nueva York, 1998.

13. FRIEDMANN, E. y THOMAS, S.A.: «Pet ownership, social support, and one-year survival after acute myocardial infarction in the Cardiac Arrythmia Suppression Trial (CAST)», en American Journal of Cardiology, vol. 76, n.º 17, pp. 1213-1217, 1995.

14. MELSON, G.; PEET, S. y SPARKS, C.: «Children's attachment to their pets: Links to socio-emotional development», en Children's Environments Quarterly, vol. 8, n.º 2, pp. 55-65, 1991.

Interés indirecto y autoinducido

En los años ochenta, David McClelland, psicólogo de Harvard, mostró a un grupo de sujetos un vídeo sobre la Madre Teresa. Mientras ella se desenvolvía entre los pobres y los indigentes, era la encarnación del cuidado y la compasión.

Para ver si esta experiencia indirecta tendría un impacto en sus sujetos, el doctor McClelland observó sus sistemas inmunológicos. Tenemos un anticuerpo llamado «IgA secretora» en nuestra saliva y en todo nuestro cuerpo, que es nuestra primera línea de defensa contra los agentes patógenos invasores y una importante medida de la salud del sistema inmunitario. Después de que el grupo viera el vídeo, los resultados de las pruebas mostraron un aumento inmediato de los niveles de IgA secretora. En otras palabras, el sentimiento de interés y compasión que les evocó el vídeo tuvo un efecto medible en sus sistemas inmunológicos.[15]

Interesados en averiguar si el «interés autoinducido» tendría el mismo efecto que el interés indirecto, Rollin McCraty y su equipo del Instituto de HeartMath comenzaron por reproducir el estudio de McClelland y obtuvieron resultados muy similares. Inmediatamente después de ver el vídeo, los sujetos de la prueba presentaron un aumento del 17 % en los niveles de IgA.

A continuación, Rollin y su equipo llevaron su investigación varios pasos más allá. Querían saber si sentir interés sin un estímulo externo tendría un efecto mayor o menor. ¿Y qué pasa con otras emociones? ¿Cómo sería una experiencia de ira, por ejemplo, comparada con una experiencia de interés? Además, les interesaba saber cuáles serían los efectos a largo plazo del aumento autoinducido de los niveles de IgA.

15. Mc CLELLAND, D.C. y KIRSHNIT, C.: «The effects of motivational arousal through film on salivary immunoglobulin A», en *Psychological Health*, vol. 2, pp. 31-52, 1988.

Se enseñó a los sujetos de la prueba la técnica Freeze-frame® y luego se les pidió que evocaran un sentimiento de interés y compasión durante cinco minutos. Varios días después, se pidió a estas mismas personas que sintieran cinco minutos de ira autoinducida recordando una situación o experiencia de su vida que les hubiera hecho enfadar y recapturando el sentimiento lo mejor posible. En ambos casos, se tomaron muestras de IgA inmediatamente después y luego cada hora durante seis horas. La Figura 8.2 ilustra los resultados.

Después de cinco minutos de sentir interés y compasión, los sujetos experimentaron un aumento medio inmediato del 41 % en sus niveles de IgA. Al cabo de una hora, sus niveles de IgA volvieron a la normalidad, pero luego *aumentaron* lentamente durante las seis horas siguientes. Rollin observó que el interés autoinducido provocó un mayor aumento de la IgA que el sentimiento indirecto de interés evocado por el vídeo de la Madre Teresa. En algunos individuos, la IgA aumentó hasta un 240 % inmediatamente después de realizar la técnica Freeze-frame®.

También se produjo un aumento inmediato (18 %) de los niveles de IgA cuando los participantes experimentaron ira. Pero una hora más tarde, sus niveles de IgA habían descendido a sólo la mitad de lo que estaban antes del enfado. Incluso después de seis horas, sus niveles de IgA aún no habían vuelto a la normalidad.[16]

Con sólo cinco minutos de experiencia de ira evocada, la eficacia de nuestro sistema inmunitario se ve afectada durante más de *seis horas*. Está claro que nuestro sistema tarda mucho tiempo en volver a equilibrarse una vez que se produce la ira. Sin embargo, ¿cuántas veces al día nos enfrentamos a situaciones que tienen el potencial de despertar nuestra ira? Si el simple hecho de *recordar* ese sentimiento puede tener un impacto tan enorme en nuestro mecanismo de de-

16. REIN, G.; ATKINSON, M. y MC CRATY, R.: «The physiological and psychological effects of compassion and anger», en *Journal of Advancement in Medicine,* vol. 8, n.º 2, pp. 87-105, 1995.

fensa, ¡imagina el impacto cuando tenemos un arrebato de ira en tiempo real!

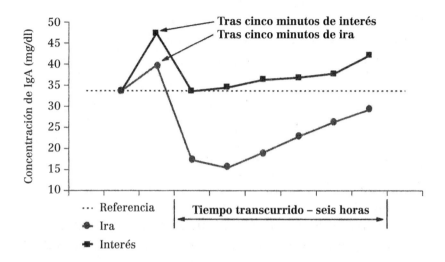

El impacto en el sistema inmunitario de la ira frente al interés

Figura 8.2. Este gráfico compara el impacto de un episodio de ira evocada durante cinco minutos con el de una experiencia de interés de cinco minutos en el anticuerpo inmunitario IgA secretora durante un período de seis horas. Cuando los sujetos recordaron un sentimiento de ira durante cinco minutos, un ligero aumento inicial de la IgA fue seguido de un descenso drástico, que persistió durante las seis horas siguientes (trazo inferior). Por el contrario, cuando los sujetos utilizaron la técnica Freeze-frame® y se centraron en el sentimiento de interés sincero durante cinco minutos, se produjo un aumento significativo de la IgA, que volvió a la línea de referencia una hora después y luego aumentó lentamente durante el resto del día (trazo superior).

Llevando el estudio de McClelland más allá, Rollin descubrió que mientras los sentimientos de ira suprimen el sistema inmunitario, el interés autoinducido lo potencia de forma significativa.

Es bueno saber que un enfoque intencional en el interés es más poderoso que el interés que sentimos al ver una película convincente. Pero si nunca centramos nuestra atención en el interés, no podemos producir ese efecto de forma consciente. ¿Con qué frecuencia nos esforzamos a lo largo del día por sentir interés? ¿Una, dos, quizás tres veces? Por el contrario, ¿con qué frecuencia nos sentimos preocupados o ansiosos? ¿Más de una o dos veces? La preocupación y la ansiedad son las ovejas negras de la familia del interés. Son el interés mal aplicado, lo que los investigadores del Instituto llaman *preocupación excesiva*.

Preocupación excesiva

He aquí un dato muy interesante. En el diccionario Webster, las primeras definiciones de la palabra cuidado son: «estado de ánimo agitado; sufrimiento mental, pena; sentido de responsabilidad agobiante, ansiedad e inquietud». Sin duda, esas palabras no captan el sentimiento que tiene una madre cuando sostiene a su bebé recién nacido, ¿verdad?

La definición de Webster parece haber pasado por alto la primera prioridad del cuidado como sentimiento de apoyo y amor. Desde nuestra perspectiva, el estado de carga descrito en la definición del diccionario se acerca más a lo que definimos como *preocupación excesiva*. Cuando el cuidado desde el corazón se ve bombardeado por inquietudes, ansiedades, conjeturas y estimaciones procedentes de la cabeza, puede pasar de ser una experiencia útil a ser perjudicial.

La preocupación excesiva es uno de nuestros mayores déficits energéticos, y es la raíz de muchos otros estados emocionales desagradables, como la ansiedad, el miedo y la depresión. La preocupación excesiva adopta muchas formas; algunas son obvias, y otras son más sutiles. El exceso de identificación, el apego, la preocupación y la ansiedad son sólo algunas de sus encarnaciones, y aunque suele aparecer en sus diversas formas en nuestras relaciones con la pareja, los hijos y los amigos, también puede teñir nuestras relaciones con las cosas y los conceptos. Por ejemplo, puede adoptar la forma de exceso de identificación o apego a temas, actitudes, lugares, cosas e ideas, o puede referirse al medio ambiente, la política, el rendimiento laboral, nuestras posesiones materiales, nuestras mascotas, nuestra salud, nuestro futuro o nuestro pasado.

Como nace del interés por los demás, la preocupación excesiva puede ser difícil de ver. Lo que la distingue es la sensación de pesadez y estrés que la acompaña, mientras que el verdadero interés va acompañado de una sensación de regeneración. Es muy importante interesarse por los demás, pero si cruzamos la línea de la preocupación excesiva, lo que sentimos es preocupante y produce estrés. Una buena pregunta que debemos hacernos es si nuestro interés es regenerativo tanto para el interesado como para el receptor. Si nuestras intenciones no se perciben como si estuvieran añadiendo energía a nuestra cuenta bancaria emocional y afectando a los demás de una manera edificante, entonces hay una gran posibilidad de que estemos preocupándonos en exceso.

La preocupación excesiva desvía la potencia de nuestro interés y reduce su eficacia. Preocuparse y alterarse no ayuda nada ni a nadie, aunque estemos preocupados «porque nos importa». Los problemas se resuelven a medida que logramos claridad y coherencia, no cuando nos preocupamos. De hecho, el exceso de preocupación puede empeorar las cosas: asfixiar a un ser querido con exceso de cuidados y preocupaciones tiende a repeler en lugar de atraer. A nadie le gusta que le den la lata y se preocupen por él durante mucho tiempo.

El exceso de preocupación es una de las principales razones por las que las personas que ejercen el ministerio religioso y otras profesiones relacionadas con los cuidados se agotan. Pero incluso los que somos banqueros, amas de casa o jardineros sabemos lo que es el agotamiento; a veces todos nos hemos sentido agotados, secos. En algunas instituciones, muchos hospitales, sanatorios, hospicios y residencias de ancianos, por ejemplo, el cuidado excesivo ha sustituido al verdadero cuidado. ¿Por qué? Porque las intenciones originales y bondadosas de quienes trabajan en esas instituciones (intenciones que nacen del corazón) a menudo son drenadas por la mente no gestionada y fusionadas con la energía incoherente de la discordia emocional.

Es esencial que quienes trabajan con otras personas en situaciones emocionalmente difíciles se mantengan equilibrados para mantener su eficacia. Si una enfermera, por ejemplo, cae en la trampa de identificarse en exceso con cada paciente enfermo, llevarse el trabajo a casa, preocuparse por los que están en su planta y asumir demasiada responsabilidad por el resultado de sus dilemas de salud, el exceso de preocupación minará su energía.

Pronto sentirá que tiene que mantener una distancia mayor de lo habitual con sus pacientes para protegerse del agotamiento emocional. Sin embargo, esa distancia la separa de su corazón, y sin corazón, no puede disfrutar plenamente de su trabajo. Para empezar, se olvida de por qué se hizo enfermera, puesto que cuando ya no puede permitirse preocuparse, no siente que esté cuidando a los demás.

Lo que no sabe es que hay otra opción: seguir con el corazón, seguir cuidando de sus pacientes sin preocuparse en exceso. La Madre Teresa no podría haber trabajado todos esos años con algunas de las personas más enfermas y pobres del mundo sin un enorme corazón que comprendiera las diferencias entre el verdadero cuidado y el exceso de preocupación.

Jerry Kaiser, director de la División de Programas de Salud de HeartMath LLC, solía trabajar con una organización que proporcionaba ayuda a las víctimas de huracanes, inundaciones, incendios y otros sucesos catastróficos. «Cuando llegaban los equipos de socorro», decía, «siempre podías distinguir a los novatos, porque caían inmediatamente en la preocupación excesiva: "¡Oh, no! ¡Mirad a esa pobre gente!"». Los que teníamos experiencia sacudíamos la cabeza. Sabíamos que con ese nivel de agotamiento emocional, esos voluntarios bienintencionados no podían ayudar nadie. Al cabo de uno o dos días, se agotaban y teníamos que enviarlos a casa».

Si nos preocupamos hasta el punto de agotar nuestras reservas emocionales, sencillamente no nos queda energía ni ganas de preocuparnos por casi nada. El exceso de preocupación es la vía rápida hacia el agotamiento, y éste nos lleva a no preocuparnos en absoluto.

Eliminar el exceso de preocupación

Para eliminar el agotamiento de la preocupación excesiva, primero debemos ser conscientes de las formas en que tendemos a experimentar este tipo de preocupación, ya que cada persona es diferente. Algunos de nosotros sentimos una identificación excesiva con factores como la apariencia física, la situación laboral o las ideas (¡eso también es preocupación excesiva!). Otros tenemos demasiado apego a las personas, al dinero, a las cosas o a los problemas. Bajo la influencia del exceso de preocupación en cualquiera de estas formas, es más probable que cedamos a la ansiedad, la ira o el miedo. Elige tu veneno, todos tenemos nuestros favoritos.

Por suerte, escuchar la inteligencia de nuestro corazón es la mejor manera de descubrir dónde estamos gastando energía de manera poco eficiente. A medida que desarrollemos más esta inteligencia, seremos más conscientes de forma natural de nuestra preocupación excesiva.

Puedes empezar ahora mismo, si aún no lo has hecho, haciendo una lista de tus principales preocupaciones excesivas. ¿Qué es lo que te causa preocupación y ansiedad? ¿A qué estás demasiado apegado o con qué te identificas demasiado? Recuerda que la preocupación excesiva puede estar presente en casi cualquier área de tu vida: personas, mascotas, cosas, creencias, presiones de tiempo o problemas; puede ser evidente o sutil. Las emociones de preocupación excesiva a las que debes estar atento pueden ser: ansiedad, miedo, depresión, decepción, culpa, celos y estrés. Todas ellas pueden tener una intensidad que oscila entre leve y fuerte.

Tómate unos minutos para analizar de forma objetiva tus preocupaciones excesivas. Anótalas en la hoja de inventario que se encuenta en la página siguiente. Este ejercicio no está diseñado para alarmarte. Si te encuentras angustiado por tus preocupaciones excesivas, relájate, dirígete a la zona que rodea el corazón y luego busca un sentimiento básico del corazón. Intenta aliviar cualquier tipo de ansiedad que experimentes, accediendo al corazón.

Aplicar Freeze-frame® a la preocupación excesiva

Cuando te encuentras con que te preocupas demasiado, lo mejor que puedes hacer es activar la energía de tu corazón y encontrar un sentimiento de interés equilibrado. Este proceso implica quitarle importancia al asunto y reducir la cantidad de energía emocional que has invertido en él. Como puedes imaginar, Freeze-frame® puede ser muy útil para gestionar la preocupación excesiva. En el próximo capítulo aprenderás otra técnica (Cut-thru®), que eliminará aún más el exceso de preocupación, especialmente cuando hay mucha energía asociada a él.

Ahora rellena la hoja de ejercicios de Freeze-frame® de la página 268, la misma hoja de trabajo que respondiste en el capítulo 4. Elige uno de los temas de tu hoja de inventario de preocupaciones excesivas. Escríbelo en «Situación»; luego, en «Reacción de la cabeza», escribe algunas palabras sobre cómo percibes la situación y cómo te hace sentir.

· Hoja de inventario de preocupaciones excesivas

Los excesos de preocupación son causados por la cabeza y las memorias celulares no gestionadas que drenan nuestra energía. Identificar estos excesos es el primer paso para eliminarlos.

Los sentimientos de preocupación excesiva incluyen:

- Malestar
- Preocupación
- Sentimientos inquietantes o vagos de inseguridad
- Celos
- Miedos

Enumera los excesos de preocupación que son un lastre en tu vida en este momento, como por ejemplo:

- Preocupación por lo que alguien pueda pensar de ti
- Inseguridad en las relaciones
- Preocupación por el dinero
- Preocupaciones por la salud
- Ansiedad por el rendimiento laboral
- Sentimientos incómodos respecto a ciertas personas, asuntos, situaciones, la vida

_____   _____

_____   _____

_____   _____

_____   _____

_____   _____

_____   _____

_____   _____

_____   _____

_____   _____

_____   _____

_____   _____

_____   _____

_____   _____

_____   _____

Una vez preparado el escenario, realiza la técnica Freeze-frame® y pide a tu corazón que te muestre cómo pasar de la preocupación excesiva al interés verdadero; escucha bien y luego escribe en «Respuesta de la intuición del corazón» lo que dice tu corazón. Compara las perspectivas de antes y después. Comprueba si has determinado una forma más eficaz de afrontar tu situación que elimine parte de tu preocupación excesiva y te devuelva al interés equilibrado. Y lo que es más importante, sigue el consejo que te ha ofrecido tu corazón.

No te preocupes: todo el mundo experimenta un exceso de preocupación en algún grado. Si lo identificas y trabajas para eliminarlo, estarás dando un gran paso adelante y, a medida que sigas avanzando, llegarás al núcleo de lo que provoca gran parte del estrés oculto que te impide experimentar una vida más gratificante.

La preocupación excesiva y las emociones

El exceso de preocupación engloba y da lugar a muchos de nuestros estados emocionales menos deseables. Como hemos visto, emociones como la decepción, la culpa, la ansiedad y la envidia (junto con muchas otras) suelen nacer de la preocupación excesiva. También los miedos e inseguridades, que se acumulan y multiplican si no se resuelven. Lo interesante es que si nos ocupamos de nuestros excesos de preocupación desde el corazón, eliminamos al mismo tiempo una gran cantidad de otras condiciones emocionales.

Si no se controla, el exceso de preocupación acaba produciendo una angustia de bajo grado que se cierne como una nube sobre todos los aspectos de nuestra vida, y ese sentimiento de bajo grado se intensifica si no se detiene, convirtiéndose finalmente en miedo o incluso en pánico. Antes de que nos demos cuenta, el miedo empieza a dirigir el espectáculo: tenemos miedo *a todo*. Podemos eliminar gran parte de este comportamiento emocional si detectamos el exceso de preocupación a tiempo.

Dado que para detectarlo es necesario reconocerlo, vamos a analizar en profundidad algunas de las formas más comunes de preocupación excesiva.

La preocupación excesiva en acción

Ansiedad generalizada y otras emociones basadas en el miedo

Empecemos por el miedo. Aunque la mayoría de nosotros no experimentamos altos niveles de miedo en nuestra vida diaria, sí sentimos emociones que se basan fundamentalmente en el miedo, como la ansiedad, la preocupación, el pánico y la inseguridad.

La ansiedad generalizada es una de las más comunes y a menudo la sentimos sin motivo aparente. Pero hay una razón oculta en alguna parte: quizás estamos demasiado preocupados por un problema concreto o demasiado apegados a su posible resultado. Y también hay una consecuencia: la experiencia habitual de la ansiedad fomenta la inseguridad que, si no se controla, produce miedo y pánico.

Digamos que tienes un hijo de diez años que acaba de irse de campamento de verano. Nunca antes se había ido una semana entera y, aunque intentas no demostrarlo, te sientes un poco angustiado. En el fondo, sabes que los monitores del campamento velarán por él, pero cuanto más piensas en ello, más te inquieta. Después de todo, es sólo un niño pequeño. Sin ti, podría caerse de un árbol y romperse el cuello o ahogarse en el lago; ¡podría pasar *cualquier cosa*!

Cuando la seguridad de un niño está en juego, la progresión de la ansiedad a la preocupación, al miedo y al pánico es bastante rápida. Pero si aprendes a cortar la ansiedad de raíz, te ahorras horas de bombardeo de hormonas estresantes. Y lo mejor de todo es que evitarás sentirte inseguro o asustado por completo.

Hoja de ejercicios de Freeze-frame®

Éstos son los cinco pasos de la técnica Freeze-frame®:

1. Reconoce la sensación de estrés y aplica la técnica. Tómate un tiempo.
2. Haz un esfuerzo sincero por desviar tu atención de la mente acelerada o de las emociones perturbadoras hacia la zona que rodea tu corazón. Imagina que respiras a través de tu corazón para ayudar a concentrar tu energía en esta zona. Mantén tu atención ahí durante diez segundos o más.
3. Recuerda un sentimiento o momento positivo y divertido que hayas tenido en tu vida e intenta volver a experimentarlo.
4. Ahora, usando tu intuición, sentido común y sinceridad, pide a tu corazón: ¿Cuál sería una respuesta más eficaz a la situación, que minimizara el estrés futuro?
5. Escucha lo que dice tu corazón en respuesta a tu pregunta (es una forma eficaz de poner en jaque a tu mente reactiva y a tus emociones, ¡y una fuente interna de soluciones basadas en el sentido común!).

Situación _____

_____

Reacción de la cabeza _____

_____

_____

_____

_____

FREEZE-FRAME®
_____

Respuesta de la intuición del corazón _____

_____

_____

_____

_____

_____

Al hacer el ejercicio de Freeze-frame®, pasé de _____ a _____

Ansiedad por rendimiento

La mayoría de las veces, como hemos visto, los sentimientos de ansiedad se asocian directamente con algún tipo de preocupación excesiva. La ansiedad por rendimiento es un ejemplo perfecto. Se trata de un exceso de preocupación sobre si cumpliremos nuestras propias expectativas y las de los demás. ¿Cómo lo haremos? ¿Lo haremos todo bien? ¿Qué van a pensar los demás?

Todos estos pensamientos y sentimientos provienen de la preocupación excesiva por la imagen que tenemos de nosotros mismos y/o por estar a la altura de un estándar personal o social. Es importante preocuparse por hacer las cosas bien, por supuesto, pero cuando cruzamos la línea de la preocupación excesiva, nuestro interés original se ve empañado por el estrés. Entonces se convierte en algo contraproducente, porque compromete nuestra energía disponible para rendir.

En el lugar de trabajo, donde la competencia es alta, la ansiedad por rendimiento puede alcanzar niveles extremos, ya que la gente trabaja más y durante más tiempo para mantenerse en cabeza. La ansiedad por la presión del tiempo, los plazos, los problemas de comunicación y la gestión de la información es frecuente, al igual que la ansiedad por el puesto, el estatus, el salario o los beneficios, los aumentos y la evaluación del rendimiento.

Entre los deportistas de alto nivel, la ansiedad por rendimiento es un problema tan común que muchos psicólogos han construido su carrera en torno al tratamiento de este problema. Desde las cimas de las montañas nevadas de los esquiadores profesionales hasta los campos de juego de las estrellas de fútbol de las grandes ligas, los psicólogos deportivos están al lado de sus clientes y les recuerdan que se relajen, que mantengan la concentración y que aparten todo lo demás de su mente. Los deportistas saben muy bien que la ansiedad es el beso de la muerte para su rendimiento.

Establecer objetivos ambiciosos es admirable, al igual que trabajar duro para alcanzarlos. Pero *preocuparse* por ellos es un desperdicio de energía que debilita; es un exceso de preocupación.

Perfeccionismo

El perfeccionismo funciona de la misma manera. Da lugar a emociones ineficaces como la decepción, el autojuicio y la culpa. Nada puede ser simplemente bueno o incluso excepcional, tiene que ser *perfecto*. Sacar un notable no es suficiente; quieres un sobresaliente. Ser una esposa o un marido exitoso, apreciado y querido no te interesa; tienes que ser impecable. El perfeccionismo es el exceso de preocupación en su máxima expresión.

Digamos que estás planeando una fiesta de cumpleaños para tu madre. Pronto será su octogésimo cumpleaños y quieres que todo esté perfecto, porque siempre te esfuerzas por ser la hija perfecta. Quizás a lo largo de los años te han enseñado a ser perfecta y te has creído ese objetivo, viviendo en un exceso de preocupación inconsciente por alcanzar siempre el máximo nivel.

Planificas la fiesta a conciencia y al mismo tiempo te preocupas en exceso. ¿Conseguirás la mesa exacta que has pedido en el restaurante? ¿Llegará a tiempo tu hermano, que tiene fama de llegar tarde? ¿Se divertirá tu madre? ¿Recibirás el reconocimiento por haber organizado la fiesta de cumpleaños perfecta? Cada vez sientes más ansiedad, preguntándote si has atendido a todos los detalles. Todo *tiene que* salir exactamente como lo has planeado, o la fiesta (y tú) será un fracaso.

Como era de esperar, tu hermano llega tarde a tu casa. Todas tus precauciones no han tenido ningún efecto sobre su sentido de la puntualidad. Cuando sólo se retrasa unos minutos, empiezas a resentirte y a juzgarle. Aunque circuláis un poco más rápido de lo que permite la ley, llegáis tarde al restaurante, donde descubres que tu mesa especial está ocupada. Qué típico, piensas.

Sin embargo, tu madre está bien, disfrutando del tiempo con sus hijos y sintiéndose honrada de que todos se preocupen lo suficiente como para hacer de ésta una noche especial. A *ella* no le preocupa demasiado la mesa en la que está sentada. Pero *tú* te sientes decepcionada y frustrada. En lugar de tener un ramillete de amor para ofrecer a tu madre en este cumpleaños tan especial, sólo tienes restos de tus intenciones afectuosas, y éstas se entremezclan ahora con la decepción y el resentimiento.

Tu exceso de preocupación ha puesto en peligro la potencia de tus intenciones en nombre del perfeccionismo, y has agotado tu energía. No te dañarías de esa manera si existiera un poco más de seguridad, flexibilidad y equilibrio emocional en tu corazón.

Apego excesivo

El apego excesivo es un sentimiento que nos ata a una persona, un lugar, un objeto o una idea hasta el punto de perder la perspectiva equilibrada. Una madre tiene un sentimiento natural de apego a su hijo. Sin embargo, si su apego llega al punto de no soportar estar separada del niño, entonces promueve la dependencia, reforzando su propia inseguridad e infelicidad, así como la de su hijo.

Los cónyuges y los amantes tienen un vínculo natural entre sí. Los sentimientos que nuestra pareja despierta en nosotros, el apoyo y el consuelo que nos da, pueden ser activos tremendos. Pero si nos volvemos dependientes de este apego, perdemos nuestro centro de energía. Todo lo que la otra persona hace (o deja de hacer) se convierte en una fuente de seguridad (o inseguridad). Esta seguridad mal fundamentada distorsiona nuestra percepción de nosotros mismos y de nuestra pareja; es una falsa seguridad. Las comparaciones, los celos, el miedo a la pérdida y la pérdida real son resultados habituales. Las relaciones simplemente no pueden prosperar con un apego impulsado por una preocupación excesiva.

También podemos desarrollar apegos a actitudes y hábitos. Por ejemplo, nos acostumbramos a tomar una taza de café a primera hora de la mañana, a doblar la ropa de una manera determinada o a adherirnos a nuestras opiniones de una manera tan rígida que nos resistimos a abandonarlas. Si algo interfiere con nuestra rutina, dejamos que nos haga caer en un malestar «justificado». En ese momento, estamos tan anclados en nuestras costumbres que hemos perdido nuestra flexibilidad saludable. Sin embargo, todos sabemos que lo que no es flexible acaba por romperse.

El apego excesivo a nuestras actitudes y rutinas es un problema inminente.

Hoy en día, las empresas se gastan millones de dólares en formar a sus empleados para que sean creativos y «piensen a contracorriente». La «corriente» a la que se refiere ese término está formada por mentalidades rígidas y la incapacidad de expandir la conciencia. El apego a ideas o formas de hacer las cosas limita las nuevas posibilidades y puede hacernos sentir como si estuviéramos atrapados en una corriente. Una forma rápida de salir de ella puede ser el desarrollo de una actividad conjunta entre la cabeza y el corazón.

El apego excesivo a los resultados esperados también indica un exceso de preocupación. Cuando añadimos apego a nuestras expectativas, nos preparamos para la decepción. Si la vida intentara enseñarnos a relajarnos, ésta sería la oportunidad perfecta. Lo bueno de que no se cumplan nuestras expectativas es que nos obliga a replantearnos nuestros apegos.

A medida que aprendemos a identificar la preocupación excesiva y a realizar ajustes internos para recuperar el sentimiento de interés verdadero, eliminamos los cimientos que sostienen nuestras emociones drenantes. Ese único acto nos devuelve el equilibrio. Es un enfoque eficaz para la gestión emocional, porque nos lleva al origen o la causa de muchos problemas emocionales.

De tanto en tanto, cuando te sientas emocionalmente desequilibrado, haz una comprobación de tu sistema para localizar cualquier exceso de preocupación que pueda estar detrás de tus sentimientos discordantes. Una vez que reconozcas la preocupación excesiva de una u otra forma, dirígete al corazón y haz algo al respecto.

Los hijos e hijas de la preocupación excesiva

La angustia, la ansiedad y la inseguridad son algunas de las consecuencias más evidentes de la preocupación excesiva. Aunque estos sentimientos pueden aparecer cuando menos lo esperamos, generalmente sabemos que están ahí. Pero muchas formas más sutiles de preocupación excesiva pasan fácilmente desapercibidas en nuestro mundo mental.

La mayoría de la gente no pensaría en las proyecciones, las expectativas y las comparaciones como preocupaciones excesivas a las que hay que hacer frente. Estas formas de preocupación mental excesiva suelen ser las culpables de otras desagradables afecciones emocionales más evidentes que, al final, pueden producir grandes drenajes de energía en nuestra salud y llevarnos a un colapso. Cuando Mark Twain dijo: «En mi vida ha habido muchas tragedias. Al menos la mitad de ellas ocurrieron en realidad», se refería a la desdicha que pueden causarnos las proyecciones no gestionadas.

Proyección

Utilizamos el término «proyección» para describir nuestros pensamientos e imágenes mentales sobre el futuro. Todos tenemos literalmente miles de pensamientos sobre el futuro cada día, ya sea haciendo la lista de la compra para la semana o planeando una reunión de negocios para el próximo jueves. Nuestros objetivos a largo plazo, que tienen un valor incalculable para mantener el rumbo de nuestras vidas, se proyectan de forma inevitable hacia el futuro. Las esperanzas y los sueños nos mantienen entusiasmados con el futuro. Pero cuando el miedo y la ansiedad se unen a nuestras proyecciones, se convierten en algo totalmente distinto.

Las proyecciones generan un desgaste emocional incalculable, pero no solemos ser conscientes de su magnitud. Lo importante de las proyecciones es su efecto acumulativo. Aunque la mayoría de nosotros no reconoce las proyecciones como problemas (después de todo, *todo el mundo* proyecta hacia el futuro), van filtrando gota a gota la energía que necesitamos para crear un futuro positivo. Como resultado, no tenemos suficiente energía para experimentar «calidad» en nuestra vida. Puede que todo parezca estar bien en la superficie, pero sigue faltando algo.

Si caminamos por el desierto con agua en un cubo lleno de agujeros, no nos va a quedar nada para beber cuando lo necesitemos. Cuantos más agujeros, más rápido se agota el agua; pero incluso un solo agujero la agotaría. Ese único agujero podría ser una proyección que drenara el cubo en quince pasos o en cinco kilómetros.

La mayoría de nosotros tenemos proyecciones de bajo grado que funcionan de forma constante durante todo el día. Aunque por separado no parezcan gran cosa (cada una de ellas es sólo un pequeño agujero en nuestro cubo), recuerda que sólo hace falta una fuga para que ese cubo se vacíe.

Es simplemente física: hay que tener en cuenta la energía. Cuando extendemos nuestros miedos e inseguridades proyectándolos en el futuro, fomentamos que se precipiten más miedos, creando un drenaje de energía aún mayor. Si creemos en esos miedos, en realidad ayudamos a crear lo que más tememos.

Piensa en ello. ¿Cuánta energía se gasta en preguntarse cómo saldrán las cosas? ¿Con qué frecuencia proyectamos que no tendremos suficiente tiempo, que no cumpliremos un plazo importante o que no podremos comunicarnos con alguien? ¿Cuánto nos cuestan esas proyecciones y esos excesos? Los drenajes de energía que provocan no se detienen por sí solos; depende de nosotros el darnos cuenta y detenerlos.

¿Alguna vez has salido de viaje y has empezado a preocuparte, después de estar a kilómetros de casa, por si habías apagado o no el horno? Estás casi seguro de que lo hiciste, pero ¿y si no? Si tienes motivos para pensar que realmente te has dejado el horno encendido, la respuesta adecuada es actuar. Detente a la primera oportunidad y llama a un vecino para que lo compruebe; es lo natural y lo responsable. Pero si te imaginas que toda tu casa se está quemando por un temor sin fundamento, estás proyectando demasiado. Y toda esa inquietud y preocupación se registrará como un déficit en tu balance interno de activos y déficits.

También podemos experimentar proyecciones en torno a cuestiones a largo plazo, como encontrar la plenitud o el éxito, conocer a la pareja adecuada, conseguir el trabajo correcto, criar hijos bien adaptados, y demás. Considerar nuestro futuro es en sí mismo muy apropiado, pero no si esa consideración se convierte en un exceso de preocupación y produce una inquietud temerosa sobre nuestra seguridad futura y la de los demás. Ese tipo de proyección no nos sirve ni a nosotros, ni a nadie.

He aquí otro ejemplo interesante. Nos gusta llamarlo «proyección de alta velocidad». ¿Alguna vez has pensado: «La vida me está yendo muy bien. Me pregunto cuándo va a terminar y las cosas van a cambiar a peor»?

Justo en medio de los buenos tiempos, sin ninguna razón basada en la realidad, podemos sabotear nuestro bienestar preocupándonos en exceso y proyectando sobre lo que podría pasar. Los pensamientos y sentimientos de desastre en ciernes vuelan por nuestra mente a gran velocidad. Ni siquiera sabemos qué nos está ocurriendo. Sin darnos cuenta, nuestra especulación ha inhibido nuestra capacidad de apreciar con plenitud nuestra situación actual como podríamos (y deberíamos) hacerlo.

¿Y qué hay de las proyecciones idealistas? Imaginamos una nueva y gloriosa carrera o unas maravillosas vacaciones e invertimos nuestras esperanzas e identidad en ello, y luego acabamos desolados si la realidad no se corresponde con la proyección.

Proyectar resultados es algo automático en la mayoría de las personas. De hecho, todo el mundo lo hace, aunque en diferentes grados. No es malo, pero es conveniente aprender a gestionar las proyecciones.

Como los pensamientos y sentimientos de la proyección pueden ser sutiles, pide a tu corazón que te ayude a verlos. Intenta no identificarte con ellos mientras los observas. Acude a la neutralidad y deja que la inteligencia de tu corazón te muestre una perspectiva diferente. Se necesita un nivel de gestión emocional muy afinado para detener las proyecciones a medida que surgen. Entonces, aprecia tu vida sin preocuparte ni proyectar una realidad futura que puede o no suceder.

Expectativas

Por lo general, damos por sentado que nuestra familia, nuestros compañeros de trabajo e incluso el camarero de un restaurante nos tratarán con respeto y buenos modales. Tanto si la gente nos trata así como si no, todos tenemos expectativas. También esperamos resultados predecibles de nuestros esfuerzos: esperamos que las reuniones se celebren según lo previsto y esperamos que la gente haga lo que dice que va a hacer, pero cuando las cosas van mal, nos creemos con derecho a sentirnos estresados. En todos estos aspectos, las expectativas nos llevan de la mano con demasiada frecuencia.

Cuando nos preocupamos demasiado de que la vida se ajuste a nuestras expectativas, nos estamos preparando para la decepción. Como todos sabemos, la vida no es tan complaciente. La realidad acabará, muy a menudo, por no cumplir nuestras expectativas. La decepción que sentimos puede llevarnos a la desesperación, que luego puede convertirse en depresión y hacernos sentir víctimas. Todo esto pasa factura a nuestro cuerpo y repercute de forma negativa en nuestra longevidad.

Las expectativas también conducen a la culpa, que consume mucha energía y no arregla nada. Sólo hace que las cosas empeoren sin cesar. La culpa agota al culpable. Sin embargo, no son los pensamientos de culpa los que provocan el mayor drenaje, sino el significado y la energía emocional dedicados a apoyar la culpa.

Hace años, cuando salí de la escuela, yo (Doc) acepté un trabajo en una fábrica de muebles. Un día se me estropeó el coche y durante muchas semanas necesité que me llevaran al trabajo.

Un amigo accedió a llevarme si me encontraba con él a mitad de camino entre nuestras casas. Las cosas fueron bien durante un par de semanas. Me alegré de poder contar con él mientras me arreglaban el coche.

Una mañana empezó a llover cuando me dirigía por ese camino de tierra a encontrarme con él. Permanecí allí de pie, a la expectativa, mojándome cada vez más, mientras esperaba a mi amigo. Nunca apareció, aunque sabía que yo dependía de él. No podía creerlo, estaba tan decepcionado que no podía pensar con claridad.

Después de intentar hacer autostop sin éxito, finalmente llamé a la puerta de un desconocido, empapado, y llamé a un taxi. Decidí coger un taxi a partir de entonces. Le dejé un mensaje al respecto, pero no le di ninguna explicación.

Cuando por fin recuperé mi coche, me encontré con mi amigo y me despaché a gusto con él. Nada de lo que dije tenía que ver con mi agradecimiento por el hecho de que me hubiera recogido sin falta durante un tiempo antes de dejarme tirado.

Me dijo que había intentado llamarme esa mañana lluviosa para explicarme que había pinchado una rueda. Deseoso de arreglar las cosas entre nosotros, incluso me enseñó el recibo del neumático nuevo. Enseguida me di cuenta de lo tonto que había sido al guardarle rencor durante tanto tiempo. Estuve a punto de perder a un buen amigo porque mis expectativas idealistas no se moderaron por no tener en cuenta los imprevistos de la vida.

Es extraño cuando se piensa en lo idealistas que pueden ser nuestras expectativas. Son fantasías sobre cómo nos gustaría que funcionara la vida, nada más; no podemos controlar cómo va a resultar todo. E incluso cuando todo sale bien, a veces nosotros mismos estropeamos las cosas. ¿Cómo podemos exigir a los demás un nivel más alto que el nuestro?

El poder positivo de las expectativas se encuentra en el corazón. Pero ese poder sólo es tan positivo como tu capacidad para abandonar tus expectativas si no se cumplen, adoptar una perspectiva nueva y más realista, y cortar por lo sano.

Comparación

En este contexto, la comparación significa medirnos con los demás, evaluar quiénes somos (la imagen que tenemos de nosotros mismos) y lo que tenemos frente a quién es otra persona y lo que tiene.

Las comparaciones que causan estrés emocional surgen de nuestras propias inseguridades y fragilidades. Por ejemplo, podemos preocuparnos demasiado por si somos tan inteligentes o atractivos como otra persona y perder de vista nuestras propias cualidades. Podemos envidiar las adquisiciones y los logros de otras personas (sus coches, sus familias, sus casas, sus trabajos) y olvidar por completo lo felices que podríamos ser con nuestras propias vidas si dejáramos de compararnos. Sentir este tipo de comparación es muy diferente a tener modelos de éxito o una sana admiración por otras personas.

El estatus es un campo de juego comparativo habitual: «¿Tengo tanto (dinero, prestigio, o lo que sea) como él?»; «¿Va a entrar nuestro hijo en una universidad tan buena como la hija de nuestro vecino?»; «¿No me merezco el despacho de la esquina tanto como mi colega?»; «¿No es mi trabajo tan importante como el de mi amigo?». Todas estas preguntas revelan una preocupación excesiva por lo que tenemos frente a lo que tienen los demás.

Si hemos hecho un inventario honesto desde el corazón en los ejercicios anteriores, puede que ahora sintamos que tenemos más de lo que creíamos. Sin embargo, siempre queremos más y nos sentimos *con derecho* a más. Eso se debe en parte a un impulso natural de crecimiento y realización, pero las comparaciones nos hacen perder la perspectiva y ahogar el aprecio por todo lo que tenemos.

Un amigo común heredó una importante cantidad de propiedades, acciones y objetos personales cuando murió su madre. Su hermano recibió una herencia de igual valor, pero también recibió el anillo de bodas de diamantes de su madre. Cuando se enteró de ello, nuestro amigo entró en un estado de extrema preocupación. Empezó a obsesionarse con la razón por la que su hermano había recibido el anillo. Decía que había sido muy importante para su madre. ¿Significaba eso que ella quería más a su hermano? Se puso a cuestionar todo lo relacionado con la herencia, tratando de analizar las decisiones de su madre: «¿Por qué me tocó a mí la casa y a mi hermano la granja? ¿Es mejor la granja? ¿Qué quería decir ella?».

Con el exceso de preocupación tiñendo su perspectiva, nuestro amigo veía cada línea inocente del testamento, cada generoso legado, como una fuente potencial de dolor. Después de muchas semanas de sufrimiento, poco a poco se desprendió de sus percepciones e hizo las paces con las decisiones de su madre. Se dio cuenta de que en realidad no dudaba de su amor por él y que, de hecho, había recibido una herencia maravillosa, con o sin anillo.

Si la comparación se apodera de nosotros, nos lleva a la envidia y a los celos, terreno fértil para otras emociones deficitarias como la culpa, el resentimiento e incluso el odio. Piensa en ello; podemos empezar a preocuparnos por algo o por alguien y, por un solo pensamiento de celos, acabar resentidos o incluso odiando a esa cosa o persona. Ése es el potencial de la preocupación excesiva no gestionada.

Con el exceso de preocupación, la atención se centra en lo que no tenemos en comparación con los demás. El exceso de preocupación no sólo reduce la apreciación de lo que tenemos, sino que también disminuye de manera significativa nuestro aprecio por nosotros mismos y nuestra autoestima. La solución, por supuesto, es desarrollar un mayor sentido de seguridad interior. La inteligencia del corazón ayuda a desarrollar la seguridad, pero no ocurrirá de la noche a la mañana.

Si tienes el hábito de hacer comparaciones desfavorables entre tú y los demás, tienes el hábito de ser demasiado duro contigo mismo. No es posible que seas peor en todo que todas las personas que conoces. Por eso es importante que, desde el momento en que decidas trabajar en este elemento de cuidado excesivo de la comparación, te relajes. Regálate un poco de autocuidado; la mejor manera de dejar de hacer comparaciones es poco a poco. Date cuenta de que muchos de nuestros excesos de preocupación provienen de la programación social en nuestras familias, escuelas y sociedad. Valora las mejoras que vayas consiguiendo en lugar de esperar un éxito instantáneo.

Abordar la proyección, las expectativas y la comparación

Cuando dejamos de lado la proyección, las expectativas y la comparación, equilibrando nuestros excesos con la sabiduría y el cuidado del corazón, dejamos espacio para las fragilidades humanas y para que la vida sea vida. Nos damos cuenta de que crecer emocionalmente implica no esperar que todo cumpla nuestras expectativas. Esa comprensión nos ayuda a interesarnos de forma sincera por las cosas sin caer en la preocupación excesiva, lo que significa que no tenemos que pasar por el estrés que ésta genera.

He aquí cinco consejos que pueden ayudar a eliminar la proyección, las expectativas y la comparación:

1. Sé observador de tus pensamientos y sentimientos y haz un esfuerzo sincero para ver dónde puedes ser propenso a experimentar con regularidad la preocupación excesiva.

2. Cuando te encuentres experimentando una proyección, una expectativa o una comparación poco saludables, recuerda que esos déficits de energía están drenando tus reservas de energía. Esa perspectiva te dará la motivación necesaria para superarlos.

3. Intenta quitarle importancia a los pensamientos y sentimientos proyectivos, expectantes y comparativos. Normalmente no son tan importantes como parecen.

4. Cuando te encuentres experimentando cualquiera de estas preocupaciones excesivas, haz un esfuerzo por detenerte, aplica la técnica Freeze-frame® y pide a tu corazón que te muestre cómo transformar cada preocupación excesiva en un interés verdadero. Establecer contacto con la inteligencia de tu corazón te permitirá ver las cosas de una manera más completa y dará una nueva dirección a tus cuidados.

5. Activa el sentimiento básico del corazón del aprecio. Aprecia cómo son las cosas en lugar de identificarte en exceso con una situación o un problema, y agradécete a ti mismo por tener la conciencia de captar estas sutiles preocupaciones excesivas.

Aprender a cuidar más de uno mismo y de los demás no consiste en ser impecable y no experimentar nunca un exceso de preocupación. No es un proceso instantáneo ni finito. Se necesita tiempo para eliminar la preocupación excesiva de tu vida, y el proceso es continuo, pero es realmente divertido empezar a buscarla y liberarse de ella.

A medida que la inteligencia de tu corazón sea más accesible, no tendrás que estar pendiente de cada pensamiento o sentimiento descarriado. Las señales del corazón serán más claras y te permitirán saber sin necesidad de avisar cuándo tu preocupación se ha convertido en excesiva. Cada vez que elimines una preocupación excesiva, el alivio será tremendo, y almacenarás energía que hará que lidiar con ellas sea más fácil la próxima vez.

Pronto descubrirás por ti mismo que transmutar la preocupación excesiva en interés verdadero es uno de los logros más gratificantes y regeneradores que puedes experimentar. Eliminar la preocupación excesiva es un acto de autocuidado que mejorará tu vida de formas que nunca habías imaginado. También mejorará tu capacidad para cuidar de forma inteligente a las personas y los asuntos sociales que son importantes para ti.

A menudo, cuando damos un seminario, hablamos de cultivar el autocuidado. A la mayoría de los participantes les encanta el concepto, ¿por qué no? La mera idea nos hace sentirnos bien y nos nutre el alma. A la mayoría de nosotros se nos enseñó a que nos tocara la peor parte, así que reservar tiempo para cuidarnos parece un lujo.

Debido a la inexperiencia, las primeras cosas que nos vienen a la mente en torno al autocuidado son bastante simples. «¡Abrazar a mi cachorro me hace sentir tan bien que lo haré más a menudo!», puede decir un estudiante. O: «Ya sé, encenderé unas velas y me daré un largo baño caliente». Son sugerencias estupendas, pero el autocuidado va mucho más allá.

Cuidarse lo suficiente como para generar amor por uno mismo a lo largo del día, sin ninguna razón (¡excepto que tú te lo mereces!), envía un fuerte mensaje a tu corazón. Una vez que éste sepa lo que te propones, comenzará a ayudarte a generar ese amor. Esto no es narcisismo; es salud. La eliminación del exceso de preocupación y de otros drenajes de energía se consigue de forma más rápida e indolora si te alejas del estruendo de la mente y te dejas motivar por un profundo sentido del autocuidado. Con el autocuidado, empezarás a amplificar tu capacidad de cuidar hasta que fluya de forma natural hacia ti, tus seres queridos y el mundo que te rodea.

Regreso al interés por los demás

El interés por los demás es un recurso valioso y vital, mucho más preciado de lo que la gente cree. Te revitaliza y actúa como un tónico calmante para el sistema humano.

Sin embargo, la gente malgasta su interés en exceso, luego se agota y acaba por perderlo completamente. Muchos problemas personales, interpersonales y sociales se resolverán cuando la humanidad desarrolle un sentido más maduro del interés por los demás. En el nivel más profundo, lo que la gente anhela es el amor y el interés reales. Ofrece esas cosas y las recibirás; a través de tus actos y acciones, dejarás de verdad tu huella en el mundo.

No es el interés, sino el exceso de preocupación, lo que impide a la mayoría de la gente cuidar de los demás. Las preocupaciones excesivas van y vienen, pero es importante recordar que en primer lugar tenemos que interesarnos para llegar a las preocupaciones excesivas. Se trata de un equilibrio, de caminar por una fina línea, y el corazón puede proporcionarnos ese equilibrio, permitiéndonos expresar nuestro interés sin dejar que se pierda su calor regenerador y su poder tranquilizador.

En la cultura actual, la preocupación excesiva e inconsciente de nosotros mismos y de los problemas está tan extendida que se ha convertido en una enfermedad social. Genera estrés en grandes dosis, creando tanta incoherencia en las personas y en la sociedad que se sitúa a la cabeza de la lista de drenajes de energía humana.

Nunca se insistirá demasiado en la importancia de eliminar este factor de estrés.

El interés allana el camino a la intuición. La preocupación excesiva llega entonces y se come el terreno, dejándonos sin un camino por el que transitar, por eso no llegamos a ninguna parte. El interés proporciona un conducto para la expresión de nuestro espíritu en medio de nuestra existencia social. Cuanto más nos interesemos de verdad, más nos conoceremos a nosotros mismos y a los demás. El interés proporciona la clave para desbloquear nuestro potencial y hacerlo realidad. El puente entre todo lo que podemos ser y todo lo que somos está en el corazón. Allí podemos encontrar el puente del interés por los demás claramente marcado.

PUNTOS CLAVE PARA RECORDAR

- El interés por los demás es un poderoso motivador; nos inspira y nos tranquiliza con delicadeza. El interés nos hace sentir bien, tanto si lo damos como si lo recibimos.
- Las investigaciones demuestran que los sentimientos de interés por los demás refuerzan el sistema inmunitario, mientras que los sentimientos de ira lo suprimen de forma significativa.
- Cuando el interés que proviene del corazón es bombardeado por preocupaciones y ansiedades, proyecciones y expectativas, se degrada en una preocupación excesiva.
- La preocupación excesiva desvía la energía de nuestro interés previsto y reduce su eficacia. Los problemas se resuelven a medida que alcanzamos más claridad y coherencia, no a través de la preocupación.
- Miles de personas sufren de agotamiento y desgaste por exceso de preocupación. Sienten que se han interesado demasiado y que ya no pueden interesarse más.

- La preocupación excesiva que no se controla acaba produciendo una angustia de bajo grado que se cierne como una nube sobre toda tu vida.

- Las señales del corazón te permiten saber cuándo tu interés se ha convertido en una preocupación excesiva si estás dispuesto a escuchar. Cada vez que eliminas una preocupación excesiva, el alivio es tremendo, y almacenas energía que facilitará la lucha contra ella la próxima vez.

- Al identificar y luego trabajar para eliminar las preocupaciones excesivas, te acercas al núcleo de lo que causa gran parte del estrés oculto que te impide experimentar una vida más gratificante. Eliminar la preocupación excesiva es un acto de autocuidado que mejorará tu vida de formas que nunca habías imaginado.

- El interés por los demás proporciona un conducto para la expresión de tu espíritu en medio de la existencia humana. Cuanto más te intereses de verdad, más llegarás a saber de ti mismo y de los demás.

- El regreso al interés por los demás ocupa el primer puesto en la lista de necesidades de la sociedad.

CAPÍTULO 9

LA TÉCNICA CUT-THRU® APLICADA A LA MADUREZ EMOCIONAL

Como presidenta de una empresa informática de alta tecnología en Omaha, Carol McDonald maneja más situaciones de estrés intenso en una semana que muchas personas en todo un año. Le encanta el reto de superar obstáculos, y está claro que lo hace bien. Pero cuando recibió la noticia de que su padre alcohólico necesitaba ayuda de forma urgente, su equilibrio emocional se puso a prueba.

«Lo encontramos debajo de la cama, acurrucado en posición fetal y empapado en su propia orina. Tenía los ojos ennegrecidos por debajo, la nariz y la sien laceradas por haberse caído contra el tocador del baño, totalmente embriagado. Se lamentaba, gritaba recuerdos de terribles tiempos pasados que ni siquiera dos botellas y media de whisky podían borrar. Estaba canoso e hinchado más allá de sus setenta y cinco años, no tanto por la edad como por el alcohol. Había bebido mucho a lo largo de las décadas, hasta que el alcohol empezó a devorar su cerebro en forma de atrofia y demencia. Supongo que, a su manera, la anestesia finalmente funcionó.

»Mi marido y yo nos abalanzamos sobre él y lo trasladamos al otro lado del país y a nuestra casa, allanando el camino para que encontrara la voluntad de intentar un tratamiento de desintoxicación. Este proceso fue sin duda gradual, ya que no se puede coger a un alcohólico crónico y privarle del alcohol hasta que intervenga la supervisión médica. En lugar de eso, hay que dosificar sus dosis controlando la ingesta, esperando lo mejor, hasta que un centro de tratamiento le da una oportunidad para poder comenzar la verdadera curación.

»Aunque escondíamos la botella, a veces la encontraba, así que cuando volvía a casa del trabajo me lo encontraba borracho y atontado, inconsciente y ausente; un cascarón del ser humano que una vez unió todo mi mundo.

»Me enfadaba, me sentía resentida y juzgaba su patético comportamiento. Con el tiempo empecé a preocuparme demasiado, asfixiada por la angustia de una situación que crecía más que mi capacidad para arreglarla. Cuando mi juicio y mi ira empezaban a ahogar y estrangular mi compasión, me iba a nuestro patio y practicaba la técnica Cut-thru®, a veces una y otra vez, hasta que la ansiedad atravesaba mi cuerpo de la misma forma que el viento atraviesa una mosquitera.

»Durante ese verano, la eficacia de Cut-thru® me permitió proporcionar a mi padre el amor y el apoyo que necesitaba día a día y momento a momento. La energía de mi corazón se extendía tanto por mi mente como por mi cuerpo, recalibrando mi sincera aceptación de él y manteniendo mis cuidados sin matarme con el exceso de preocupación. Sé de corazón que Cut-thru® ha sido una herramienta que ha salvado vidas».

Aplicando de forma sincera la técnica Cut-thru®, Carol pudo gestionar sus emociones, reducir la preocupación excesiva y experimentar un cambio extraordinario en su interior. Estaba atrapada en una situación que le ofrecía muchas oportunidades de experimentar un cúmulo de emociones justificadas, pero en su interior sabía que no podía vivir así. Recurrió al poder de su corazón para liberarse, y lo encontró.

¿Qué es Cut-thru®?

El propósito de Cut-thru® es ayudar a las personas a reconocer y reprogramar los caminos de la memoria emocional subconsciente que, a través del refuerzo a largo plazo, influyen en nuestra percepción, tiñen nuestros pensamientos y sentimientos cotidianos y condicionan nuestras respuestas ante situaciones futuras.

Los científicos han descubierto que los circuitos emocionales son susceptibles de ser reforzados de la misma manera que cualquier otro rastro de memoria.[1] La técnica Cut-thru® proporciona un método fiable para desplazar las emociones que no son de tu agrado, potenciar las emociones que sí quieres y modificar tu arquitectura neuronal, lo que abarca mucho territorio. Si eres como la mayoría de la gente, hay muchos sentimientos de los que podrías prescindir y otros que desearías experimentar más a menudo. La gestión emocional es la clave para pasar a una nueva dimensión de libertad emocional, y es una necesidad si quieres alcanzar nuevos niveles de conciencia y seguridad interior.

Como hemos señalado, las emociones son muy complejas y nuestro patrón emocional puede ser difícil de cambiar. Freeze-frame® proporciona una herramienta fiable para gestionar muchas emociones y reacciones emocionales. A veces, sin embargo, cuando aplicamos esa técnica podemos ver claramente cómo manejar mejor una situación, pero no nos sentimos completamente liberados a nivel emocional. En el caso de problemas emocionales muy arraigados, se necesita algo más que una técnica de un minuto como Freeze-frame® para superarlos; hay que profundizar en el ámbito de la inteligencia del corazón, y ahí es cuando necesitamos Cut-thru®.

Todos conocemos la expresión «ir al grano», que significa «llegar al meollo de la cuestión». Quizás hayas vivido la experiencia de trabajar con un grupo para resolver un problema. Después de que la discusión dé vueltas y vueltas sin resolverse, al final alguien dice: «De acuerdo, dejemos de lado todo lo irrelevante y vayamos al grano». Detenerse para volver a centrarse en el punto principal permite que las cosas vuelvan a su cauce.

---

1. LeDoux, J.: *The Emotinal Brain: The Mysterious Underpinnings of Emotional Life.* Simon & Schuster, Nueva York, 1996.

Es como la historia de la mitología griega sobre el nudo gordiano. Dicen que Gordias, rey de Frigia, hizo una vez un nudo tan entrelazado que nadie podía desatarlo. Luego apostó todo a ese nudo, afirmando que si alguien podía desatarlo, lo haría gobernante de toda Asia.

La idea atrajo a Alejandro Magno, que estaba muy interesado en ser el gobernante de Asia. ¿Por qué librar una batalla con miles de hombres cuando podía simplemente burlar a un rey? Después de echar un vistazo al nudo, Alejandro dedujo que no podía desatarse, pero no lo vio como un problema. Sacó su espada y de un solo golpe cortó el nudo gordiano, convirtiéndose así en el gobernante de toda Asia.

Tratar de desenredar tus emociones puede ser como luchar por desatar un nudo. A veces la lucha sólo lo empeora. La técnica Cutthru® está diseñada para ayudarte a cortar el nudo gordiano de tus emociones. Te permite avanzar con mayor rapidez a través de la distorsión emocional hacia un lugar de resolución.

En el proceso, dejas de lado tus rencores y perspectivas personales, y la necesidad de regodearte en tus sentimientos. No es que no los sientas; sí lo haces, pero te obligas a superarlos. Haces una elección que te lleva al siguiente nivel de gestión emocional.

Piensa en la medida en que los niños pequeños están a merced de sus emociones. Si le quitas un juguete a un niño pequeño, se echa a llorar, abrumado por la decepción. A medida que los niños maduran físicamente, desarrollan nuevas opciones que les proporcionan un mayor control sobre sus emociones. Pronto se dan cuenta de que pueden pedir que les devuelvan el juguete o simplemente levantarse y cogerlo ellos mismos. Saber que pueden obtener resultados permite a los niños mayores aplazar el sentimiento de angustia al menos el tiempo suficiente para actuar.

La mayoría de nosotros nos detenemos en ese nivel. Aprendemos una cierta cantidad de gestión emocional en el curso natural del desarrollo físico y nos conformamos con eso. Pero con las herramientas adecuadas, puedes gestionar tus emociones de forma deliberada y eficaz. En lugar de esforzarte por contener una emoción mientras averiguas qué hacer, o de intentar desenredar sin cesar una maraña de emociones para llegar al meollo de un problema, puedes aprender a salir de las turbulencias emocionales hacia una coherencia emocional equilibrada, pacífica y clara. La coherencia emocional se consigue a través de la coherencia del corazón, un estado de equilibrio que se alcanza cuando las emociones se alinean con el corazón profundo. Con este tipo de claridad, suele surgir una solución factible para tu problema con rapidez.

Cut-thru® facilita la coherencia emocional. Te permite transformar las emociones que te enredan y te provocan estrés en sentimientos de paz y regeneración, sin recurrir a la racionalización ni a la represión.

Aunque las pruebas del Instituto demuestran que se trata de una técnica poderosa y eficaz, es importante darse cuenta de que no es mágica. Su nombre, que en inglés significa «ir al grano», podría hacer pensar que se trata de una fórmula instantánea para alejar las emociones problemáticas, pero no siempre es así.

Aunque cualquiera puede utilizar la técnica Cut-thru® para ayudar a despejar el camino a través de la jungla emocional, no es otra técnica de autoayuda con castillos en el aire. Si eres sincero contigo mismo, sabes que tus emociones son terriblemente difíciles de gestionar. Como seres humanos, hemos cultivado nuestras mentes, pero hemos descuidado nuestras emociones. Incluso los más grandes intelectos han dejado a menudo sus emociones al azar, sin molestarse en conducirse de forma consciente hacia la gestión emocional que habría hecho sus vidas mucho más fáciles y menos frustrantes.

Al comenzar el proceso, descubrirás que algunas emociones pueden cambiarse con mucha rapidez, mientras que otras, generalmente las que tienen una historia emocional más larga, requieren más tiempo. Ten en cuenta que los patrones emocionales negativos que se han reforzado durante años (o incluso décadas) han creado vías neuronales muy usadas a través de tu cerebro. Si dejas de recorrer esas vías, pronto darán paso a los nuevos patrones que estás creando, pero se necesita repetición. Puedes estar seguro de que tu fisiología responderá a tu intervención.

Utilizada de forma adecuada, la técnica Cut-thru® puede producir una gestión emocional significativamente mayor. Pero lograr cualquier profundidad real con esta técnica requiere una aplicación sincera y una contemplación madura. Lee las descripciones detalladas de los cambios de actitud y emocionales que se pretenden con cada paso y luego vuelve a practicarlos. Merece la pena dedicar tiempo a explorar cada aspecto de la técnica con detenimiento.

Los seis pasos de Cut-thru®

1. Sé Consciente de lo que Sientes sobre el tema en cuestión.
2. Concéntrate en el Corazón y el Plexo Solar y Respira amor y agradecimiento a través de esta zona durante diez segundos o más para ayudar a anclar tu atención allí.
3. Asume la Objetividad sobre el sentimiento o asunto, como si fuera el problema de otra persona.
4. Descansa en la Neutralidad, en tu Corazón Racional y Maduro.
5. Remoja y Relaja cualquier sentimiento perturbador o desconcertante en la compasión del corazón, Disolviendo su Importancia poco a poco. Tómate tu tiempo para realizar este paso; no hay límite de tiempo. Recuerda que no es el problema lo que causa el drenaje de energía, sino la importancia que le asignas al mismo.
6. Después de Extraer toda la Importancia que puedas, Pide sinceramente desde tu Corazón una guía o visión adecuada. Si no obtienes una respuesta, Busca algo para Apreciar durante unos instantes. El aprecio de cualquier cosa suele facilitar la claridad intuitiva de los problemas en los que has estado trabajando.

Repite los pasos según sea necesario. Algunos asuntos requieren más tiempo que otros para que el corazón madure hacia una nueva comprensión y liberación.

Puede que hayas notado que parte del lenguaje de estos pasos es más abstracto que el utilizado para describir la técnica Freeze-frame®. Debido a que Cut-thru® se ocupa de un proceso muy complejo, transformando patrones emocionales profundamente almacenados e incoherentes en coherencia del corazón, no puede expresarse de forma tan simple. Las palabras utilizadas aquí han sido cuidadosamente elegidas para ayudarte a conseguir los cambios de actitud y emocionales necesarios. Fíjate en que la primera letra de algunas palabras va en mayúscula. Son palabras clave para cada paso.

Una vez que hayas practicado la técnica unas cuantas veces, entenderás mejor la mecánica. Con esa comprensión más profunda, notarás que los pasos son más sencillos de seguir; y podrás pasar de un paso a otro utilizando sólo las palabras clave (o quizás expresiones simples que tú crees). Esa simplificación hará que el paso sea más fácil de recordar.

Ahora veamos en detalle cada paso.

Paso 1

Se Consciente de lo que Sientes sobre el tema en cuestión

Parece evidente que sabemos lo que sentimos con respecto a un tema, y a menudo es así: hay muchas ocasiones en las que nos sentimos molestos, preocupados, ansiosos o abrumados y lo sabemos. Pero estamos mucho menos en contacto con nuestros sentimientos de lo que creemos. Es muy común dejar de lado los sentimientos que nos agotan o quedarnos tan atrapados en un sentimiento que no reconocemos por lo que es.

Tal vez te levantes con el pie izquierdo y tengas un intercambio de reproches con tu pareja. Eso te molesta, pero al cabo de unos minutos la intensidad del incidente disminuye. Aun así, mientras sigues con tus asuntos, el sentimiento persiste. Te sientes tenso y desanimado durante horas. Aunque no te paras a pensar que esos reproches han provocado un desequilibrio emocional, experimentas un constante desgaste emocional que marca el resto del día.

A partir de ese estado disminuido, las cosas empiezan a ser confusas. Alguien en la oficina hace algo mal, y tú le das su merecido. Sin embargo, si te detuvieras y fueras consciente de cómo te sientes en realidad por su mísero error, te darías cuenta de que no te sientes para nada molesto. *Cualquiera* podría haber cometido el mismo error. A lo que *en realidad* estás reaccionando es a la pelea anterior con tu pareja (y al mal humor que sentías incluso antes de eso).

A veces sentimos algo ligeramente desagradable, pero como es tan sutil, simplemente lo aceptamos; no hacemos nada al respecto. El exceso de preocupación es un buen ejemplo. Rara vez nos damos cuenta de cuándo cruzamos la línea que separa el interés genuino de un estado de exceso de preocupación agotador y contraproducente. Desde el punto de vista intelectual, es una distinción difícil que varía de una persona a otra. Pero desde la perspectiva del corazón, no es tan difícil de entender: la preocupación excesiva no nos hace *sentir* bien. Puedes aprender a reconocer esa sensación de preocupación y aplicar Cut-thru® a una atención equilibrada en el momento.

Al igual que la preocupación excesiva, los problemas de larga duración pueden mantenerte en una confusión emocional. Los resentimientos persistentes, los sentimientos de culpa no resueltos u otras viejas heridas emocionales son constantes drenajes de energía que deben ser abordados si quieres sacar el máximo provecho de la vida.

Cuando surja cualquier asunto, pasado o presente, aprende a observar tus sentimientos más de cerca. Si no te sientes equilibrado a nivel emocional, es hora de que te des cuenta de que puedes hacer un cambio hacia un estado emocional más pacífico y beneficioso, y entonces iniciar ese cambio. Por supuesto, puedes probar primero con Freeze-frame®. Esta técnica es muy útil para equilibrar tus emociones, y te sorprenderá lo eficaz que puede resultar a la hora de frenar el agotamiento emocional y mental. No obstante, si no sientes un cambio emocional significativo después de aplicar esa técnica en una situación determinada, empieza a practicar los pasos de Cut-thru®.

Paso 2

Concéntrate en el Corazón y el Plexo Solar y Respira amor y agradecimiento a través de esta zona durante diez segundos o más para ayudar a anclar tu atención allí.

En este paso, respirarás lentamente por la región del cuerpo que se extiende desde el pecho hasta el estómago, o vientre. Imagina que tu respiración entra y sale por esta zona del cuerpo. Sentir amor y aprecio al respirar ayuda a crear coherencia. El plexo solar se encuentra justo debajo del esternón, donde el diafragma se conecta con los demás músculos del pecho. Los grandes cantantes de ópera y otros artistas escénicos aprenden a respirar a través de su plexo solar para dar un fuerte impulso a la proyección de sus voces.

En el segundo paso, se inicia el proceso de calmar las emociones para conseguir más equilibrio y estabilidad. Respirar a través del área del corazón y del plexo solar te ayudará a mantener tus energías emocionales centradas y conectadas.

A menudo sentimos las emociones fuertes en el plexo solar. Ahora entendemos por qué: contiene esas neuronas y neurotransmisores tan importantes. Al igual que el corazón, tiene su propio pequeño cerebro. Las emociones fuertes afectan a este pequeño cerebro, lo que explica por qué sentimos el nerviosismo como un nudo en el estómago cuando estamos ansiosos o disgustados.

En un artículo del *New York Times* de 1996, el doctor Michael Gershon, profesor de anatomía y biología celular del Centro Médico Columbia-Presbyterian de Nueva York, explica: «Cuando el cerebro central se enfrenta a una situación aterradora, libera hormonas del estrés que preparan al cuerpo para luchar o huir. El estómago contiene muchos nervios sensoriales que son estimulados por esta oleada química, de ahí las mariposas».

También se cree que el sistema nervioso del plexo solar se comunica directamente con los centros cerebrales inferiores activando algunos de nuestros instintos más primarios, de ahí el término «reacción visceral». El doctor Gershon dice: «Al igual que el cerebro central afecta al intestino, el cerebro intestinal puede responder a la cabeza». El doctor David Wingate, profesor de ciencias gastrointestinales en la Universidad de Londres y consultor del Royal London Hospital, añade: «La mayoría de las sensaciones intestinales que entran en la conciencia son negativas, como el dolor y la hinchazón. No esperamos sentir nada bueno del intestino, pero eso no significa que las señales estén ausentes».[2]

Recuerda que el corazón es, con mucho, la fuente más potente de bioelectricidad rítmica del cuerpo. Es el oscilador biológico más dominante, y sus potentes ritmos pueden arrastrar a los demás osciladores biológicos para que entren en sintonía. Al concentrarte en el corazón y en el plexo solar mientras respiras amor y agradecimiento, estás alineando el cerebro del intestino con el cerebro del corazón. El corazón armonizará automáticamente la comunicación entre ambos.

Descubrirás que esta interacción entre el corazón, el plexo solar y el cerebro te da una sensación de mayor anclaje. En lugar de ir a la deriva en un mar de emociones, te sentirás más seguro. Un barco puede flotar un poco en una u otra dirección cuando está anclado, pero no puede alejarse del lugar donde se soltó el ancla. El resultado es una sensación de seguridad y estabilidad.

El anclaje establece un nuevo punto de referencia, lo que significa que cuando estés fuera de fase a nivel emocional, no tendrás que estarlo tanto tiempo antes de volver al equilibrio emocional, ni esforzarte tanto por llegar a él. A medida que te ancles, te sentirás más animado y fluirán más energía y coherencia a través de tu sistema. Esto te proporcionará más capacidad para ir más allá de la distorsión emocional.

---

2. BLAKESLEE, S.: «Complex and hidden brain in the gut makes stomachaches and butterflies», en *New York Times*, cita p. C-3, 23 de enero de 1996.

Paso 3

Asume la Objetividad sobre el sentimiento o asunto, como si fuera el problema de otra persona.

Cuando estás atrapado en las emociones que rodean un problema, no puedes ser objetivo. ¿Cuántas decisiones irracionales y perjudiciales has tomado estando tan inundado de emociones que has perdido por completo la visión de conjunto?

Sin objetividad, un problema puede parecer más grande de lo que es, provocando una mayor reactividad emocional y un exceso de identificación. La mayoría de los problemas emocionales se deben a la identificación excesiva en primer lugar; en otras palabras, tu cabeza se lanza a reaccionar antes que tu corazón. Cuanto más emocional eres, menos objetivo te vuelves. Cuanto menos objetivo eres, más emocional te vuelves; y el ciclo continúa hasta que te quedas sin energía emocional, rompes a llorar o estallas, y entonces tienes que recoger los pedazos. Para liberarte del torbellino de emociones, tienes que romper este ciclo en algún momento del proceso.

Los consejeros matrimoniales y los mediadores en las disputas pasan cerca del 80 % de su tiempo intentando que los oponentes den un paso atrás y vean las cosas con más objetividad. Sólo un 20 % de su tiempo lo dedican a soluciones concretas. Las soluciones están ahí, esperando a ser seleccionadas y aplicadas, cuando las partes estén dispuestas a comprometerse. Pero no pueden ni siquiera contemplar un compromiso mientras estén ocupados culpándose mutuamente y tratando de ganar una discusión.

Lo mismo ocurre cuando medias en una disputa contigo mismo. No llegarás a ninguna parte si ya estás decidido a culpar a alguien o a tener la razón a cualquier precio, ya que no hay forma de ver las cosas de forma objetiva. El viejo dicho «No me confundas con los hechos; mi decisión está tomada» viene precisamente de esta situación en la que todos hemos estado. Mientras mantengamos un interés personal en el resultado, estaremos demasiado involucrados a nivel personal como para ser imparciales.

«Asumir la objetividad» significa encontrar la integridad para *desvincularse* del sentimiento o del asunto que te preocupa. Pero ponerse en una cámara de desconexión no es fácil. De hecho, el tercer paso puede ser el más difícil, especialmente si el problema tiene una carga emocional. Una persona dijo: «Si siento resistencia y no puedo sacar mi energía de la emoción, entonces saco una bandera blanca y la ondeo desde el corazón».

¿Recuerdas esas viejas películas de indios y vaqueros que te gustaban de pequeño? Los vaqueros con sus carros cubiertos y sus cabritos sueltos están en un lado de la colina, y los indios en sus caballos están en el otro, listos para la batalla. Has llegado a conocer a los personajes, así que estás al borde de tu asiento, esperando que haya algo de cordura para que nadie muera. Entonces uno de los bandos lanza una bandera blanca y sientes la suspensión de la tensión. Hay una oportunidad para negociar con el corazón mientras retienen sus emociones por un tiempo y llegan a un compromiso. Al igual que en esas películas, suspender los sentimientos durante un tiempo para poder abordarlos con objetividad en medio de la agitación emocional puede ser la solución.

Aprender a «desidentificarnos», a observarnos como si fuéramos otra persona, es uno de los elementos clave para tener éxito en la terapia Gestalt. Pero si estamos muy enfadados e identificados con un problema, dar un paso atrás es lo último que la mente quiere hacer. Tenemos que defender nuestro punto de vista, ¿verdad? Y en el furor del momento, parece que expresar ese punto es lo más importante del mundo, no importa cuántas veces lo hayamos hecho antes: «¡La vida no es justa!», o «¡La gente es insensible!», o «¡Siempre hace lo mismo!». Se podría pensar que nos aburrimos de la repetición, pero no es así.

La próxima vez que te sorprendas a ti mismo apropiándote de un problema, prueba el paso 3. Dite a ti mismo que te vas a desentender del asunto, después saca una bandera blanca e intenta observar los sentimientos o el asunto como si fuera el problema de otra persona. Imagina que estás observando a otra persona lidiar con esto, no a ti mismo. ¿Cómo se ve esta escena desde la distancia? El cambio de percepción puede ser extraordinario.

Es sorprendente los buenos consejos que podemos dar a otras personas. Parecemos increíblemente maduros y objetivos cuando se trata de *su* problema en lugar del *nuestro*. Cuando intentes llevar a cabo el paso 3 sobre un asunto concreto, piensa en cómo aconsejarías a esa hipotética otra persona que está en tu lugar. ¿Cómo le sugerirías que manejara la situación? ¿Es apropiada la reacción emocional que estás presenciando? ¿Es necesario que la persona se sienta así?

En el paso 3, te esfuerzas por salir del escenario y observar lo que está ocurriendo. Te conviertes en un miembro del público en lugar de ser el actor principal. Te sorprenderá el buen consejo que tienes para ti una vez que te hayas liberado de tu apego emocional.

Asumir la objetividad te permite identificarte menos con el asunto, lo que reduce la cantidad de energía emocional que has invertido en él. Al reducir en gran medida la carga de importancia que le das al problema, empiezas a recuperar la coherencia emocional.

Paso 4

Descansa en la Neutralidad, en tu Corazón Racional y Maduro.
Una vez que el tercer paso te lleva a un punto de relativa objetividad, te vuelves más neutral y comienzas a experimentar una respuesta emocional racional y madura al asunto en cuestión, una respuesta que se basa en la inteligencia del corazón.

Como hemos visto, un estado neutral proporciona una oportunidad para que surjan nuevas posibilidades. Recuerda que entrar en un estado neutro no significa que tengas que aceptar o conformarte con algo. Es un estado imparcial que permite nuevas probabilidades. Si puedes encontrar un lugar neutral para descansar durante una tormenta emocional, cambiarás rápidamente tus actitudes y sentimientos, y ese cambio será real, no perceptivo. En otras palabras, no harás simplemente un cambio mental, sino que experimentarás actitudes y sentimientos claramente diferentes al entregar tu mente a tu corazón profundo. En este paso, relájate en un estado neutral, encuentra algo de paz y entra en contacto con la inteligencia de tu corazón.

Tu «corazón racional y maduro» es ese lugar profundo dentro de tu corazón que es más razonable en sus valoraciones. Este aspecto de tu inteligencia del corazón proporciona perspectivas y sentimientos que te permiten considerar lo que es mejor para tu bienestar. Proporciona una comprensión que facilita el cambio de actitud y la búsqueda de sentimientos más equilibrados y regenerativos.

Muchos de los enfoques terapéuticos más eficaces que se utilizan hoy en día implican lo que se denomina «reestructuración cognitiva», es decir, la reorientación de los pensamientos para interpretar los acontecimientos de la vida de una manera más realista y positiva. Las investigaciones del Instituto sugieren que el corazón tiene que participar para que se produzca un cambio cognitivo; de lo contrario, la reestructuración cognitiva puede ser un ejercicio intelectual que tiene poco poder para cambiar las emociones.

El corazón racional y maduro ofrece una nueva dirección que puede ayudar a reeducar la mente, animándola a dejar de lado las actitudes inflexibles que confinan tu capacidad de realizar cambios emocionales. Desde el corazón profundo, puedes ver lo que hay que cambiar y por qué.

En medio de un episodio de tensión emocional, probablemente hayas anhelado tener la capacidad y el aplomo para suavizar tus sentimientos. Ese anhelo es la voz del corazón que te dice que hay algo que necesita ser equilibrado. Aunque hayas escuchado la voz, puede que sigas atrapado en la disonancia emocional. En los dos siguientes pasos de la técnica, puedes restablecer tu aplomo y coherencia emocional. Los pasos 1 a 4 te han preparado para la última fase de la técnica, que te ayuda a despejar cualquier sentimiento perturbador o disonante restante.

Paso 5

Remoja y Relaja cualquier sentimiento perturbador o desconcertante en la compasión del corazón, Disolviendo su Importancia poco a poco. Tómate tu tiempo para realizar este paso; no hay límite de tiempo. Recuerda que no es el problema lo que causa el drenaje de energía, sino la importancia que le asignas al mismo.

Como vimos en un capítulo anterior, las emociones son energía en movimiento. Recuerda que cuando te sientes molesto por algo, no es el asunto en sí el que causa el malestar, sino la importancia que le has dado. Como decía Nietzsche: «No existen los hechos, sólo las interpretaciones». Todo lo que te molesta de un asunto determinado ha sido añadido por tu interpretación, que es totalmente subjetiva. Alguien que mire las cosas desde un punto de vista diferente podría sacar conclusiones completamente distintas.

Puedes dejar de lado la importancia sin temor a estar dejando de lado la «verdad» sobre el asunto. Lo que estás desechando no es la verdad, sino una energía incoherente reforzada por la creencia en su importancia. Eso es lo que constituye los sentimientos de desconfianza.

En el quinto paso utilizas el poder coherente del corazón para eliminar el peso o la energía que has invertido en el asunto, reduciendo así su importancia. Al realizar los pasos 1 a 4, has accedido a tu corazón más profundo y ahora estás preparado para limpiar los residuos emocionales. Deja que la energía del corazón haga el resto del trabajo por ti.

Concéntrate en la zona que rodea a tu corazón y dirige allí los sentimientos incómodos o perturbadores, y empápalos para disolver su importancia. Aunque el lenguaje es necesariamente abstracto, este paso no es difícil de realizar. Todo lo que requiere es que dejes de identificarte con las emociones que sientes y que te empapes de la energía coherente del corazón. Sentir compasión mientras haces esto ayuda a aumentar la coherencia.

Ya sabes de sobra en qué consiste el remojo, tanto si se trata de platos sucios como de manchas en la ropa o en la cubertería de plata. Si dejas una mancha persistente en remojo durante la noche en un disolvente, facilitas mucho el trabajo de limpieza, porque la densidad inicial de la mancha se ha eliminado. Quizás tengas que frotarla y someterla a un ciclo de lavado, o tratarla con algún suavizante. Pero para entonces gran parte de la mancha resistente o su rigidez ha desaparecido.

Tus problemas emocionales pueden tratarse de la misma manera cuando se abordan desde el corazón. Tu corazón regula el flujo de tu sangre, pero también regulará el flujo de tus emociones si se lo permites. Sólo tienes que ser sincero y darte cuenta de que tu corazón, tu propia fuente interna de seguridad y alimento interior, puede ayudarte a quitarle importancia y acumulación a los problemas emocionales. A menudo son las viejas identificaciones inconscientes las que te hacen sentir atrapado y puede que ni siquiera sepas cuáles son. En el quinto paso utilizas la energía del corazón para disipar y transmutar la energía emocional desagradable. La remojas en el disolvente del corazón, en tu amor y compasión, y luego facilitas la salida de la perturbación.

Cuando Carol McDonald practicó la técnica Cut-thru® para afrontar el desgaste emocional que suponía ayudar a su padre, tuvo la sensación de que «la ansiedad le atravesaba el cuerpo de la misma forma que el viento atraviesa una mosquitera». Remojar en el corazón sentimientos como la angustia, la ira, la ansiedad y el exceso de preocupación reduce su densidad. Una vez que la resistencia de esa densidad desaparece, puedes procesar incluso los sentimientos sutiles de tensión a través del corazón; y lo que es más importante, los sentimientos de interés del corazón pueden fluir a través de ti con facilidad, y se produce una sensación de ligereza y claridad.

Tómate tu tiempo con este paso. A medida que te relajas y te empapas del corazón, puedes realizar una gran cantidad de trabajo importante. Como hemos visto, la mayoría de viejos patrones están profundamente grabados en tus circuitos neuronales. Dependiendo de cómo te sientas en ese momento y de lo profundos y bien reforzados que estén los viejos sentimientos, puedes tener mucha energía emocional que liberar. Si es así, date un poco más de compasión y autocuidado; permite que tus sistemas internos descansen. Mientras te remojas, no te preocupes por intentar sentir amor o cuidado, por obtener una respuesta, por saber si estás haciendo bien la técnica o por cualquier otra cosa por el estilo. Sólo trata de dejar salir los sentimientos incómodos al calor del corazón, hasta que sientas una liberación. Expúlsalos de forma suave y delicada y deja que la coherencia del corazón trabaje por ti.

Remojarse en el corazón no siempre hará que un problema desaparezca. Sin embargo, si tu esfuerzo es sincero, el proceso elimina suficiente densidad de tu memoria celular como para que puedas abordar el asunto de forma más inteligente cuando vuelvas a él. Además, el problema ya no será tan abrumador.

Paso 6

Después de Extraer toda la Importancia que puedas, Pide sinceramente desde tu Corazón una guía o visión adecuada. Si no obtienes una respuesta, Busca algo para Apreciar durante unos instantes. El aprecio de cualquier cosa suele facilitar la claridad intuitiva de los problemas en los que has estado trabajando.

Ahora, habiendo utilizado el corazón para liberar viejos e incómodos sentimientos, podrás escuchar más fácilmente la voz intuitiva de tu inteligencia del corazón. Pide al corazón con sinceridad una nueva comprensión y dirección, pero hazlo con madurez, dándote cuenta de que el corazón no te dará una respuesta en un cartel de neón. Cuando apliques los pasos de Cut-thru® o Freeze-frame®, no siempre obtendrás una respuesta de inmediato, ni siquiera en una o dos horas. A veces la respuesta aparece al día siguiente o incluso a la semana siguiente; hay que dejar tiempo para que las cosas se desarrollen.

Muchas veces el corazón responde a través de delicados sentimientos intuitivos o de una sutil comprensión. Sin embargo, también puede responder alto y claro. Respeta ambos tipos de respuesta y sé consciente de que el proceso de aprender a escuchar al corazón lleva su tiempo.

Si no obtienes una respuesta de inmediato, aprovecha la claridad y la liberación que has obtenido al realizar los pasos 1 a 6 y utilízalas para encontrar algo que apreciar. Hay varias razones para ello. En primer lugar, el aprecio es un sentimiento básico del corazón tan poderoso que puede ayudar a completar la liberación de los sentimientos perturbadores. En segundo lugar, activar un sentimiento de aprecio puede ayudarte a cambiar tu actitud con rapidez y evitar que vuelvas a caer en una identificación emocional con tu problema. En tercer lugar, sentir aprecio durante un tiempo suele activar la claridad intuitiva en otros asuntos en los que estás trabajando. Así que trata de encontrar algo, cualquier cosa, para apreciar hasta que recibas una orientación clara de tu corazón. Entonces, cuando esa orientación llegue, síguela.

Repite los pasos de Cut-thru® según sea necesario. Algunas emociones pueden cortarse rápidamente; otras requieren tiempo y repetición. Si siguen apareciendo los mismos sentimientos desagradables, aférrate a tu paciencia y vuelve a intentarlo, una y otra vez. Recuerda que algunos patrones se han reforzado durante años, así que no esperes que desaparezcan con una o dos veces que apliques la técnica. Al igual que Carol, que se sentó en su patio utilizando Cut-thru® una y otra vez, puedes repetir estos pasos hasta que se produzca un cambio emocional o de actitud importante, por muy adversa que parezca la situación.

Cambios de actitud

Nuestras actitudes forman circuitos neuronales en el cerebro. Si mantenemos una determinada actitud de forma habitual, el cerebro se reconfigura literalmente para facilitar esa actitud. En otras palabras, el cerebro se acostumbra a ciertas actitudes.

Muchas de las cosas que consideras «tú» no son más que las vías neuronales que has creado al asumir determinadas actitudes de forma repetida. Podríamos decir que los *estados*, cuando se refuerzan, producen *rasgos*. Lo que eres, lo que te gusta y cómo reaccionas se ha ido construyendo en tu cerebro gracias a tus hábitos. En cierto sentido, esos rasgos son «tú» porque ya están grabados en tu cerebro; pero no tenían por qué serlo y no tienen por qué seguir siéndolo.

Por eso, cuando llegas al corazón profundo, una de las cosas más beneficiosas que puedes pedir con sinceridad es el poder de realizar un cambio de actitud (si es necesario). Esto requiere valor, porque los cambios de actitud maduros a veces nos mueven en una dirección que la mente no quiere seguir. La mente ha sido programada con ciertas actitudes y construcciones que no quiere abandonar, incluso si sabes de forma intuitiva que no son buenas para ti. Y la mente, al no saber lo que le espera si sigue el camino del corazón, tiene miedo al riesgo. Así que en ocasiones es difícil aprender a seguir al corazón.

A veces, las soluciones a los problemas están justo delante de nosotros, pero están bloqueadas por sentimientos negativos o viejas actitudes. No todos los problemas requieren un cambio de actitud si queremos llegar a una solución, pero sí los principales, los que nos minan. En esos casos, los cambios de actitud suelen despejar el camino hacia soluciones tangibles, pero si no estamos dispuestos a pagar el precio por realizar un cambio de actitud, bloqueamos las posibles soluciones y la claridad.

En ocasiones, la gente se resiste a cambiar ciertas actitudes porque quiere reservarse el derecho de la mente a hacer pucheros. A la gente le gusta hacer pucheros cuando está disgustada o siente que su punto de vista frustrado está justificado. Sin embargo, las soluciones y las percepciones se bloquean a menudo porque la mente elige hacer pucheros en lugar de dejar de lado los principios. Hacer pucheros cristaliza las actitudes, impidiendo así que cambies a lo que es mejor para ti y para los demás.

La técnica Cut-thru® te permite pasar a nuevos sentimientos y actitudes, mostrándote un panorama más amplio que va más allá de los pucheros y de aferrarse a emociones e inseguridades ineficaces. Sigue cumpliendo con tu compromiso de quitar importancia y disminuir el drenaje emocional.

Practicar Cut-thru®

Tómate un tiempo para estudiar y experimentar con los seis pasos de la técnica. A medida que vayas practicando, verás que los pasos empiezan a fluir con facilidad de uno a otro y el proceso se simplificará en muy poco tiempo. Como hemos dicho, puedes crear expresiones o utilizar las palabras clave resaltadas para activar tu memoria en cada paso.

La forma más fácil de aprender los pasos es practicar cada uno de ellos a medida que los lees. Al principio, practica con los ojos cerrados si te resulta más cómodo. A medida que te familiarices con el proceso interno, podrás hacerlo de forma rápida con los ojos abiertos. Al cabo de un tiempo, los pasos se volverán automáticos y podrás realizarlos en cualquier lugar: en la ducha, conduciendo o durante una reunión.

También puedes intentar realizar la técnica con música. Utiliza música que sientas que te conecta con el corazón, algo que no sea demasiado estimulante, pero tampoco demasiado suave y apacible. Lo mejor es la música instrumental que está entre lo animado y lo somnoliento. Acompañada de la música adecuada, la técnica Cut-thru® puede ser aún más potente. Prueba y experimenta con diferentes músicas hasta que encuentres el estilo o la selección adecuada que te funcione. Sin embargo, la eficacia de la técnica no depende en absoluto de la música. Aprender y aplicar la técnica con sinceridad es la forma más beneficiosa de sacar provecho de Cut-thru®, independientemente de que la potencies musicalmente o no (*véase* el capítulo 10 para saber más sobre el uso de la música en el trabajo interior).

Para sentirte cómodo con la técnica, practícala con la ayuda de la hoja de ejercicios de Cut-thru® de la página 306. Puedes abordar cualquiera de las emociones deficitarias recurrentes o los excesos de miedo que hayas identificado en ti mismo mientras leías los capítulos 7 y 8. También puedes intentar eliminar algunas de las emociones agotadoras más comunes que se enumeran a continuación. Cut-thru® puede ayudarte a entender cómo operan estas emociones y facilitar su liberación.

tensión	irritabilidad	dolor
rabia	remordimiento	sentirse sobrepasado
apatía	dolor	tristeza
energía baja/fatiga	pena	resentimiento
preocupación	ira	ansiedad
culpabilidad	depresión	miedo

La presión del tiempo

En nuestros cursos de formación, la mayoría de las personas nos dicen que el estado de ánimo que más les cuesta es el de sentirse sobrepasados. Ese sentimiento puede provocar nerviosismo, angustia y fatiga por falta de energía. Los médicos nos dicen que hasta el 30 % de sus visitas de nuevos pacientes son por una fatiga inusual o baja energía, un síntoma que suele ir acompañado de una sensación crónica de agobio. La causa más común de estos sentimientos es la presión del tiempo.

Pero ¿podemos realmente utilizar la técnica Cut-thru® para reducir la presión del tiempo? Después de todo, las presiones de tiempo parecen tan externas que se escapan a nuestro control. Nuestra carga de trabajo, nuestros hijos, nuestros compromisos de voluntariado, nuestras tareas domésticas…, todo ello nos exige un tiempo continuo.

Piénsalo de esta manera. Cuando estamos bajo presión y vamos a contrarreloj, no sólo nos sentimos abrumados, sino que nos ponemos nerviosos. Y cuando estamos nerviosos, a menudo decimos o hacemos cosas que desearíamos no haber hecho y luego tenemos que lidiar con las consecuencias.

Hoja de ejercicio de Cut-thru®

Éstos son los seis pasos de la técnica Cut-thru®:

1. Sé Consciente de lo que Sientes sobre el tema en cuestión.
2. Concéntrate en el Corazón y el Plexo Solar y Respira amor y agradecimiento a través de esta zona durante diez segundos o más para ayudar a anclar tu atención allí.
3. Asume la Objetividad sobre el sentimiento o asunto, como si fuera el problema de otra persona.
4. Descansa en la Neutralidad, en tu Corazón Racional y Maduro.
5. Remoja y Relaja cualquier sentimiento perturbador o desconcertante en la compasión del corazón, Disolviendo su Importancia poco a poco. Tómate tu tiempo para realizar este paso; no hay límite de tiempo. Recuerda que no es el problema lo que causa el drenaje de energía, sino la importancia que le asignas al mismo.
6. Después de Extraer toda la Importancia que puedas, Pide sinceramente desde tu Corazón una guía o visión adecuada. Si no obtienes una respuesta, Busca algo para Apreciar durante unos instantes. El aprecio de cualquier cosa suele facilitar la claridad intuitiva de los problemas en los que has estado trabajando.

Problema emocional _____

_____

Reacciones emocionales _____

_____

_____

_____

_____

_____

_____

                          Cut-thru®

Respuesta Cut-thru® _____

_____

_____

_____

_____

_____

_____

Al cortar los sentimientos de presión y nerviosismo tan pronto como los detectas, vuelves al equilibrio emocional, y eso crea un *cambio de tiempo*. En otras palabras, ahorras tiempo porque no tienes que pasar por todas las consecuencias ineficientes del mal humor. Puedes manejarte *en un lapso de tiempo*, justo en el momento, aplicando Cut-thru®.

En nuestro ejemplo anterior de levantarse por la mañana con el pie izquierdo, si hubieras utilizado la técnica Cut-thru® justo después de notar los efectos del primer cruce de reproches con tu pareja, habrías desviado todo el juego mental y emocional negativo de ese estado de ánimo en la oficina (y quizás de nuevo por la noche con tu pareja). Eso es una gran cantidad de tiempo (y energía) ahorrado. Piensa en cómo podrías haber utilizado ese tiempo de otra manera.

Aplicar Cut-thru® para modificar tus emociones y alinearlas con el corazón en cualquier momento provoca un cambio de tiempo; detiene una reacción en cadena que resulta en una pérdida de tiempo. Si te olvidas de aplicar la técnica de inmediato, no pienses que has perdido la oportunidad por completo; aplicarla en *cualquier* momento evita la pérdida de tiempo y energía. A medida que practiques la técnica de forma reiterada, los pasos aparecerán en tu memoria en etapas anteriores de la reacción en cadena.

Veamos un par de ejemplos. Cuando te encuentres bajo la presión del tiempo y te esfuerces por realizar ciertas tareas en un plazo determinado, realiza al menos el paso 4: quítale algo de importancia a la situación en lugar de tambalearte en las emociones perturbadoras o dejar que te afecten como una fiebre baja. Cuando estés en una reunión y alguien diga algo que te moleste, ve al paso cinco: intenta asignar el sentimiento perturbador al corazón para que lo remoje durante el resto de la reunión. Cada vez que *realices* un esfuerzo para practicar, detendrás parte del drenaje de energía y provocarás un cambio de tiempo. A medida que acumulas cambios de tiempo, desarrollas una nueva fortaleza y resistencia emocional.

Hace unos dos años, yo (Howard) tuve una interesante oportunidad de aplicar la técnica Cut-thru®. Usando esa técnica, pude generar un cambio de tiempo a partir de lo que podría haber sido una tremenda pérdida de tiempo y energía.

Uno de nuestros empleados que estaba pasando por un momento difícil culpaba y juzgaba constantemente a las personas y las conductas que le rodeaban. Esta tendencia no sólo le hacía sentirse desdichado, sino que empezó a afectar a su trabajo y a las relaciones con sus compañeros.

Después de una reunión en la que él estaba inusualmente disgustado, me detuve y fui más allá de mis sentimientos de preocupación excesiva. Entonces entablé una discusión honesta con él sobre su actitud, tratando de ayudarle a romper con ella. Con una reacción negativa y contundente, me dijo lo mucho que le molestaba mi perspectiva.

Unos días más tarde, me pidió que saliera un momento del edificio. Entonces procedió a descargar su ira, acusándome de no tener compasión ni sensibilidad y culpándome de desempeñar un papel importante en todos sus problemas. A medida que aumentaba su rabia, empezó a desafiarme físicamente. Consiguiendo llegar a la neutralidad, me mantuve firme e hice lo que pude para dejar que descargara su ira.

Cuando terminó, me fui a mi despacho y cerré la puerta. Aunque había hecho todo lo posible por mantener el equilibrio, estaba algo conmocionado y en mi interior se agitaban pensamientos cargados de emoción sobre aquel incidente.

Cuando me di cuenta de lo que estaba ocurriendo, tomé la decisión de dejarlo todo y aplicar con sinceridad Cut-thru®. Repasé los pasos varias veces, adquiriendo nuevas perspectivas a medida que avanzaba, restando importancia y remojando mis frágiles emociones en el corazón.

Desde mi corazón racional y maduro, pude ver que ese colega estaba pasando por un momento muy duro. Aunque a algunos empresarios les habría parecido apropiado despedirlo, yo sabía que era un trabajador dedicado con un gran corazón, así que decidí seguir trabajando para encontrar una solución.

Después de practicar la técnica durante un rato ese día, encontré cierta liberación. Sin embargo, a medida que se acercaba la noche, seguía sintiéndome un poco inestable, así que seguí remojando los restos de mi perturbación para tratar de devolver la coherencia a mis emociones, y funcionó.

Seguí intentando hablar con él para resolver nuestras diferencias, y con el tiempo lo conseguimos. Él, a su vez, utilizó las herramientas y técnicas de la solución HeartMath y volvió a ponerse en contacto con su corazón. Le admiré por ello. Hoy es un amigo muy apreciado que hace una importante contribución a la empresa.

Los beneficios de utilizar la técnica Cut-thru® son muchos. Una de las primeras cosas que notarás cuando practiques esta técnica es que desarrollas tus capacidades emocionales y aumentas tu automotivación. Además, procrastinas menos (porque estás más en el fluir), te vuelves más sensible y empático con otras personas (lo que se traduce en una mejor comunicación interpersonal), y empiezas a moverte por la vida a la velocidad más eficiente posible: la velocidad del equilibrio.

En efecto, estás construyendo una nueva red para relacionarte contigo mismo y con la vida. Estás tomando tu energía emocional y redirigiéndola de manera productiva. Prueba la técnica durante una semana y hazla valer. Comprueba si algunas cosas no cambian y ten paciencia con los patrones emocionales que tardan más en cambiar. Incluso si necesitas un mes para resolver un problema emocional que se ha reforzado durante años, ¡eso sigue siendo un atajo hacia la libertad emocional!

Errores comunes

Ten en cuenta los dos errores más comunes que se cometen al practicar la técnica Cut-thru®.

Error 1: «Entiendo lo que dices, pero mis miedos y ansiedades son muy diferentes a los de otras personas». La gente podría pelearse durante días intentando demostrar quién tiene peores problemas. Nunca sabrás si la técnica puede funcionar para ti a menos que la pruebes.

Error 2: «Mi problema es tan profundo que no hay forma de que ninguna técnica pueda ayudar; las he probado todas». Miles de personas han intentado ajustar su mundo de sentimientos mediante prácticas de autoayuda, religión y terapia, y a menudo es un proceso largo. La gente cree que puede *pensar* o *exteriorizar* sus sentimientos y cambiar una actitud, pero los cambios en el mundo de los sentimientos requieren coherencia del corazón. También requieren una práctica constante y sincera, porque muchas de nuestras percepciones, actitudes y respuestas emocionales están profundamente arraigadas en nuestro patrón celular.[3] Esto hace que los misterios no resueltos de las experiencias emocionales pasadas queden encerrados en nuestras células nerviosas y en los circuitos que forman. De hecho, nuestras células nerviosas retienen y almacenan los recuerdos acumulados de acontecimientos pasados y presentes cargados de emociones.

Comprender el procesamiento de la memoria

El estudio experimental de la memoria se remonta a 1885, cuando Hermann Ebbinghaus realizó una serie de experimentos para estudiar cómo se almacena la nueva información en la memoria. Pensó que para estar seguro de que se formaban nuevos recuerdos, debía asegurarse de que el sujeto no tuviera ninguna asociación pasada con el material que le presentaba.

Para obligar a los sujetos a formar nuevos recuerdos, se le ocurrió la idea de darles material verbal tan poco conocido que no pudieran tener ninguna asociación previa con él. Inventó sílabas sin sentido formadas por dos consonantes separadas por una vocal (por ejemplo, WUX, JEK o ZUP). Ebbinghaus creó unas dos mil trescientas sílabas de este tipo, escribió cada una de ellas en una hoja de papel

---

3. Mc Craty, R.; Barrios-Choplin, B.; Rozman, D. *et al.*: «The impact of emotional self-management program on stress, emotions, heart rate variability, DHEA, and cortisol», en *Integrative Physiological and Behavioral Science,* vol.33, n.º 2, pp. 157-170, 1998.

aparte y extrajo al azar de siete a treinta y seis hojas, creando listas de sílabas que debían memorizarse en serie.

A partir de estos sencillos experimentos, descubrió dos principios básicos. En primer lugar, descubrió que la memoria se «gradúa», es decir, que la práctica hace al maestro. En segundo lugar, descubrió que existe una relación lineal entre el número de repeticiones y la cantidad de memoria retenida.

Ebbinghaus también estudió el olvido. Descubrió que reaprender una lista requiere menos tiempo y menos ensayos que el aprendizaje original. También descubrió que el olvido tiene al menos dos componentes: un rápido declive inicial en la primera hora, seguido de un declive mucho más gradual que continúa durante un mes.[4]

Esta investigación es la base para entender que el cerebro utiliza al menos dos procesos diferentes para la memoria, que ahora se denominan de forma común memoria a corto plazo y memoria a largo plazo. En la memoria a corto plazo, la fuerza de la sinapsis, que es el lugar donde las neuronas se conectan entre sí, se modifica de forma temporal, y si repetimos una acción o comportamiento, la conexión se refuerza aún más.

Para que se forme la memoria a largo plazo de los procesos de comportamiento, las células nerviosas deben hacer dos cosas más. En primer lugar, deben someterse a una complicada serie de reacciones químicas para producir una molécula que active determinados genes contenidos en su ADN. En segundo lugar, deben crecer y cambiar de forma estructural. Es en estos cambios estructurales de las células nerviosas (y en los circuitos que forman) donde se graban las actitudes, respuestas emocionales y comportamientos repetidos.[5]

La memoria permite que se produzcan cambios acumulativos en los sistemas de percepción y respuesta del cerebro y explica el desa-

---

4. EBBINGHAUS, H.: *Memory: A Contribution to Experimental Psychology*. Dover, Nueva York, 1963 (reimpresión), 1885.

5. KANDEL, E.: «Genes, nerve cells, and the remembrance of things past», en *Journal of Neurpsychiatry*, vol. 1, n.º 2, pp. 103-125, 1989.

rrollo gradual de nuevas habilidades y patrones de respuesta emocional inconscientes. Permite que nuestras experiencias pasadas influyan en nuestro comportamiento actual, incluso cuando no las recordamos de forma consciente.[6]

Una vez formados, nuestros recuerdos inconscientes afectan a nuestras percepciones en el momento, que a su vez afectan a la bioquímica de nuestro cuerpo y a la producción de hormonas. Al cortar por pasos los drenajes de energía emocional, puedes utilizar el poder de la coherencia del corazón para crear y reforzar nuevos cambios estructurales celulares y eliminar los residuos del mundo de los sentimientos a nivel celular.

Investigación del impacto hormonal de Cut-thru®

Las emociones y las hormonas van de la mano. Nuestras percepciones y estados de ánimo afectan a nuestra bioquímica, y ésta, a su vez, influye en nuestro estado de ánimo y comportamiento.[7]

¿Por qué la gente puede recordar dónde estaba cuando dispararon al presidente Kennedy, pero no, por ejemplo, dónde comió anteayer? Es porque su reacción emocional a la muerte de Kennedy fue significativamente más fuerte que su experiencia en el almuerzo.

Las hormonas y los neurotransmisores liberados por un estímulo emocional fuerte ayudan a incrustar ese recuerdo emocional en los circuitos neuronales. Recordamos más los estados emocionales fuertes y *negativos* que los *positivos*.

Aunque las huellas emocionales fuertes, tanto negativas como positivas, pueden haber sido importantes para la supervivencia y la evolución en nuestro pasado, en la siguiente fase de la evolución humana necesitaremos una mayor gestión emocional, y por tanto

---

6. SCHACTER, D.: «Memory awareness», en *Science,* vol. 280, n.º 3, pp. 59-60, 1998.

7. PERT, C.: *Molecules of Emotion.* Scribner, Nueva York, 1997.

un mayor control de nuestras respuestas hormonales, si esperamos mejorar la calidad de vida.

¿Ofrece Cut-thru® la clave para ese control hormonal? Los científicos del Instituto llevan tiempo interesados en averiguar si la práctica regular de la técnica modifica los niveles de dos hormonas clave: la DHEA y el cortisol.

En la comunidad médica, es bien sabido que la experiencia repetida de las emociones negativas puede conducir a la elevación crónica de los niveles de cortisol, que daña las células cerebrales mientras disminuye los niveles de DHEA. Como mencionamos en el capítulo 3, el aumento crónico de cortisol puede provocar una mayor pérdida de masa ósea, una mayor acumulación de grasa (especialmente alrededor de la cintura y las caderas), un deterioro de la memoria y la destrucción de células cerebrales. Los científicos también han relacionado los niveles bajos de DHEA con una multitud de trastornos, incluyendo el agotamiento, los trastornos inmunológicos, el síndrome premenstrual, las dificultades de la menopausia, la enfermedad de Alzheimer, la obesidad, las enfermedades del corazón y la diabetes. También hay indicios significativos de que el aumento de los niveles de DHEA reduce la depresión, la ansiedad, la pérdida de memoria y las enfermedades cardiovasculares. Pruebas clínicas recientes de la Universidad de California en San Diego muestran que el aumento de los niveles de DHEA produce una mayor sensación de bienestar, energía y vitalidad.[8,9,10,11,12]

8. «Compound being tested could ease aches of aging», en *San Jose (CA) Mercury News,* 3 de septiembre de 1995.

9. SHEALY, N.: «A review of dehydroepiandrosterone (DHEA)», en *Integrative Physiological and Behavioral Science,* vol. 30, n.º 4, pp. 308-313, 1995.

10. KERR, D.S.; CAMPBELL, L.W.; APPLEGATE, M.D. *et al.*: «Chronic stress-induced acceleration of electrophyiologic and morphometric biomarkers of hippocampal aging», en *Society of Neuroscience,* vol. 11, n.º 5, pp. 1316-1317, 1991.

11. MARI, P.: «Cortisol secretion in relation to body fat distribution in obese premenopausal women», en *Metabolism,* vol. 41, pp. 882-886, 1992.

12. NAMIKI, M.: «Biological markers of aging», en *Nippon Ronen Igakkai Zasshi,* vol. 31, pp. 85-95, 1994.

Partiendo de la hipótesis de que la práctica de la técnica alteraría el nivel de estas hormonas en una dirección beneficiosa, el Instituto puso en marcha un estudio en el que participaron treinta hombres y mujeres. Los sujetos de prueba fueron formados en la técnica Cut-thru® y recibieron una cinta de audio llamada *La velocidad del equilibrio*, que contenía música científicamente diseñada para facilitar el equilibrio emocional.[13] Los sujetos practicaron la técnica cinco días a la semana mientras escuchaban la música y también la utilizaron cada vez que sentían algún exceso de preocupación o angustia. Se tomaron muestras de saliva para medir los niveles de DHEA y cortisol antes y después de un mes de práctica.

Este estudio se realizó con una versión anterior de Cut-thru®. El principio básico era el mismo, pero la técnica se presentaba en un lenguaje diferente. Al formar a las personas en Cut-thru® a lo largo de los años, hemos adquirido una gran cantidad de conocimientos prácticos que hemos incorporado a la versión más perfeccionada de la técnica que se presenta aquí. Seguimos investigando con ella, pero como verás, incluso la versión anterior de la técnica tenía un efecto muy notable y positivo en el equilibrio hormonal.

Después de sólo un mes de práctica, los sujetos mostraron un aumento medio del 100 % en sus niveles de DHEA y un descenso medio del 23 % en sus niveles de cortisol (*véase* la Figura 9.1). Algunos sujetos triplicaron e incluso cuadruplicaron sus niveles de DHEA en un mes.

Para que te hagas una idea de lo significativos que son estos resultados, el científico jefe del laboratorio independiente que analizó los resultados hormonales nos dijo que aunque en sus muchos años en el campo había visto que los suplementos de DHEA y otras prescripciones la aumentaban, había visto muy pocos casos en los que se hubiera duplicado el nivel.

---

13. CHILDRE, D.L.: *Speed of Balance: A Musical Adventure for Emotional and Mental Regeneration.* Planetary Publications, Boulder Creek, California, 1995.

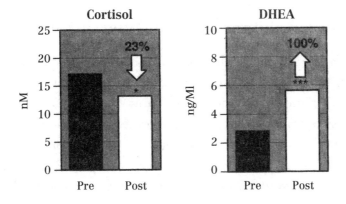

El impacto de CUT-THRU en el equilibrio hormonal

Figura 9.1. Estos gráficos muestran los niveles de las hormonas cortisol y DHEA en un grupo de personas antes y después de haber recibido formación y haber practicado la técnica Cut-thru®. Después de practicarla durante un mes, los sujetos presentaron una disminución media del 23 % en cortisol y un aumento medio del cien por cien en DHEA.

© Copyright 1998 Instituto de Investigación HeartMath

Se realizaron más análisis para comprobar la relación entre el estrés y la ansiedad notificados por los propios pacientes y los niveles de cortisol. Los resultados mostraron que cuanto menor era la ansiedad y el estrés referidos, menor era el cortisol, confirmando la fiabilidad de esta relación en el estudio. Los sujetos no informaron de ningún cambio en la dieta, el ejercicio o el estilo de vida durante ese mes, excepto la práctica de Cut-thru® y la escucha de *La velocidad del equilibrio*. Los científicos han sugerido que la práctica regular continuada en el tiempo podría producir resultados aún mayores.

Este estudio es especialmente significativo. Confirma que las personas tienen la capacidad de cambiar su equilibrio hormonal, para aumentar la DHEA y disminuir el cortisol, sin tomar medicamentos o suplementos. Esto apunta al hecho de que nuestros patrones hormonales responden a nuestras percepciones y emociones cambiantes. Y recuerda, estos impresionantes resultados se obtuvieron después de sólo un mes de práctica de Cut-thru®.

Investigar el impacto emocional de Cut-thru®

En otra fase del estudio, los científicos del Instituto querían averiguar si la práctica regular de la técnica reduciría de forma significativa los sentimientos negativos y el estrés y aumentaría también de forma significativa los sentimientos positivos y el bienestar. Al igual que antes, se instruyó a los participantes para que practicaran los pasos de la técnica cinco días a la semana (mientras escuchaban *La velocidad del equilibrio*) y para que la practicaran en cualquier situación que les causara preocupación excesiva, ansiedad o angustia. Un grupo de control de quince personas también realizó las pruebas psicológicas, pero no practicó Cut-thru®.

Los resultados mostraron aumentos significativos en los sentimientos positivos de interés por los demás, cordialidad (aprecio, amabilidad, amor, perdón, aceptación, armonía, compasión) y vigor, y aumentos menos sustanciales en la satisfacción y la felicidad después de un mes en el grupo que practicó Cut-thru®. Ese mismo grupo también experimentó una disminución de la ansiedad, el agotamiento, la depresión, la culpa, la hostilidad, el exceso de preocupación y el estrés general (*véase* la Figura 9.2). En el grupo de control, no se observaron cambios significativos ni en las emociones positivas ni en las negativas.[14]

Además, las mujeres del estudio llevaron un registro diario de sus cambios de humor en su ciclo menstrual durante un mes antes de aprender la técnica y durante dos meses después. Los gráficos revelaron una notable reducción de los cambios de humor, la depresión y la fatiga asociados al período menstrual.

Estos estudios ilustran que el uso de Cut-thru® puede tener un efecto dinámico tanto en nuestro bienestar físico como psicológico.

---

14. CHILDRE, D.L.: *CUT-THRU.* Planetary Publications, Boulder Creek, California, 1996.

Llevar CUT-THRU más allá del laboratorio

Estos resultados de la investigación son de verdad alentadores, pero las noticias realmente buenas llegan cuando la técnica Cut-thru® tiene un impacto significativo en tu propia vida. Y lo hará, ya que sus efectos aumentan con tu práctica y compromiso.

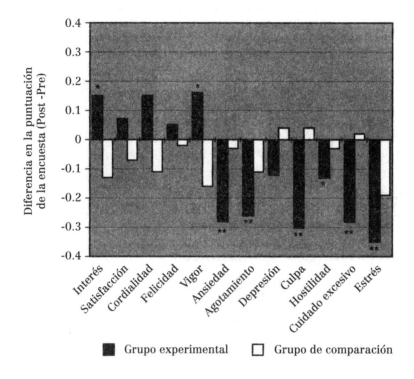

Grupo experimental □ Grupo de comparación

Impacto de Cut-thru® en el equilibrio emocional

Figura 9.2. Después de practicar la técnica Cut-thru® durante un mes, los sujetos del estudio experimentaron reducciones significativas en el estrés, la preocupación excesiva y las emociones negativas y un aumento del vigor y las emociones positivas (barras negras). Un grupo de comparación que no utilizó la técnica no presentó cambios psicológicos significativos (barras blancas). *p-.05, **p-.01.

Aprender a cambiar las emociones

Utiliza la técnica Cut-thru® siempre que quieras pasar de un estado emocional a otro. Una vez que tengas más práctica en esta técnica, podrás detener el desgaste emocional y cambiar a estados de ánimo más deseables cuando quieras. Necesitarás un alto grado de maestría para cambiar a voluntad patrones emocionales fuertes y de larga duración, pero muchas zonas emocionales se pueden atajar con rapidez.

Supongamos que te sientes irritable, tal vez una serie de pequeños disgustos te han afectado. No hay nada importante que pueda señalarse, pero de todos modos estás malhumorado y al límite. Piensas en aplicar Freeze-frame® pero en lugar de eso decides seguir los pasos de Cut-thru®, reconociendo que tu estado emocional necesita una revisión sustancial. Después de seguir los pasos, te das cuenta de que has dejado de lado el malestar emocional; en pocos minutos, sientes una generosa sensación de aprecio por tu experiencia en el transcurso del día: nada importante ha ido mal, y ahora has encontrado un flujo que permite que todo encaje en su sitio (no todos los días son así, ¡así que es algo que hay que apreciar!). Cuando atraviesas un malestar general, en tu conciencia surge una sensación de mayor aprecio de forma natural.

Recuperar el equilibrio con rapidez

Cuando tus emociones se encuentran gravemente desequilibradas, es sin duda el momento de dejar lo que estés haciendo y aplicar Cut-thru®. Tal vez quieras aplicar primero Freeze-frame® para intentar activar un sentimiento básico del corazón, y luego pasar a la técnica Cut-thru®. Freeze-frame® te ayudará a equilibrar tus diferentes sistemas, lo que hará que Cut-thru® sea más fácil y eficaz. Freeze-frame® puede hacer que vuelvas a un estado de claridad y equilibrio mental de forma rápida, y entonces Cut-thru® puede hacer que tus emociones sean coherentes con tu corazón. Los dos procesos están estrechamente relacionados: cuando, como parte de Freeze-frame®, le preguntas a tu corazón qué curso de acción eficiente y que minimice el estrés te recomienda, es posible que te diga que necesitas usar Cut-thru® para eliminar cualquier emoción distorsionada restante.

Cuando sugerimos que apliques Cut-thru® siempre que tus emociones estén gravemente desequilibradas, ¿en qué tipo de ocasiones estamos pensando? Sin duda, cuando estás enfadado, ya sea durante una discusión o cuando el asunto ha terminado pero sigues echando humo y drenando energía. Y ciertamente cuando estás atrapado por un fuerte exceso de preocupación en una de sus muchas encarnaciones, por ejemplo, la angustia. Mientras lees esto, personas de todo el mundo están diciendo: «Me está matando la preocupación por este [rellena el espacio]». Puede que no estén bromeando.

Cuando estás atrapado en emociones fuertes de cualquier tipo, la técnica Cut-thru® puede devolverte el equilibrio y el aplomo y, cuanto más rápido vuelvas, más energía ahorrarás. Sólo tienes que acordarte de ejercer tu poder y obligarte a reducir la velocidad para hacerlo. Sigue los pasos de la técnica hasta que sientas un cambio. Recuerda que puede que no te sientas bien al instante, pero a medida que vayas aplicándola, quitando la densidad y la importancia del sentimiento o del problema, recuperarás el equilibrio. En un corto período de tiempo, tu mundo de sentimientos experimentará un gran cambio.

Algunos problemas no tienen soluciones obvias. Si pierdes un avión para ir a una reunión importante y, como consecuencia, se cancela un acuerdo comercial, no puedes cambiarlo. Pero puedes quitarle importancia a nivel emocional, recuperar el equilibrio y seguir adelante. La técnica Cut-thru®, aplicada con sinceridad, ayuda realmente a ello. Ataja directamente el equilibrio emocional, de la cabeza al corazón y del caos a la coherencia.

Eliminación de los principales bloqueos

Los problemas emocionales que se remontan a tiempos pasados suelen ser algunos de los principales bloqueos que nos impiden experimentar una mayor plenitud.

Supongamos que te han herido profundamente en una relación. El dolor persistente que sientes no te permite expresar tu amor, manteniéndote en guardia e inseguro. Acoge estos sentimientos en tu corazón y recuerda que ya no es el asunto específico el que te causa dolor, sino el significado emocional que le asignaste entonces y que has reforzado todos estos años. Ahora el dolor es sólo energía que necesita ser transformada para que puedas ser libre de expresar tu amor de nuevo.

Entendemos que superar las emociones que están almacenadas en lo más profundo de tu memoria puede resultar difícil. Pero si realmente quieres ir más allá de estas limitaciones emocionales, reserva tiempo para aplicar la técnica Cut-thru® en los sentimientos que has identificado como tus principales bloqueos emocionales. Una vez que los hayas identificado, comprométete a trabajar con los seis pasos de la técnica en cada uno de ellos. A medida que cumplas ese compromiso, eliminarás progresivamente tus patrones autodestructivos. Ser vulnerable contigo mismo te abrirá el corazón para que te aporte los conocimientos que necesitas. En menos tiempo de lo que crees, sentirás una nueva libertad, liberación y confort al practicar Cut-thru®. Piensa en lo mucho que podrías ganar si te sientas a practicarla durante treinta minutos más o menos varios días a la semana durante sólo un mes, como hicieron las personas del estudio, para trabajar un bloqueo emocional que te ha estado afectando durante años.

Generar tu propia felicidad

Dado que Cut-thru® es una técnica que te lleva de las emociones estresantes y agotadoras a las restauradoras y pacíficas, está diseñada, en cierto sentido, para ayudarte a encontrar la felicidad.

Todos queremos sentirnos felices, pero la felicidad es un bien escaso. No podemos simplemente desearla, por mucho que nos guste. El mundo exterior es una fuente igualmente poco fiable de felicidad; si esperas que los acontecimientos y las circunstancias te hagan feliz, la espera será larga y a menudo desalentadora.

La mejor y más auténtica felicidad proviene de una negociación equilibrada entre la mente y el corazón, una negociación que requiere esfuerzo y determinación. Cuando las emociones se agotan por la soledad, los celos o el miedo, no queda combustible emocional para mantener la felicidad. Claro que la felicidad puede surgir por un momento, pero no dura. Las emociones no gestionadas absorben la felicidad y vacían nuestras reservas.

Gestionar tus emociones es un trabajo interno, por eso es importante aprender técnicas para hacer ajustes de conducta y poder dirigir tus emociones de forma más eficiente. La felicidad llega a través de las emociones calificadas por el corazón.

El propósito principal de la técnica Cut-thru® es gestionar las emociones desde un lugar de inteligencia del corazón profundo y detener con rapidez las emociones que degradan tu felicidad. Esta técnica te lleva al otro lado de la distorsión emocional; desde esa nueva perspectiva, puedes ver un panorama más amplio y experimentar una mayor felicidad y seguridad interior.

A medida que tu corazón te proporciona una visión de lo que debes hacer de manera diferente, es importante escuchar y obedecer, ya que desarrollas tus capacidades emocionales realizando lo que te dice tu corazón. La escucha intuitiva debe ir seguida de la acción intuitiva; tu felicidad depende de ello.

PUNTOS CLAVE PARA RECORDAR

- Cut-thru® facilita la coherencia emocional y te permite transformar las emociones que no quieres en sentimientos nuevos y regeneradores. Y lo hace sin recurrir a la racionalización ni a la represión.
- Cut-thru® no es una técnica de autoayuda demasiado simplificada. Tiene profundidad y requiere una reflexión y contemplación maduras. Estudia los pasos y haz el esfuerzo de experimentar con la técnica.
- Utiliza la técnica para salir de las emociones que agotan tu energía, recuperar el equilibrio emocional y eliminar los problemas emocionales de larga duración.

- El estado de ánimo negativo número uno del que se queja la gente hoy en día es la sensación de estar abrumado. Su causa básica es la presión del tiempo. Al eliminar la sensación de estar abrumado tan pronto como la notas, vuelves al equilibrio emocional, y eso genera un cambio de tiempo.
- Gestionar tus emociones con Cut-thru® requiere que primero reconozcas cómo te sientes. Respirar a través del corazón y el plexo solar te ayuda a anclar tus emociones. Asumir la objetividad te lleva a la madurez emocional.
- Deja que tu corazón disipe la energía emocional inarmónica. No es un asunto en particular el que está causando el problema; es la energía emocional que has invertido en ese asunto. Quitarle importancia al asunto y remojarlo en el corazón libera la energía almacenada y aporta nuevas percepciones.
- A menudo, las viejas identificaciones nos hacen sentir atrapados, aunque puede que ni siquiera sepas cuáles son. Aplicando Cut-thru®, puedes borrar patrones emocionales improductivos de tu memoria inconsciente y de tus circuitos neuronales.
- Las emociones y las hormonas van de la mano. Nuestras percepciones y estados de ánimo afectan a nuestra bioquímica, y ésta, a su vez, influye en nuestros estados de ánimo y en nuestro comportamiento.
- Los beneficios que obtendrás al utilizar la técnica Cut-thru® son muchos. Una de las primeras cosas que notarás es que estás desarrollando tus capacidades emocionales. Además, tu automotivación aumentará, procrastinarás menos (porque estás fluyendo más), te volverás más sensible y empático con otras personas (lo que resulta en una mejor comunicación interpersonal), y comenzarás a moverte por la vida a la velocidad más eficiente posible: la velocidad del equilibrio.

CAPÍTULO 10

LA TÉCNICA HEART LOCK-IN®

¿No sería maravilloso poder subir a una máquina que te bombardeara con energía revitalizante? ¿O si hubiera un lugar de energía especial en algún lugar, en lo alto de las montañas o en lo profundo de una selva tropical, donde estuvieras seguro de alcanzar tu siguiente nivel de percepción, conciencia y vitalidad en tan sólo una breve visita?

Antes de conocer HeartMath, Deborah, una exitosa ejecutiva de una empresa de biotecnología, solía hacer viajes cada pocos meses al desierto o a un retiro monástico católico con vistas al océano para obtener una nueva dosis de paz, inspiración y renovada conexión con su corazón. Le encantaban esos momentos de tranquilidad y de inspiración, ya que le proporcionaban una valiosa fuente de renovación, pero, como le ocurre a la mayoría de la gente, Deborah volvía a sumergirse en su ajetreada vida y la sensación se desvanecía a los pocos días.

Después de que Deborah aprendiera y practicara la técnica Heart Lock-In®, se sorprendió al descubrir que era capaz de obtener una sensación de renovación y conexión con su corazón similar a la que había encontrado en sus retiros. Deborah dice: «Nada me satisface más que entrar en contacto con mi corazón. Me encanta hacer viajes en los que pueda pasar tiempo conmigo misma, pero eso no siempre es práctico. La técnica Heart Lock-In® es algo que puedo practicar todos los días para llegar a ese lugar de equilibrio y resonancia del corazón en quince minutos y mantener esa sensación durante el día.

Ya no siento la misma necesidad de alejarme de todo y retirarme. Ahora puedo encontrar ese retiro en mi propio corazón dondequiera que esté».

Cuando entras en contacto profundo con tu corazón, es como si descubrieras tu propio bosque tropical interno, el océano o la cima de la montaña esperando para renovarte. Todos sabemos que está ahí. Es el lugar dentro de nosotros que esperamos encontrar cuando nos tomamos unas vacaciones o damos un paseo entre la naturaleza.

Una vez que comiences a utilizar con regularidad las técnicas Freeze-frame® y Cut-thru® de los capítulos anteriores, experimentarás un alivio significativo de las tensiones cotidianas de tu vida. Una vez que hayas eliminado algunos de los bloqueos que han obstaculizado tu camino, verás el mundo mejor. Serás más agradecido, más indulgente y menos crítico de forma natural y los problemas no parecerán tan insuperables. La inteligencia de tu corazón estará más activa y siempre disponible. Verás un panorama más amplio, y eso es lo que genera esperanza.

Con Freeze-frame® mejorando la comunicación entre tu corazón y tu cerebro, tu agudeza mental aumentará, mientras que la práctica de Cut-thru® devolverá el equilibrio a tus emociones y te dará acceso a una nueva inteligencia intuitiva al eliminar los viejos bloqueos emocionales. Juntas, estas dos herramientas reducirán de forma notable tus déficits energéticos y te ayudarán a construir activos energéticos fiables.

Aunque no haya sido tu intención original, también te gustarás más a ti mismo. Eso significa que las relaciones mejorarán. Cuanto más entren en juego los valores básicos de tu corazón, más te preguntarás: «¿Qué más hay? ¿Qué más puedo aprender y desarrollar?». Tu nueva perspectiva afectuosa y de corazón abierto hará que te preguntes de qué otras maneras puedes ayudar a los demás y seguir creciendo.

Heart Lock-In® es la técnica que se utiliza para profundizar en el corazón y explorar las texturas más ricas y la conciencia expandida que allí residen. Esta técnica no se utiliza necesariamente para resolver un problema específico, sino más bien para proporcionar una experiencia placentera y regenerativa y un mayor acceso a la inteligencia intuitiva del corazón. En este sentido, es diferente de Freeze-frame® o de Cut-thru®. Si bien estas últimas técnicas pueden utilizarse para algo más que la resolución de problemas (son útiles para aumentar la coherencia y potenciar la creatividad y la conciencia sobre cualquier tema, por ejemplo), las utilizamos más a menudo cuando necesitamos encontrar una solución o pasar de un estado mental poco óptimo a otro más coherente y eficaz. Heart Lock-In®, por otro lado, se utiliza para una relajación, regeneración y concienciación más profundas, y para potenciar la eficacia de las demás herramientas y técnicas de la solución HeartMath.

Si vas a establecer una relación importante con esta nueva inteligencia naciente dentro de ti, tienes que dedicar tiempo a desarrollar ese vínculo. Como en cualquier otra relación, tienes que abordar los problemas que interfieran en vuestra comunicación y aclarar las cuestiones que se interpongan. Pero lo más importante es pasar tiempo juntos.

La técnica Heart Lock-In® te proporciona una dosis de cinco a quince minutos de tiempo de calidad con tu corazón. Como puede marcar la pauta de todo el día, es bueno practicarla a primera hora de la mañana. De este modo, arrancarás en la dirección correcta antes de que empiece el caos del día.

Freeze-frame® y Cut-thru® hacen maravillas para despejar la incoherencia (son como arrancar las malas hierbas de un jardín), mientras que Heart Lock-In® nutre la tierra. Esta técnica ha sido diseñada para ayudarte a cultivar una relación aún más enriquecedora con tu corazón. Es una técnica potente que puedes utilizar siempre que quieras profundizar en la conexión más importante de tu vida.[1]

---

1. PADDISON, S.: *The Hidden Power of the Heart.* Planetary Publications, Boulder Creek, California, 1992.

Tu corazón más profundo

La técnica Heart Lock-In® está diseñada para ayudarte a amplificar la energía de tu corazón y el poder de tu amor. Al cultivar el maravilloso campo del corazón dentro de ti, regeneras tu vida a nivel físico, mental, emocional y espiritual. Tu vida comienza a responder a una nueva energía.

«Es difícil de describir», dijo un participante en el seminario, «pero las emociones que siento ahora parecen ser más ricas, con más textura. Hay una sensación natural de paz. Estoy más relajado de lo que he estado en años, aunque al mismo tiempo siento que soy más consciente de mi entorno».

En esta técnica, concentras tus energías en la zona del corazón durante cinco o quince minutos (o más, si quieres). Es muy similar al segundo paso de Freeze-frame®, salvo que aquí tu enfoque es más moderado. Si mantienes tu atención en el corazón durante un período de tiempo más largo, obtendrás más beneficios y crearás una conexión más duradera con el corazón.

Al sosegar la mente y mantener una conexión sólida con el corazón, al encerrarse en su energía, se añade fortaleza y energía regenerativa a todo el sistema. A medida que se fijan los ritmos cardíacos coherentes para mantener el estado de sincronización del que hablamos antes, se empieza a refinar la energía que emana del corazón, reentrenando y reprogramando el sistema nervioso y reorganizando las células, los órganos y el sistema eléctrico. Con la práctica, la sincronización se convierte en tu estado natural. ¿Por qué no lo pruebas ahora mismo?

Practicar Heart Lock-In®

Así es como se hace:
1. Busca un lugar tranquilo, cierra los ojos e intenta relajarte.
2. Aleja tu atención de la mente o de la cabeza y concéntrate en la zona del corazón. Imagina que respiras lentamente por el corazón durante diez o quince segundos.

3. Recuerda el sentimiento de amor o interés que tienes por alguien a quien te resulta fácil querer. También puedes concentrarte en un sentimiento de agradecimiento por alguien o por algo positivo en tu vida. Intenta quedarte con ese sentimiento durante un tiempo de cinco a quince minutos.
4. Envía con suavidad ese sentimiento de amor, cuidado o agradecimiento hacia ti mismo o hacia los demás.
5. Cuando los pensamientos aparezcan en la cabeza, vuelve a centrarte poco a poco en la zona que rodea al corazón. Si la energía es demasiado intensa o está bloqueada, trata de sentir una especie de suavidad en el corazón y relájate.
6. Una vez que hayas terminado, si puedes, anota los sentimientos o pensamientos intuitivos que vayan acompañados de una sensación de conocimiento o paz interior para ayudarte a recordar que debes actuar en consecuencia.

A diferencia de Freeze-frame®, Heart Lock-In® no consiste en hacer una pregunta específica o en buscar respuestas, como hemos señalado anteriormente. En lugar de eso, te centras en encontrar los sentimientos básicos del corazón, como el aprecio sincero, el interés verdadero, la compasión o el amor, y en mantener estos estados. Sin embargo, las respuestas intuitivas suelen llegar de todos modos. Consultas a tu corazón a través de la técnica, pero dejas que las respuestas te encuentren en lugar de buscarlas.

Enviar los sentimientos básicos del corazón, irradiándolos por todo el cuerpo y las células o irradiándolos a otras personas o temas, te ayuda a encerrarte en el estado de los sentimientos (y por tanto en el estado de coherencia) durante más tiempo. Con un poco de práctica, serás capaz de ralentizar la mente y encontrar con mayor rapidez el camino hacia los sentimientos básicos del corazón. Es un proceso «fácil de hacer», no algo que se fuerce o se quiera realizar.

¿Recuerdas esas imágenes holográficas, o estereogramas, que eran populares hace unos años? La primera vez que los mirabas, lo único que veías era una masa de puntos de colores. Luego, cuando te relajabas y cambiabas ligeramente la visión, se formaba una imagen magnífica y detallada entre los puntos. La clave para conseguir que la imagen surgiera era relajarse y no esforzarse en verla. Del mismo modo, una de las claves para maximizar tu experiencia de Heart Lock-In® es relajarte y no esforzarte demasiado.

Tu capacidad para relajarte durante la técnica te permitirá encontrar los sentimientos apropiados y abrirte paso hacia nuevas experiencias, percepciones y entendimientos. Tu habilidad para lograr este objetivo se desarrollará de forma natural de acuerdo con tus sinceros esfuerzos de corazón.

Pero, obviamente, no se pueden cosechar los frutos sin cultivar la práctica. El primer paso es sacar tiempo para practicar la técnica cada día. Recordemos que estamos hablando de sólo cinco o quince minutos. A cambio, aumentarás tus reservas de energía, profundizarás en la intuición y permanecerás más tiempo en un fluir intuitivo.

La intuición puede manifestarse de formas muy prácticas. Aunque los elementos de la intuición son misteriosos, Heart Lock-In® no es una experiencia puramente mística; tanto el proceso como los resultados son tangibles y ofrecen muchas ventajas de sentido común. Jennifer Weil, profesora de secundaria, cuenta cómo la técnica le ayudó a garantizar que sus alumnos de inglés fueran capaces de demostrar sus conocimientos en un examen importante.

Los veinte alumnos de secundaria de Jennifer se reunieron en una tarde calurosa para hacer el examen de nivel para la especialidad de inglés. Sólo tenían una hora para completar la redacción que les habían asignado, pero Jennifer se tomó más de cinco de esos valiosos minutos para realizar la técnica Heart Lock-In® con ellos.

«Durante la hora», dijo Jennifer, «observé cómo varios estudiantes cerraban los ojos de nuevo, colocaban sus manos en el corazón por un momento, y luego continuaban con sus redacciones. Todos los estudiantes terminaron con calma y facilidad, y todos menos uno fueron aceptados en el programa de especialización gracias a su trabajo de esa tarde».

Enviar sentimientos básicos del corazón

La práctica de irradiar sentimientos básicos del corazón como el amor, el interés por los demás y el agradecimiento durante la práctica de Heart Lock-In® tiene muchos efectos beneficiosos. Heart Lock-In® te ayuda a mantener el estado de sincronización que proporciona una base para la curación en el cuerpo y en las relaciones. Tus ritmos cardíacos entran en coherencia durante un período de tiempo más largo, lo que ayuda a aumentar la coherencia dentro de todos los sistemas del cuerpo: mental, emocional, espiritual, eléctrico y celular. Mantener la coherencia crea una alineación con tu corazón más profundo y maduro, que te pone en contacto cercano con tu fuente personal de espíritu.

Cuando las personas envían sus sentimientos básicos del corazón, a menudo informan de que pueden sentir la energía del corazón como un calor alrededor del mismo; como una sensación líquida, como si fuera un estanque o un río de amor, interés o aprecio; como círculos de energía que se expanden desde el corazón; o como un hormigueo en las células.

A medida que las personas continúan irradiando los sentimientos básicos del corazón hacia los demás o hacia la vida, sienten el amor, el interés o el aprecio como una energía tangible que les conecta con las personas y la naturaleza. Esa conexión es maravillosa y alivia las emociones, la mente y el cuerpo.

Además, cuando las personas envían amor y cariño a alguien con quien tienen problemas, la relación suele mejorar. Si esto se debe a un cambio de actitud del emisor o a un cambio de pensamiento o sentimiento del receptor es una cuestión que quizás la física cuántica pueda explicar algún día. Sin embargo, sea cual sea la razón, cuanto más amor y afecto envíes a una persona (o asunto), más te alinearás con tu espíritu y con esa persona, y más se activará tu intuición.

Cuando Carolyn llevaba ocho meses en su nuevo trabajo, se enteró de que iba a tener que mudarse de ciudad en un futuro próximo por motivos personales. Cuando se lo comunicó a Linda, la directora que aún la estaba formando, su relación se volvió muy tensa. Carolyn se sentía culpable, pero no sabía qué podía hacer al respecto.

Todavía sintiéndose mal varios días después, se acordó de aplicar Heart Lock-In®. Mientras irradiaba amor y cariño hacia Linda, esperaba encontrar una conexión más profunda entre ellas. Durante el proceso, se le ocurrió la idea de escribirle a Linda una carta expresando sus sentimientos.

Lo que ocurrió a continuación la sorprendió. «Al día siguiente», dice Carolyn, «antes de que pudiera escribir la carta, Linda se pasó por mi despacho y entabló una cálida conversación. Descubrimos que habíamos tenido experiencias similares en nuestras vidas, y Linda me dijo que me deseaba lo mejor cuando me mudara a Boston. Ésa fue mi señal. Le pedí disculpas por haberla hecho pasar por esta situación, y me dio las gracias con sinceridad. Me dio la oportunidad de decirle lo mucho que la apreciaba de corazón. Todas las cosas que iba a decir en mi carta afloraron».

Como Carolyn había potenciado sus sentimientos básicos del corazón con la técnica Heart Lock-In®, estaba preparada para reconocer y aprovechar la oportunidad de conectar de forma sincera con Linda en el acto. Carolyn dijo que nunca había hablado con una compañera de trabajo a ese nivel, y ambas mujeres se beneficiaron de la experiencia.

Espiritualidad y salud

Nuestros valores y creencias pueden determinar nuestros éxitos y fracasos en la vida. ¿Pero pueden determinar nuestra salud?

Numerosos estudios demuestran la correlación entre las creencias, los valores personales y la curación, y la comunidad médica está empezando a reconocer que la reticencia de la medicina a abordar las cuestiones «espirituales» puede obstaculizar la salud pública.

C. Everett Koop, que fue cirujano general de Estados Unidos en la década de 1980, afirma que la actitud de la comunidad médica hacia la espiritualidad ha vuelto a su punto de partida. Cuando él empezó a ejercer la medicina hace sesenta años, se enseñaba a los médicos a utilizar las creencias de sus pacientes para ayudarles a curarse. A finales de los años cincuenta y sesenta, la fe y la espiritualidad se convirtieron en un tabú absoluto. Ahora, la medicina de la mente y el cuerpo está tan de actualidad que la comunidad médica vuelve a acoger los principios de la espiritualidad, la fe y la oración.[2]

La cuestión de qué es la espiritualidad es parte del problema. Las personas pueden ser espirituales, pero no religiosas, o religiosas con poco sentido de su propia espiritualidad. Mucha gente está de acuerdo en que la espiritualidad consiste en poseer un sentido de la vida, un profundo sistema de valores personales y un sentimiento de profunda conexión con uno mismo, con otras personas y con el «espíritu» (alguna forma de poder o inteligencia superior). Si la salud se ve como una totalidad, entonces debemos incorporar el espíritu junto con el cuerpo, la mente y las emociones para tener un ser completo y saludable.

El doctor Dean Ornish, famoso por investigar y desarrollar métodos no invasivos para tratar las enfermedades del corazón, descubrió que las enfermedades cardíacas podían aliviarse y, en algunos casos, revertirse cuando los pacientes realizaban cambios significativos en la dieta y el ejercicio y utilizaban la meditación y los grupos de apoyo para ayudar a aliviar el estrés. Tras años enseñando y escribiendo libros sobre sus métodos, Ornish llegó a la conclusión en su último libro, *Love and Survival*, de que lo que más aliviaba el estrés y beneficiaba a los pacientes cardíacos era el amor que sentían al abrir íntimamente sus corazones en los grupos de apoyo.[3]

2. KAUFFMAN, D.: «Face to face: Interview with Everett Koop», en *Science & Spirit*, vol. 9, n.º 3, p. 9, 1997.

3. ORNISH, D.: *Love and Survival: The Scientific Basis for the Healing Power of Intimacy*. Harper Collins, Nueva York, 1998.

Muchos de los libros más populares de la lista de los más vendidos en los años noventa han abordado la espiritualidad y la relación entre el espíritu, el amor, la mente y el cuerpo. Las encuestas muestran que cuatro de cada cinco estadounidenses creen que la espiritualidad está relacionada con la salud.[4] El doctor Herbert Benson, en su libro *Siempre sano*, describe cómo se convenció a partir de su práctica médica de que nuestros cuerpos están genéticamente programados para beneficiarse de nuestro rico núcleo interno (nuestras creencias, valores, pensamientos y sentimientos), y cómo intentó investigar estos aspectos aparentemente intangibles del ser humano.[5]

Benson desarrolló una técnica llamada «la respuesta de relajación» para ayudar a las personas a calmarse y mejorar su salud. En esta técnica, los pacientes cierran los ojos y repiten una frase de relajación de una o pocas palabras de su elección (quizás una que refleje sus valores, ya sea una oración o incluso la simple palabra «uno») para ayudarles a calmarse. Benson descubrió que, como resultado, el 25 % de los encuestados se sentían «más espirituales». Describieron la experiencia como la presencia de una energía, una fuerza, un poder más allá de ellos mismos, e informaron de que se sentían cerca de esa presencia.

Después de practicar la medicina durante muchos años, el doctor Larry Dossey se quedó atónito al descubrir pruebas científicas del poder curativo de la oración. Intrigado, se embarcó en diez años de investigación sobre la relación entre la oración y la curación. En su libro *Palabras que curan*, Dossey examina qué métodos de oración muestran el mayor potencial de curación. Aunque descubrió que todos los tipos de oración ayudan, los estudios han demostrado

---

4. MYERS, D.: «Psychology, applied spirituality, and health. Do they relate?», en *Science & Spirit*, vol. 9, n.º 3, p. 30, 1998.

5. BENSON, H.: *Timeless Healing*. Scribner, Nueva York, 1996. (Trad. español: *Siempre sano: la biología y la fuerza de las creencias*. Grijalbo Mondadori, 1996).

que las oraciones enviadas sin un resultado específico en mente, «dejando que el universo haga el trabajo», producen resultados científicos el doble de satisfactorios.[6]

El libro de Dossey habla de la importancia de renunciar a la mente y elegir el método de oración que mejor se sienta de forma intuitiva. Resume sus años de investigación con estas palabras: «A medida que reconozcamos la evidencia empírica del poder de la oración… nos encontraremos rezando más oraciones de gratitud y menos oraciones de súplica… dándonos cuenta de que el mundo, en el fondo, es más glorioso, benévolo y amistoso de lo que hemos supuesto recientemente».

El equilibrio: una elección personal

Antes de desarrollar la técnica Heart Lock-In®, yo (Doc) practicaba la oración y la meditación al menos cinco horas al día, cinco días a la semana durante años. Esta práctica regular, junto con mi investigación sobre diversas técnicas, me llevó a nuevos descubrimientos que finalmente evolucionaron hacia la solución HeartMath. En mi investigación y práctica, no intentaba reinventar la rueda de la oración o la meditación, sino que intentaba *anclarlas*, acercar el cielo a la tierra.

En el sur, donde crecí, los reavivamientos y las reuniones de oración eran una forma de vida. Desde muy joven, utilicé la oración para encontrar orientación e inspiración. Más tarde, cuando decidí investigar sus efectos, practiqué muchas formas de oración y de su pariente cercano, la meditación. Me di cuenta de que la gente tiene su propia interpretación de lo que significan la *oración* y la *meditación*, pero encontré algunos elementos comunes.

---

6. Dossey, L.: *Healing Words,* cita p. 97. HarperCollins, San Francisco, 1993 (Trad. español: *Palabras que curan: el poder de la plegaria y la práctica de la medicina*. Ediciones Obelisco, Barcelona, 1997).

Me preocupaba que, incluso en la cultura del sur, donde la oración era habitual, la mayoría de la gente tuviera problemas para trasladar a la vida cotidiana los conocimientos adquiridos mediante la oración o la meditación. Empecé a darme cuenta de que los que lo lograban con más éxito eran los que tenían una mejor gestión emocional y equilibrio en sus vidas. El problema no era la oración, sino el estado emocional de las personas que la practicaban. Así que empecé a buscar formas de ayudar.

Anticipé que el estrés iba a aumentar de forma drástica en la sociedad y me di cuenta de que millones de personas no conocían, y probablemente no practicarían, las técnicas formales de meditación. Sin embargo, iban a necesitar algo muy práctico para reducir su estrés mental y emocional y conseguir una mayor sensación de bienestar interior.

La solución HeartMath se creó para ofrecer nuevas formas de ayudar a las personas a superar estos retos. En particular, diseñé Heart Lock-In® para ayudar a las personas a mantenerse en equilibrio y con los pies en la tierra, sabiendo que esto les permitiría materializar más el corazón en su vida diaria. Mi motivo siempre ha sido ayudar a la gente a vivir más en el camino del amor y a amarse más, sean cuales sean sus creencias, religión o prácticas espirituales.

Me gusta referirme a Heart Lock-In® como un «mediador beneficioso». No es competitivo, y no resta valor a las creencias de nadie ni a su enfoque del interior. Cuando desarrollé esta técnica, sabía que muchas de las técnicas existentes eran muy útiles. Había obtenido muchos beneficios personales de mi práctica anterior en una amplia gama de técnicas de meditación y otros trabajos interiores.

Heart Lock-In® enriqueció las diversas prácticas y técnicas que utilizaba, en lugar de sustituirlas. Descubrí que mejoraba mi capacidad de orar con sinceridad y de poner en práctica mis conocimientos. Una vez que perfeccioné la técnica dentro de mí, descubrí que me proporcionaba la esencia de lo que había estado obteniendo de mis otras prácticas. Al poner Heart Lock-In® en el centro de mi trabajo interior y abandonar algunas de las otras prácticas, gané más tiempo para mantener el ritmo de mis investigaciones e intensidad de trabajo. Lo más importante es que ese enfoque me ayudó a mantener mi vida en equilibrio.

El equilibrio es un factor clave para alcanzar nuestros objetivos en cualquier ámbito de la vida: en las relaciones, la dieta, el ejercicio, el sueño, la lectura, la oración, la meditación, y demás. Pero lo que resulta equilibrado para una persona puede resultar desequilibrado para otra, y lo que resulta equilibrado para alguien hoy puede ser diferente de lo que era hace cinco años y de lo que será el año que viene. Muchos de los empleados de HeartMath han cambiado su dieta y sus programas de ejercicio muchas veces a lo largo de los años. Algunos de nosotros fuimos vegetarianos durante diez o quince años, por ejemplo, pero ahora nos parece más adecuado seguir una dieta equilibrada de carne, verduras y cereales. En este momento de nuestras vidas nos conviene este programa más amplio, mientras que antes eran adecuados otros programas.

Vivir de forma práctica significa saber lo que resulta equilibrado para ti como individuo, ya que todas las personas son diferentes. Escuchando a tu corazón, puedes encontrar tu propio equilibrio. La técnica Heart Lock-In® proporciona una forma excelente de consultar a tu corazón para encontrar el equilibrio en cualquier área de tu vida, como la dieta, el ejercicio, las técnicas de trabajo interior y la cantidad de trabajo y de ocio.

Recuerda que el objetivo de Heart Lock-In® es ayudarte a reforzar el vínculo de comunicación entre tu corazón y tu cerebro y mantener la sintonía y la coherencia durante más tiempo. Realizar la técnica con regularidad aumenta la potencia de tu corazón para mantener el equilibrio de tus sistemas nervioso, inmunitario y hormonal. También aumenta la cantidad de tiempo que tu corazón está en línea, lo que facilita la activación de los sentimientos básicos del corazón y el uso de técnicas como Freeze-frame® o Cut-thru® (u otras prácticas que te gusten).

Heart Lock-In® con música

Sabemos que la música puede modificar nuestros sentimientos y actitudes. ¿Has estado alguna vez en una fiesta con música de baile de ritmo rápido de fondo cuando alguien ha decidido de repente poner un viejo disco de blues? El ritmo excitante y frenético de la sala es sustituido de repente por un ritmo lento y melancólico. Alguien con una voz lúgubre y desgarrada empieza a cantar. ¿Qué ocurre en la habitación? Los pasos de baile cambian para adaptarse a la nueva música, pero el *sentimiento* que te rodea también cambia.

La música puede excitarte, relajarte, alegrarte o ponerte nostálgico. Incluso puede evocar una historia dramática. Piensa en la banda sonora de una película, por ejemplo. En HeartMath, utilizamos la música como un «acondicionador atmosférico», creando un entorno que facilita el sentimiento del corazón.[7,8,9]

Practicar Heart Lock-in® con música es una de las mejores maneras de aumentar la eficacia de tu experiencia. Busca un tipo de música que se adapte a ti. Al igual que al aplicar Cut-thru® con música, sugerimos utilizar música instrumental que esté entre lo estimulante y lo relajante. Utiliza la música que sientas que te ayuda a abrir el corazón y a promover el equilibrio interno, pero que no te aturda ni te adormezca. Recuerda que la técnica está diseñada para ofrecerte una experiencia relajante *pero sumamente consciente*.

---

7. Mc Craty, R.; Atkinson, M.; Rein, G. *et al.*: «Music enhances the effect of positive emotional states on salivary IgA», en *Stress Medicine,* vol. 12, pp. 167-175, 1996.

8. Mc Craty, R.; Barrios-Choplin, B.; Atkinson, M. *et al.*: «The effects of different types of music on mood, tensión, and mental clarity», en *Alternative Therapies in Health and Medicine,* vol. 4, n.º 1, pp. 75-84, 1998.

9. Mc Craty, R.; Barrios-Choplin, B.; Rozman, D. *et al.*: «The impact of new emotional self-management program on stress, emotions, heart rate variability, DHEA, and cortisol», en *Integrative Physiological and Behavioral Science,* vol. 33, n.º 2, pp. 151-170, 1998.

Heart Lock-In® y tu cuerpo

La técnica Heart Lock-In® es como una vitamina para el sistema inmunitario. Uno de los estudios de investigación del Instituto se centró en los cambios de un anticuerpo inmunitario conocido como IgA secretora cuando los sujetos aplicaban la técnica con y sin música. Como explicamos en el capítulo 8, la IgA secretora es la primera línea de defensa del cuerpo contra los patógenos invasores. Se encuentra en todas las mucosas del cuerpo y es una medida importante de la salud del sistema inmunológico.[10]

En la primera fase de este experimento, se midieron los niveles de IgA de los participantes en el estudio antes y después de realizar la técnica durante quince minutos mientras intentaban sentir un sincero agradecimiento. Después de la práctica, los niveles medios de IgA del grupo aumentaron en un 50 %, lo que supone un aumento significativo de este importante marcador del sistema inmunológico. Una segunda fase del experimento se realizó varios días después. En esta ocasión, se indicó a los participantes que realizaran la técnica durante quince minutos intentando sentir aprecio mientras escuchaban la composición musical *Heart Zones*, diseñada científicamente para facilitar la coherencia interna.[11] Sorprendentemente, el grupo mostró un aumento del 141 % en los niveles de IgA (*véase* la Figura 10.1).

Durante ambas fases del experimento, los investigadores controlaron el sistema nervioso autónomo de cada participante. Se observó un aumento de la actividad autonómica total en todos los sujetos. El estudio demostró que la técnica Heart Lock-In® producía un efecto de mejora inmunológica mediado por el aumento de la actividad autonómica, y el efecto de mejora inmunológica aumentaba

---

10. Tomasi, T.: *The Immune System of Secretions*. Prentice-Hall, Nueva Jersey, 1976.

11. Childre, D.L.: *Heart Zones*. Planetary Publication, Boulder Creek, California, 1991.

cuando los sujetos practicaban la técnica mientras escuchaban *Heart Zones*.

Independientemente de que se practique Heart Lock-In® con o sin música, esta técnica es una parte importante de la solución HeartMath. Tomarse esos cinco o quince minutos tan a menudo como se pueda para encerrarse en los sentimientos más profundos del corazón es un acto sincero de autocuidado. Con la música adecuada, Heart Lock-In® puede convertirse en tu técnica favorita, pero no sientas que necesitas la música para que te funcione; el corazón se sostiene por sí mismo.

Profundizar y ampliar

Una cosa curiosa que hemos notado es que cuando la gente practica la técnica Heart Lock-In®, a menudo tienden a dejar que el sentimiento expansivo vaya a la cabeza. Muchas técnicas (la visualización creativa y algunas formas de meditación, por ejemplo) enseñan a la gente a crear un sentimiento de conciencia expandida en la cabeza. Esto puede resultar estimulante, pero también puede dejarte sintiéndote estancado. El propósito de Heart Lock-In® es permanecer centrado en el corazón, no en la cabeza, para que te mantengas en equilibrio y conectado.

Dirigirse a la cabeza puede ser un hábito difícil de romper. Al fin y al cabo, cuando cierras los ojos y empiezas a desconectar los pensamientos del día a día, puedes notar una sensación de desapego y una agradable ampliación de la mente. Esta sensación de expansión puede generar grandes pensamientos e ideas creativas; una idea lleva a otra.

Raoul, meditador devoto desde hace años, desarrolló su propia rutina en torno a la meditación y ahora puede experimentar una profunda relajación tras unos pocos minutos. El problema es que si suena el teléfono o alguien llama a su puerta, le cuesta volver de su mundo interior. Le resulta muy molesto intentar reorientarse hacia el mundo real y hacer frente a la interrupción, porque no está conectado.

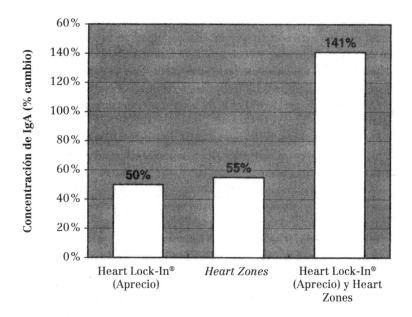

Efectos de Heart Lock-In® sobre el sistema inmunológico.

Figura 10.1. Este gráfico ilustra los cambios promedio en el anticuerpo inmunológico IgA secretora en un grupo de personas tras realizar la técnica Heart Lock-In®; después de escuchar *Heart Zones*, música científicamente diseñada para facilitar el equilibrio mental y emocional; y después de realizar la técnica acompañada de la música de *Heart Zones*. Las tres condiciones aumentaron de forma significativa los niveles de IgA, pero la mayor mejora inmunológica se consiguió cuando se utilizó la música de *Heart Zones* junto con la técnica Heart Lock-In®.

El objetivo del Heart Lock-In® es tratar de profundizar primero en el corazón. A partir de ahí puedes experimentar una conciencia expandida mientras te mantienes firme y en equilibrio. Si algo te interrumpe, puede que necesites un pequeño ajuste, por supuesto; pero como no estás disperso, puedes ser flexible y ajustarte con rapidez, ocupándote de lo que haya que hacer y volviendo a tu práctica después. La idea es estar presente, conectado y expandido; todo al mismo tiempo.

Si eres como la mayoría de la gente cuando realizan la técnica Heart Lock-In®, tendrás pensamientos e ideas amplias e inspiradoras. Esto puede resultar agradable, entretenido y, a veces, esclarecedor. No hay nada malo en ello, pero intenta no perderte en esos pensamientos. El truco es reconocer los pensamientos o imágenes cuando surgen, disfrutarlos por un momento, y luego volver poco a poco la atención a los sentimientos básicos del corazón. Hay que evitar quedarse atrapado en los *conceptos* sobre el corazón; hay que permanecer en las cualidades *emocionales* del corazón, lo que ayuda a mantener la mente y el corazón en equilibrio.

Al permanecer en la profundidad y manejar la amplitud, energizas tus sistemas mental, emocional y físico más que si flotas en la mente. Al entregar la mente al corazón, no estarás renunciando a nada; profundizar no le quitará la diversión a la técnica. Todos tus planes, ideas creativas y percepciones seguirán estando ahí cuando termines. Una vez finalizada la práctica, te darás cuenta de que tienes una conexión con el corazón que puedes mantener durante el resto del día. Estarás «presente» con más facultades y serás capaz de mantener un estado de fluidez cada vez mayor en tus actividades.

Tú y tú mismo

No subestimes la profundidad de lo que sucede cuando realizas la técnica Heart Lock-In®, ya que desarrolla la relación más importante de todas: la relación entre tú y tú mismo. Conviértete en tu propio científico y experimenta con ello.

Intenta aplicar Heart Lock-In® durante quince minutos de tres a cinco veces por semana. Si encuentras la música adecuada, escúchala cuando realices la técnica. Si necesitas estar tranquilo para un examen (como en el ejemplo de los estudiantes de secundaria), necesitas estar preparado para una reunión potencialmente conflictiva o necesitas un impulso de energía durante el día y puedes escaparte unos minutos, aplica la técnica durante cinco minutos.

Conecta con tu corazón en profundidad y envía amor e interés a cualquier área de tu vida o a tu cuerpo, ya sea en general, a un órgano o a un sistema en concreto. Comprueba si las cosas mejoran.

Con el tiempo, a medida que vayas haciendo el cambio de la cabeza al corazón, sentirás que vives cada vez más en el corazón todo el tiempo. Te ocuparás de los negocios y de todas tus actividades y relaciones desde un estado conectado, pero con el corazón abierto. Tu conexión con el corazón siempre estará ahí, en distintos grados, desde el amanecer hasta el anochecer. De hecho, *ya lo está*. El uso de la técnica Heart Lock-In® consiste en aprender a pasar más tiempo en ese lugar de conexión. Sin embargo, a partir de cierto punto, empiezas a sentir que ese estado de conexión es justo lo que eres. Cuando hayas llegado a ese punto, Heart Lock-In® no te parecerá un intento de llegar a alguna parte; será una forma fácil de llegar a donde ya estás.

Es de sentido común apostar por esa sensación de conocimiento interior. No sólo aporta beneficios a todas las áreas de tu vida, sino que además te sientes muy bien. Pero aquí está el secreto: nadie más lo va a hacer por ti. Nadie más va a servirte la satisfacción en bandeja de plata. Tu seguridad está dentro de ti, esperando que la encuentres.

PUNTOS CLAVE PARA RECORDAR

- La técnica Heart Lock-In® te ayuda a descubrir que tienes tu propia fuente interna de regeneración.
- Tranquilizar la mente y mantener una conexión sólida con el corazón (*encerrarse* en su energía) añade fortaleza y energía regenerativa a todo tu sistema.
- Cuanto más entren en juego los sentimientos de tu corazón, más te darás cuenta de todo lo que se puede ganar desde una perspectiva afectuosa y con el corazón abierto.
- La práctica de irradiar los sentimientos básicos del corazón, como el amor, el interés por los demás y el aprecio en la téc-

nica Heart Lock-In®, tiene muchos efectos beneficiosos. Esta técnica te ayuda a entrar y mantener el estado de sincronización, que proporciona una base para la curación en el cuerpo y en las relaciones.

- Los estudios demuestran que la técnica Heart Lock-In® produce un efecto de mejora inmunológica mediado por el aumento de la actividad autonómica, y que este efecto de mejora inmunológica aumenta cuando los sujetos practican la técnica mientras escuchan *Heart Zones*.
- La técnica Heart Lock-In® ayuda a aumentar la coherencia de todos los sistemas del cuerpo: espiritual, mental, emocional, eléctrico y celular. La coherencia te hace entrar en sintonía y alineación con tu corazón más profundo y maduro.

PARTE 4

LA INTELIGENCIA DEL CORAZÓN EN LA SOCIEDAD

Las tres primeras partes de *La solución HeartMath* te han proporcionado herramientas y técnicas para ayudarte a seguir tu corazón. La experiencia nos dice que quienes aplican estas herramientas y técnicas notan constantemente una enorme mejora en muchos aspectos de su vida personal. Sin embargo, la aplicación de la solución HeartMath va más allá de los beneficios personales.

A lo largo de este libro hemos presentado ciencia, casos prácticos, experiencias personales y anécdotas que ilustran el poder de la inteligencia del corazón aplicada. En la cuarta parte profundizaremos en estas aplicaciones.

En primer lugar, mostraremos cómo la inteligencia del corazón puede aplicarse (y ya se está aplicando) para producir cambios positivos significativos en nuestras familias, negocios, comunidades y sociedad. Empezaremos con las mejoras en las familias y los sistemas educativos. Algunos de los resultados más esperanzadores y drásticos se han producido cuando padres y educadores han utilizado la solución HeartMath con los niños.

La mayoría de nosotros trabaja en una empresa u organización. Una de las principales aplicaciones de la solución HeartMath ha sido mejorar la productividad y aumentar la satisfacción laboral en el lugar de trabajo. Presentaremos información que muestra los efectos de la aplicación de las herramientas y técnicas en entornos empresariales.

Por último, hablaremos de lo que significa la aparición de la inteligencia del corazón para la sociedad y el mundo en general. Los continuos cambios y los nuevos retos afectan a todos los países. Ofreceremos nuestra visión del estado actual de nuestra sociedad global y sugeriremos formas de aplicar la solución HeartMath para afrontar los retos, gestionar el cambio y hacer una valiosa contribución a un mundo que necesita nueva inteligencia y más corazón.

En la parte 4:

- Verás cómo las herramientas y técnicas de la solución HeartMath pueden utilizarse con los niños.
- Te darás cuenta de la eficacia de aplicar la inteligencia del corazón en las empresas y en los esfuerzos de mejora de la comunidad.
- Entenderás mejor nuestra era actual de transformación acelerada y percibirás cómo permanecer en equilibrio en medio del cambio.

CAPÍTULO 11

LAS FAMILIAS, LOS NIÑOS Y EL CORAZÓN

Imaginemos cómo sería si pudiéramos transmitir a nuestras familias y comunidades una sensación de seguridad y protección, de esperanza y optimismo para el futuro. ¿Y si quienes nos rodean pudieran tener un equilibrio y un control significativamente mayores en sus vidas, incluso en medio del cambio? En los capítulos anteriores, hemos aprendido a utilizar Freeze-frame®, las herramientas de la energía del corazón, Cut-thru® y Heart Lock-In® para activar nuestra inteligencia del corazón y crear un estado más coherente en nuestro interior. A medida que irradiamos la coherencia de nuestro corazón a las personas y a los asuntos que nos rodean, descubriremos que las relaciones se vuelven más fluidas y que las soluciones a los asuntos problemáticos son más fáciles. La solución HeartMath cambiará la forma de abordar nuestros problemas familiares, laborales y sociales.

Valores familiares

La familia es la principal unidad social en la que podemos desarrollar las cualidades del corazón. Una verdadera familia crece y avanza junta por la vida, inseparable en el corazón. Tanto si se trata de una familia biológica como de una familia compuesta por personas que se sienten atraídas por la resonancia del corazón y el apoyo mutuo, la palabra «familia» implica calidez y un lugar donde se pueden alimentar los sentimientos básicos del corazón.

Los valores familiares representan los valores y las directrices fundamentales que los padres y los miembros de la familia tienen en alta estima para el bienestar de la misma. Los sentimientos familiares sinceros son sentimientos básicos del corazón y la base de los verdaderos valores familiares. Aunque tengamos diferencias, seguimos siendo «familia» en virtud de nuestra conexión con el corazón. La familia proporciona la seguridad y el apoyo necesarios y actúa como amortiguador de los problemas externos. Una familia formada por personas seguras genera un poder magnético que permite hacer las cosas. Son la esperanza de una seguridad real en un mundo estresante.

Por desgracia, muchas familias de hoy no son el refugio seguro que desearíamos. Mucha gente cree que la familia moderna está peligrosamente cerca de la extinción debido al aumento de la inestabilidad familiar y al declive de los valores familiares. Las estructuras familiares han cambiado de forma drástica desde la década de 1970.[1] Las familias son en la actualidad más pequeñas y están más fracturadas. Cada vez hay más familias dirigidas por uno de los progenitores o abuelos, o por un padrastro o madrastra.

Los valores familiares siguen siendo importantes para la mayoría de los padres, según una encuesta realizada en 1992 por la compañía de seguros de vida Massachusetts Mutual entre mil cincuenta adultos estadounidenses. En un informe titulado «Comunicación de los valores familiares», Massachusetts Mutual señala que los estadounidenses definen sus tres principales valores familiares como ser responsable de los propios actos, respetar a los demás por lo que son y ofrecer apoyo emocional a los miembros de la familia. Creen mayoritariamente que los valores familiares se enseñan sobre todo con el buen ejemplo de los padres y que el valor «ofrecer apoyo emocio-

---

1. CHILDRE, D.L.: *A Parenting Manual.* Planetary Publications, Boulder Creek, California, 1995.

nal» se aprende principalmente con el ejemplo. De hecho, lo único que tienen los niños para aprender es el ejemplo. Pero la «esperanza del futuro» es aprender a estar tan estresados e insatisfechos como nosotros.[2]

La verdad es que no podemos enseñar lo que no sabemos. Decimos que queremos que nuestros hijos expresen los valores básicos del corazón, como el respeto, la lealtad, la gratitud y el apoyo emocional, pero parece que esperamos que cultiven esas cualidades por sí mismos. A los niños hay que *enseñarles* el valor de esas cosas, no por lo que decimos sino por cómo vivimos.

Cuando tanto los padres como los hijos son emocionalmente incontrolables, reactivos, temperamentales y ansiosos, sus relaciones se bloquean. Como reacción, los padres exigen a sus hijos que gestionen sus emociones, pero ellos mismos no han aprendido a hacerlo. Esto perpetúa un bucle de discusiones, diluyendo la comunicación y el vínculo familiar. El resultado es la inseguridad, la ansiedad, el miedo, la proyección y la desconexión emocional sostenida.

Los niños de hoy constituyen la primera generación en la historia del mundo que recibe información directamente de los medios de comunicación, sin que los adultos la filtren. Los padres hacen bien en preocuparse. Sin intervención alguna, los niños absorben los valores que perciben en la música, la televisión y el cine. Nueve de cada diez veces, estos medios dan valor a lo excitante, lo tentador o lo prohibido, lo que a menudo se traduce en sexo, sangre y violencia.[3]

Como señala Jeff Goelitz, director de la División de Educación y Familia de HeartMath: «Los mitos de los niños provienen de los conglomerados mediáticos en lugar de venir de sus padres y parientes. No están capacitados para navegar en este mundo, y sin embargo estos niños están solos tratando de encontrar un significado y filtrar lo bueno de lo malo».

---

2. *National Survey on Communicating Family Values*, cita p. 4. Patrocinada por Massachusetts Mutual Insurance Company, diciembre de 1992.

3. «Balancing work and family», en *Business Week,* 16 de septiembre de 1996.

Según Richard Dahl, profesor asociado de psiquiatría y pediatría del Centro Médico de la Universidad de Pittsburg, un niño promedio pasa tres horas al día frente al televisor. Es decir, ¡veintiuna horas a la semana! En cambio, los niños pasan aproximadamente treinta horas a la semana en la escuela. El tiempo que pasan con sus padres es mucho menor: sólo ocho minutos de «conversación significativa» con sus padres y once minutos con sus madres en toda la semana.[4]

Con esta increíble falta de tiempo de calidad que pasan juntos, no es de extrañar que los padres lleguen a sentir que su influencia sobre sus hijos es insignificante. Incluso si les preocupa, por ejemplo, que su hijo adolescente tenga un comportamiento de alto riesgo, como beber, fumar o ser violento, no están seguros sobre cómo abordar su preocupación.

Los adolescentes suelen ser muy hábiles a la hora de transmitir el mensaje de que lo que los padres dicen o hacen no tiene ninguna influencia en sus vidas, y muchos padres les creen, sintiéndose impotentes e ignorados en sus esfuerzos por ayudar a sus hijos a llevar una vida sana. Sin embargo, un reciente estudio realizado por Michael Resnick, sociólogo de la Universidad de Minnesota, aporta pruebas fehacientes de que los padres sí marcan una verdadera diferencia en la vida de sus hijos hasta el instituto. En él, Resnick y sus colegas descubrieron que la salud y el bienestar de los adolescentes dependían en gran medida de la sensación de sentirse cuidados por sus padres. Los adolescentes que se sentían queridos por sus padres tenían mejores resultados en general a la hora de evitar comportamientos de riesgo, como las relaciones sexuales tempranas, el tabaquismo, el abuso de alcohol y drogas, la violencia o el suicidio, independientemente de su estatus social o económico.[5]

---

4. SACKS, M.: «Sensory overload: Many hours in the fast lane render '90s kids bored, restless», en *San Jose (CA) Mercury News,* 10 de marzo de 1998.

5. RESNICK, M.D.; BEARMAN, P.S.; BLUM, R.W. *et al.*: «Protecting adolescents from harm. Findings from the National Longitudinal Study on Adolescent Health», en *Journal of the American Medical Association,* vol. 278, n.º 10, pp. 823-832, 1997.

El papel del corazón en el desarrollo del niño

Sentirse querido es más importante para los niños que cualquier otra cosa. Una nueva investigación de la Universidad de Harvard demuestra que los adultos que no se sintieron amados de pequeños padecen un índice de enfermedades mucho mayor que los que experimentaron el afecto. Esto significa que el amor es un requisito, y no una opción, para llevar una vida sana.[6]

Desde el momento en que un niño nace, el amor es tan vital para su salud y supervivencia como la alimentación física. Aunque la estructura básica del cerebro y los circuitos neuronales para gestionar las emociones se establecen mucho antes del nacimiento, lo más importante son las experiencias que tiene un bebé en los primeros años de vida. El entorno emocional al que está expuesto un niño afecta al desarrollo de sus circuitos emocionales.[7]

Los estados emocionales son contagiosos. Si le sonríes a un bebé, éste te devolverá la sonrisa; si te enfadas, el bebé llorará. Como hemos visto antes, el campo electromagnético de nuestro corazón se extiende más allá de nuestro cuerpo y transmite información sobre nuestros estados emocionales a quienes nos rodean. Cuando un padre siente un amor y un interés genuinos, comunica a su hijo un ritmo cardíaco armonioso y coherente. Cuando un padre se encuentra en un estado de estrés, ansiedad o enfado, se comunica un patrón de ritmo cardíaco incoherente y desarmonizado. Como hemos demostrado en capítulos anteriores, por ejemplo, en el estudio de la electricidad del contacto, que se trató en el capítulo 8, la comunicación electromagnética de nuestro corazón se irradia fuera del cuerpo y es percibida por los demás.

---

6. RUSSEK, L. y SCHWARTZ, G.E.: «Perceptions of parental love and caring predict health status in midlife: A 35-year follow-up of the Harvard mastery of stress study», en *Psychosomatic Medicine*, vol.59, n.º 2, pp. 144-149, 1997.
7. BROWNLEE, S.: «Invincible kids», en *U.S. News & Report*, 11 de noviembre de 1996.

Hablar o leer a los niños pequeños puede resultar contraproducente cuando un progenitor está ansioso, enfadado o estresado. Si una madre o un padre intenta ser amable o leer a un niño mientras está ansioso o emocionalmente alterado, el campo electromagnético producido por el corazón del progenitor es menos coherente, y el sistema nervioso del niño detecta esa incoherencia.

Los padres que expresan ansiedad y/o depresión crónica en torno a sus hijos aumentan la probabilidad de que éstos sufran una gran variedad de problemas mentales o emocionales. Un estudio en el que participaron niños de entre siete y trece años con padres que estaban en tratamiento por un trastorno depresivo, un trastorno de ansiedad o un trastorno mixto de ansiedad y depresión reveló que el 36 % de los niños con padres ansiosos sufrían ansiedad, el 38 % de los niños con padres depresivos padecían depresión y el 45 % de los niños con padres con una mezcla de ansiedad y depresión acababan siendo diagnosticados con ese mismo trastorno.[8]

Según la investigadora principal del estudio, Deborah C. Beidel, de la Universidad Médica de Carolina del Sur, en Charleston: «Estos hallazgos no significan que la ansiedad y otros trastornos estén ligados a un gen específico; el aprendizaje y el ejemplo pueden ser formas muy poderosas de adquirir comportamientos».

Cuando el cuidador principal está en sintonía con los sentimientos del niño y responde adecuadamente a sus emociones, los circuitos neuronales se refuerzan de forma positiva. Sin embargo, si las emociones de un niño se encuentran en repetidas ocasiones con una respuesta indiferente o negadora, los circuitos neuronales pueden confundirse. Esas conexiones debilitadas pueden no ser lo suficientemente fuertes como para soportar el proceso de poda neuronal que se produce alrededor de los diez o doce años y a menudo se pierden para siempre. Las neuronas que no han establecido conexiones o no han

8. BEIDEL, D.C. y TURNER, S.M.: «At risk for anxiety: I. Psychopathology in the offspring of anxious parents», en *Journal of the American Academy of Child and Adolescent Psychiatry*, vol. 36, n.º 7, pp. 918-924, 1997.

desarrollado circuitos se podan y se disuelven en el líquido cefalorraquídeo circundante para permitir el crecimiento de otras estructuras neuronales. Sin embargo, incluso después de la negligencia de los padres, hay muchos ejemplos de niños en los que el estrés emocional y mental se ha superado gracias al amor y los cuidados sinceros de un padre adoptivo, un «hermano mayor» o un mentor.

La plasticidad del cerebro ofrece la esperanza de que, a cualquier edad, los circuitos emocionales pueden ser «reeducados» mediante el refuerzo positivo y la enseñanza a niños y adultos de técnicas de autogestión emocional.

Los niños están sorprendentemente abiertos a las técnicas de autogestión emocional (incluso a una edad temprana) debido a su resistencia emocional natural. Sin embargo, los investigadores saben que la resiliencia y la flexibilidad comienzan una curva decreciente en la adolescencia. Si no se enseñan a los niños habilidades de gestión emocional antes de que lleguen a la adolescencia, los adolescentes de hoy se convertirán en los adultos sin gestión emocional del mañana.

Educadores como Jeff Goelitz saben que el mundo de alta velocidad en el que estos niños se van a desarrollar exigirá una considerable confianza en sí mismos y una inteligencia intuitiva de alta velocidad; y la competencia será intensa. La aptitud mental siempre es valiosa, por supuesto, pero el futuro traerá consigo una mayor necesidad de habilidades creativas y adaptativas como nunca antes. La capacidad de llevarse bien con la gente y de utilizar refinadas habilidades interpersonales y sociales será esencial. Aquí es donde entra en juego la inteligencia.

Al utilizar juntos la técnica Freeze-frame®, los padres y sus hijos pueden empezar a adquirir nuevas percepciones sobre cuestiones familiares como la disciplina, las responsabilidades, la comunicación y las actividades familiares. Pueden utilizar la técnica Cut-thru® para ayudar a encontrar soluciones y liberarse de episodios emocionales muy intensos, y pueden utilizar la técnica Heart Lock-In® para enviarse amor, quizás una de las experiencias más agradables que puede compartir una familia, ya que no sólo aumenta la coherencia y el vínculo familiar, sino que establece de forma sólida la pauta del tiempo de calidad juntos en un lugar afectuoso y arraigado.

Junto con su marido y sus dos hijos pequeños, Joanne realiza la técnica Heart Lock-In® durante unos minutos antes de cenar cada noche. «Es como un tonificante para la familia», dice Joanne. «Cada uno de nosotros elige a quién quiere enviar amor. Puedes notar el cambio de energía. Es el único momento real que pasamos juntos, y marca una gran diferencia».

Crear un entorno familiar que cultive los sentimientos básicos del corazón y el cuidado real entre padres e hijos tiene que convertirse en la prioridad de todos los padres. Establecer un vínculo intuitivo más fuerte con los hijos es el primer paso para ofrecer una orientación que sea escuchada, desarrollar el respeto y facilitar los problemas de disciplina. Desarrollar la capacidad de gestión emocional es esencial para desarrollar una inteligencia más amplia que permita afrontar con éxito las presiones y los obstáculos que de forma inevitable surgen en la vida.

HeartMath en la educación

Los valores, el carácter y la percepción de la vida de los niños también están enormemente influenciados por sus compañeros y profesores en el entorno educativo. Uno de los usos más importantes y gratificantes de la solución HeartMath está teniendo lugar en las aulas de todo Estados Unidos. En la actualidad, ciento veintisiete profesores y tutores han sido certificados oficialmente para enseñar los conceptos y técnicas de HeartMath en sus aulas. Además, muchas escuelas, tanto privadas como públicas, están incorporando HeartMath en su plan de estudios.

En 1996, la Escuela Secundaria de Palm Springs, en el condado de Dade (Florida), inició un programa de intervención de HeartMath para alumnos de séptimo curso. Muchos de los alumnos hablaban principalmente español, con el inglés como segunda lengua, y algunos tenían una vida familiar difícil. El programa pretendía reforzar las habilidades de resiliencia y la conducta ciudadana positiva a la vez que contrarrestaba los efectos del estrés en el aprendizaje.

Los resultados fueron significativos. Los dedicados profesores de la escuela, junto con el personal de HeartMath, vieron un cambio definitivo en todos los parámetros clave de la Medición del Inventario de Logros utilizada para evaluar el programa. Como resultado del uso de las herramientas y técnicas de la solución HeartMath, los estudiantes se sintieron más motivados en la escuela, se centraron más en sus tareas escolares y se sintieron más capaces de organizar y gestionar su tiempo, tanto en la escuela como en casa. Sus habilidades de liderazgo y comunicación mejoraron, y los problemas de comportamiento de riesgo o perjudicial disminuyeron de forma notable. Los alumnos se sintieron más apoyados por sus familias y amigos, más cómodos consigo mismos y con sus profesores, y mostraron una mayor compasión con sus compañeros. Además, los estudiantes eran más asertivos e independientes en su toma de decisiones, más resistentes a las exigencias de la presión de los compañeros y mucho más capaces de manejar su estrés, su ira y su pensamiento negativo. En esencia, los estudiantes mostraron una mayor satisfacción y control sobre sus vidas mientras estaban con sus amigos, en la escuela y con sus familias. El gráfico de la Figura 11.1 ofrece un resumen parcial de los resultados.

Este programa tuvo tanto éxito que, en 1997, quince de los estudiantes de Palm Springs fueron seleccionados para un programa de tutoría para todas las edades en una escuela primaria cercana, donde enseñaron a cincuenta y cinco alumnos de segundo y tercer curso las herramientas y técnicas de HeartMath.

Ese mismo año, el programa se amplió para incluir dos cursos optativos de todo el año, llamados «Inteligencia del corazón», para estudiantes de grado medio. El plan de estudios ofrecía una serie de herramientas y estrategias para ayudar a los estudiantes a reducir el estrés, mantener la concentración académica y mejorar las habilidades comunicativas y las relaciones con los compañeros, los profesores y la familia.

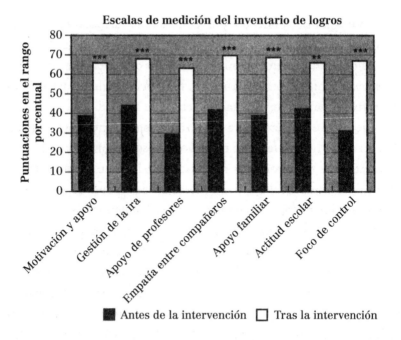

Escalas de medición del inventario de logros

■ Antes de la intervención □ Tras la intervención

El impacto de las herramientas y técnicas de HeartMath Solution en los escolares

Figura 11.1. Después de aprender las herramientas y técnicas de la solución HeartMath, una clase de alumnos de séptimo grado de una gran área metropolitana mostró grandes mejoras en las habilidades relacionadas con los logros, las actitudes y la autogestión emocional. Como resultado de la práctica de las herramientas, las relaciones y actitudes de los alumnos hacia sus tareas escolares, sus profesores, sus amigos, sus familias y ellos mismos mejoraron de forma significativa. Este gráfico muestra un resumen parcial de los resultados del estudio. **p-.01, ***p-.001.

En el condado de Dade se están llevando a cabo más programas de tutoría para todas las edades en las escuelas primarias y secundarias, y estas escuelas planean poner HeartMath a disposición de más de mil quinientos estudiantes en los próximos cuatro años. La Escuela Secundaria de Palm Springs también está ampliando el programa para incluir más «vías» después de su éxito en la enseñanza de la técnica Freeze-frame® a estudiantes sordos y con problemas de audición. Debido a que muchos de estos estudiantes también tienen retraso en el lenguaje, deben trabajar dos o en ocasiones tres veces más que sus compañeros con audición, y sin embargo dominaron la técnica con gran entusiasmo.

Junto con el trabajo que se realiza en estas escuelas, el Instituto de HeartMath participa con el Instituto de Investigación del Corazón de Miami en un estudio que mide los efectos de las herramientas y técnicas de la solución HeartMath en la salud cardiovascular de los estudiantes de secundaria. Los resultados preliminares están mostrando un marcado cambio en la coherencia de la variabilidad del ritmo cardíaco en los estudiantes que practican HeartMath (en comparación con los estudiantes del grupo de control, que no recibieron formación). El análisis final de este estudio aún no está disponible, así que permanece atento. Sin embargo, los resultados iniciales, que indican una mejora de la salud cardiovascular de estos jóvenes, parecen más que prometedores.

Qué mejor lugar que nuestras escuelas para introducir la mejora de las habilidades vitales que proporcionan las herramientas y técnicas de la solución HeartMath. Desgraciadamente, muchos de nuestros sistemas escolares están lastrados por una serie de problemas financieros, disciplinarios y académicos. Estos problemas, junto con los retos curriculares a los que se enfrentan la mayoría de los educadores y los consejos escolares, limitan su capacidad para ofrecer a los estudiantes la formación en habilidades para la vida que necesitan. Sin embargo, los educadores del sistema escolar del condado de Dade han demostrado, con valentía y compromiso, que esa formación se *puede* impartir si el interés y el deseo son lo suficientemente fuertes.

Como escribió un chico de catorce años del condado de Dade: «He disfrutado con HeartMath. Nos enseñaron cómo hacer que nuestras mentes vayan en la dirección correcta y, si tienes una mala actitud, cómo controlarla de una manera más madura en lugar de pagarla con otra persona. Todo el mundo debería tener una actitud como la que hemos aprendido, porque si todas las personas tuvieran una actitud nueva y buena, no se producirían todas estas peleas, y probablemente incluso se querrían».

Cómo responden los niños a las herramientas del corazón

Cuando nuestro personal lleva las herramientas y técnicas de la solución HeartMath a las escuelas de todo Estados Unidos, somos capaces de ver la energía del corazón de formas nuevas e inspiradoras. Además, los niños se sienten atraídos por estas herramientas de inmediato, son mucho más propensos que los adultos a buscar respuestas en su corazón. Su capacidad para confiar en lo que les dice su corazón se manifiesta de forma muy clara.

En el mundo desafiante y competitivo de los jóvenes de hoy en día, un corazón manso y sentimental no sería suficiente. Pero estas herramientas ayudan a que los niños sean más fuertes y autosuficientes. Cuando se ponen en contacto con su corazón, pueden tomar decisiones inteligentes en lugar de impulsivas. Además de proporcionarles un sentido de cuidado y cooperación, sus corazones les ofrecen un mayor sentido del honor.

La disciplina escolar de los niños también se ve reforzada cuando se les enseñan habilidades de gestión emocional. Los profesores que han aprendido las herramientas y técnicas de la solución HeartMath, Judith Carter entre ellos, están ahorrando tiempo y energía al utilizar un método llamado «tiempo interno». Carter explica: «Si le pido a un niño que se tome un "tiempo interno", significa que debe aplicar la técnica Heart Lock-In® y luego ver si puede encontrar una opción mejor de comportamiento. Funciona muy bien y ayuda a los niños a gestionar sus emociones.

»Tengo un cronómetro en la zona de "tiempo interno" del aula para que los niños puedan cronometrar su tiempo durante la técnica. Un día, una de las estudiantes más jóvenes me preguntó si podía tomarse un "tiempo interno". Fue a la zona designada, se sentó y realizó la técnica Heart Lock-In® con una gran sonrisa en la cara. Me sentí muy orgullosa de que hubiera gestionado sus propias emociones. Me dijo que también había enseñado la técnica a su padre».

Las herramientas funcionan especialmente bien durante los períodos de actividad física, como los juegos en el patio o los deportes. El verano pasado, Beth McNamee, formadora certificada de HeartMath, enseñó la técnica Freeze-frame® a sesenta niños de entre siete y catorce años en un campamento de fútbol en el norte del estado de Nueva York. Una vez que los niños aprendieron a aplicar la técnica, Beth les propuso una situación estresante para que la pusieran en práctica.

Los niños se dividieron en dos equipos y se les pidió que patearan el balón de fútbol siguiendo un patrón específico. Mientras practicaban el patrón, Beth escuchaba sus comentarios: «¡Esto es demasiado difícil!»; «¡No puedo hacerlo!»; «¡Quítate de en medio!»; «¡Lo estás haciendo mal!». Un equipo frustrado incluso se confabuló contra uno de sus propios jugadores y le culpó de haberlo estropeado todo.

Cuando terminó la práctica, Beth preguntó qué sentían. Uno tras otro, expresaron frustración, ira, derrota y decepción consigo mismos. Aunque era un juego, no se estaban divirtiendo.

Unos minutos de Freeze-frame® les ayudaron a reenfocar sus corazones. En lugar de criticarse a sí mismos y a los demás o de tratar de dar el máximo valor a la perfección del patrón, su perspectiva cambió. Al entrar en contacto con los valores del corazón, adoptaron una visión más amable y abierta.

De repente, conscientes de su injusticia, los miembros del equipo que habían culpado a un chico de su fracaso se disculparon y compartieron la responsabilidad de su actuación. Ambos grupos empezaron a cooperar con mayor libertad. En lugar de centrarse en la manera en que estaban estancados, idearon nuevas soluciones.

Todo el proceso fue más eficiente cuando cada equipo empezó a trabajar como una unidad en lugar de como un grupo de individuos por separado. La sabiduría de sus corazones les permitió dar lo mejor de sí mismos, como individuos y como equipo.

Hemos comprobado que las herramientas y técnicas de HeartMath ayudan a los niños a desarrollar habilidades que les ayudarán tanto si juegan al fútbol ahora como si compiten en el mercado laboral del futuro. Sólo con el uso de Freeze-frame® son capaces de desarrollar sus mejores valoraciones; empiezan a comunicarse y a llevarse mejor con los demás. Por el contrario, cuando no están en contacto con los valores básicos de su corazón, sus mundos se vuelven igual de frustrantes y estresantes que el mundo de los adultos que sus padres esperan ayudarles a evitar.

Ayudar a los niños desfavorecidos

Nada es comparable a las desventajas que provoca la falta de amor verdadero en los años cruciales del desarrollo de la infancia. Los niños desfavorecidos se ven más perjudicados cuando los sentimientos básicos del corazón, como el amor, el interés y el aprecio, no están presentes en su vida familiar. Especialmente en algunas familias del extrarradio, el entorno familiar puede ser tan difícil que resulta complicado ayudar a los niños a cultivar los sentimientos básicos del corazón.

Después de impartir una formación para padres de barrios marginales, Edie Fritz, formadora de HeartMath, relató la siguiente historia. Una abuela que estaba criando a su nieto porque los padres del niño no podían hacerlo, preguntó: «¿Cómo se les puede enseñar a apreciar? Estos niños tienen tan poco que apreciar». Edie respondió: «El aprecio ayuda a los niños a desarrollar un músculo interior que los fortalece para que no se rindan con tanta facilidad. Cuando los niños dejan de apreciar, pierden la esperanza. Es entonces cuando dejan de intentarlo y se drogan o se unen a bandas».

Edie contó entonces una historia sobre dos de sus alumnos desfavorecidos del extrarradio, un niño y una niña, que luchaban por encontrar algo (cualquier cosa) que apreciar en sus vidas. Un día, la niña contó que su madre le había sonreído esa mañana; eso era lo que apreciaba. El chico llevó una rosa a clase. Explicó que todas las mañanas pasaba junto a un rosal de camino a la escuela. Ese día el rosal había florecido; la rosa era lo que él apreciaba. Edie le explicó: «Una vez que los niños vuelven a abrir su corazón a lo que es el aprecio, empiezan a encontrar todo tipo de pequeñas cosas que apreciar. Es entonces cuando se empiezan a ver cambios importantes en el comportamiento y el aprendizaje en el aula».

Para muchos niños, uno de los peores factores de estrés en la vida es ser etiquetados como «en riesgo» o «desfavorecidos», lo que no hace más que aumentar los sentimientos de separación e inestabilidad, que pueden ser la única constante en sus vidas. Esto es especialmente cierto para los niños inmigrantes. Como consejera de la División de Educación para Inmigrantes de la Región X de la Oficina de Educación del Condado de Los Ángeles, Amelia Moreno y un equipo de administradores, profesores y padres mentores acreditados atienden a unas trece mil familias inmigrantes. Su principal objetivo es ayudar a los niños (desde la infancia hasta los veintiún años) a tener el mismo éxito académico que el resto de los niños, a pesar de la extrema pobreza y movilidad y de que casi el cien por cien de estos niños hablan español como primera lengua.

Estas familias, que trabajan en la agricultura, el empaquetado, la pesca y otros trabajos estacionales, no suelen permanecer en un mismo lugar más que unos pocos años. Como se mudan tan a menudo, los niños pueden recibir una educación irregular. El estrés puede surgir para la familia cuando luchan por mantener las formas más tradicionales de sus culturas nativas y también mantenerse al día con la rápida cultura estadounidense.

Amelia utiliza una versión en español del plan de estudios de HeartMath en un programa de alfabetización familiar para inmigrantes llamado «Corazón contento». El año pasado (y los cuatro años anteriores) su programa llegó a trescientas familias inmigrantes en catorce centros preescolares del condado de Los Ángeles. Como parte de este programa, los niños de preescolar y sus padres asisten a la escuela juntos, en aulas adyacentes. Mientras los niños aprenden a prepararse para el jardín de infancia, sus padres aprenden inglés como segunda lengua y trabajan en sus habilidades de alfabetización y paternidad. HeartMath desempeña aquí un papel fundamental, ya que los padres aprenden con sus hijos las habilidades de la técnica Freeze-frame®, junto con otros juegos y actividades relacionados con la traducción al español del libro *Teaching Children to Love*.[9] Amelia dice: «Reforzar los valores del corazón de estas familias les ayuda a mantenerse juntos en el camino de la alfabetización».

«Llevo veintiocho años en la educación», explica Amelia. «He comprobado que las personas necesitan herramientas para ayudarse a sí mismas a tener éxito y para reforzar los esfuerzos de quienes les rodean. Queremos dar a nuestros hijos todos los indicios de que tienen un gran potencial, limitado únicamente por sus propias creencias sobre sí mismos. Así que nosotros mismos tenemos que ser fuertes y funcionales (ser un modelo para nuestras familias) para que puedan seguir sintiéndose esperanzados.

»En la agricultura también ocurre lo mismo: hay que preparar el terreno. Ayudamos a las familias a mantenerse implicadas en la educación permanente, alimentando su inteligencia para que sea fructífera. Por eso utilizamos herramientas vitales y vivificantes. Nos ayudan a apreciar nuestra rica cultura y a mirar hacia el futuro en lugar de centrarnos en lo que no tenemos. La calidad de vida, la capacidad de amar y ser amado, esa luz que brilla a través de la adversidad, son las cualidades que, en última instancia, son más importantes. De este modo, la esperanza sirve de manantial de vida en todas las culturas».

Para mejorar nuestra sociedad y nuestro mundo, tenemos que volver a lo básico, a la familia, donde se deben desarrollar y alimentar los valores básicos del corazón que conforman un mundo en el

---

9. Childre, D.: *Teaching Children to Love*. Planetary Publications, Boulder Creek, California, 1996.

que vale la pena vivir. Si nuestras familias no son capaces de cumplir este papel, entonces nuestras escuelas, iglesias, hospitales, empresas y organizaciones de servicio a la comunidad no *deberían* hacerlo, sino que *deben*. A menos que las personas intervengan para cumplir el papel de crianza centrado en el corazón, abandonamos la esperanza de proporcionar una base segura para nuestro futuro social.

En la medida en que la solución HeartMath sea capaz de ayudar a las personas, las familias, los niños, las escuelas y las comunidades a utilizar la inteligencia del corazón y a considerar nuevas soluciones, estará cumpliendo su propósito. A medida que los individuos, jóvenes y mayores, desarrollan su inteligencia del corazón, se convierten en la esperanza del futuro.

PUNTOS CLAVE PARA RECORDAR

En casa

- Realiza la técnica Heart Lock-In® con tus hijos al comienzo del tiempo en familia, del tiempo de calidad, o antes de cenar o acostarse.
- Cuando des instrucciones, aplica la técnica Freeze-frame® con tus hijos para comunicarte con más coherencia y que te escuchen mejor.
- Si un niño está disgustado, ayúdale a aplicar Freeze-frame® o Cut-thru® para calmar sus emociones.
- Enseña a tus hijos los valores fundamentales del corazón y hazles notar cuándo están siendo agradecidos, cariñosos y actuando sin prejuicios, y cuándo no.
- Fomenta la gestión emocional desde el corazón tan a menudo como puedas. Utiliza las herramientas y técnicas de HeartMath por el mero hecho de utilizarlas y desarrollar la energía del corazón de tu familia. La práctica dará sus frutos para ti y tus hijos en el futuro.

En la escuela

- Anima a los niños a acudir al corazón para resolver los conflictos sociales con una perspectiva más madura. Cuando los alumnos estén en conflicto, promueve la autorresponsabilidad pidiéndoles que apliquen Freeze-frame® para encontrar nuevas soluciones para resolver sus diferencias.
- En cualquier actividad deportiva, practicad Freeze-frame® grupal cuando los niveles de frustración interfieran con el rendimiento. Utiliza la técnica antes y después de las actividades deportivas para aclarar los objetivos, aumentar la motivación y evaluar los resultados.
- Utiliza el corazón para aumentar la claridad mental y obtener perspectivas más amplias en las asignaturas académicas. Si los alumnos entienden la inteligencia del corazón, pregúntales (por ejemplo) cómo podrían haber sido diferentes los acontecimientos históricos si las personas implicadas hubieran utilizado las herramientas y técnicas de HeartMath.
- Realiza la técnica Heart Lock-In® al principio del día para preparar a los alumnos para el aprendizaje.
- Pide a los niños que apliquen Heart Lock-In® durante los «tiempos internos», para ayudarles a equilibrar y gestionar sus emociones.
- Haz que los niños practiquen la técnica Heart Lock-In® después del recreo si están demasiado excitados o no pueden concentrarse.

CAPÍTULO 12

EL IMPACTO SOCIAL

A medida que comencemos a experimentar más interés por nosotros mismos y por nuestras familias, nuestra capacidad de expresión de los sentimientos básicos del corazón se hará más fuerte. Es natural que después busquemos formas de extender ese interés hacia nuestros lugares de trabajo y hacia la sociedad, pero no tendremos que convertirnos en filántropos o unirnos a causas sociales para influir en los demás mediante el interés. A medida que apliquemos la inteligencia del corazón a cualquier situación cotidiana en la que nos encontremos, veremos de forma natural nuevas formas de interesarnos por los demás.

Tom McGuiness, vicepresidente de Eficacia Misionera y Alcance Comunitario de Citrus Valley Health Partners (en California), siempre ha tenido vocación de servir. Siguiendo los impulsos de su corazón, ha atendido las necesidades de poblaciones para las que la asistencia sanitaria no es asequible ni accesible. Mucho antes de conocer las herramientas y técnicas de la solución HeartMath, Tom comprendía perfectamente que vivimos en un mundo que necesita más corazón. Como muchos de los que dedican su vida a los demás, Tom tiene un gran sentido de la responsabilidad con su comunidad y se compromete a hacer de ella un lugar mejor para vivir y trabajar.

Las vidas de servidores de la comunidad tan dedicados como Tom contienen lecciones para todos nosotros. Con la orientación de la inteligencia del corazón, podemos encontrar formas de ayudar a mejorar la vida de los demás. A medida que aumentemos nuestra coherencia interna, experimentaremos una conciencia más inteligente respecto a las necesidades de nuestras comunidades, y tendremos más energía e inclinación para contribuir a su bienestar.

Nuestras comunidades están formadas por organizaciones que tienen un impacto en la vida de las personas. Por ejemplo, son responsables de la disponibilidad y la calidad de los productos que compramos y de los servicios que necesitamos, de nuestras infraestructuras sociales, de nuestras escuelas, de nuestra atención médica, y de muchas otras cosas.

La solución HeartMath es muy eficaz para aumentar la coherencia mental y emocional en las organizaciones. Los miembros de las organizaciones que reciben formación en las herramientas y técnicas de HeartMath son personas más felices, más sanas y productivas. La satisfacción de los clientes aumenta y nuestras comunidades se fortalecen como resultado. Hemos visto algunos resultados impresionantes y gratificantes cuando la solución HeartMath se ha aplicado en empresas, agencias gubernamentales, iglesias, hospitales y otras instituciones.

Empresas

Muchas empresas se enfrentan a complejos retos en su lucha por mejorar la rentabilidad mediante la reestructuración o el reposicionamiento en el cambiante entorno empresarial actual. Cuando se aplican políticas de reestructuración, a menudo implican recortes bruscos con poca preocupación manifiesta por las personas implicadas. Para que se produzca una transformación organizativa coherente con el menor coste para la empresa, las iniciativas de cambio deben aplicarse con el suficiente cuidado para reducir las consecuencias estresantes.

La sobrecarga de trabajo y el aumento de la presión para ser más productivo son factores estresantes habituales en el lugar de trabajo hoy en día. Además, los trabajadores están preocupados por la incertidumbre sobre su futuro, la prolongación de las horas de trabajo, la disminución de los niveles de satisfacción laboral, la mala comunicación y la disminución de la creencia en la lealtad de la organización hacia ellos. Según el Departamento de Trabajo de Estados Unidos, el lugar de trabajo es la mayor fuente de estrés, independientemente de lo que hagamos o de lo que ganemos.[1]

Sin un alto grado de gestión emocional, la creciente presión del lugar de trabajo actual hace mella en los ejecutivos y directivos, restándoles energía a costa de su vida personal y familiar. Cada vez son más los hombres y mujeres que optan por aceptar un salario menor o renunciar a la promoción profesional a cambio de un horario de trabajo más flexible, una menor presión y más tiempo para relacionarse con sus hijos. Para muchos, todo se reduce a lo siguiente: ¿merece la pena para poder hacer un recado a mediodía, ir al partido de fútbol de mi hijo y dormir bien por la noche?

Desde el punto de vista empresarial, no siempre es posible ofrecer un horario de trabajo flexible, pero las empresas pueden hacer mucho para mejorar la satisfacción laboral. Tratar a los empleados sin interés ni consideración no sirve de nada a largo plazo. Una y otra vez, el resultado de ese enfoque ha sido una disminución constante de la productividad y la rentabilidad. Las personas clave enferman o se marchan, y muchos de los que se quedan se muestran cínicos y desmotivados en un entorno laboral poco amable.

Por el contrario, las empresas que se preocupan lo suficiente como para ofrecer a las personas las habilidades y oportunidades necesarias para gestionar de forma más eficiente su trabajo y sus vidas consiguen empleados leales con una mayor capacidad de adaptación y entusiasmo. Se vuelven más resistentes y creativos en medio del cambio, y el rendimiento mejora. Es una buena inversión empresarial destinar recursos a fomentar el equilibrio entre el trabajo y la vida privada y la autogestión mental y emocional en el entorno empresarial.

---

1. «Taking the stress out of being stressed out», en *Business Week Health Wire,* 20 de marzo de 1997.

En 1998, el *Wall Street Journal* informó de un estudio realizado por Sears & Roebuck. En ochocientas tiendas, los resultados mostraron que los empleados felices no sólo permanecían en la empresa, sino que también generaban publicidad gratuita de boca en boca al recomendar los productos de la empresa a otras personas. Cuando la actitud de los empleados mejoraba en un mero 5 %, Sears descubría que la satisfacción de los clientes aumentaba un 1,3 %. Esto se tradujo en un aumento de los ingresos del 0,5 %, una ganancia sustancial para una empresa de ese tamaño.

«Sabemos que la satisfacción de los empleados aumenta la satisfacción de los clientes, así como la productividad», informó en el mismo artículo Brian McQuaid, director ejecutivo de MCI. Pero, además, en MCI, incluso un descenso del 5 % en la eficiencia de los empleados reduce los ingresos anuales en «un par de cientos de millones de dólares». Es de buen sentido comercial mantener a los empleados satisfechos y dando lo mejor de sí mismos en un entorno corporativo.[2]

Ahora, y sobre todo en un futuro próximo, cada vez más empresas ascenderán o caerán en función de la calidad interior colectiva de sus empleados. Los días de la máquina corporativa indiferente han terminado. Las empresas que se den cuenta de ello y tomen las medidas adecuadas serán las que más posibilidades tengan de crecer y prosperar en el nuevo milenio.

El corazón en el trabajo

A primera vista, podría parecer que la atención al corazón está fuera de lugar en el entorno empresarial. La creencia de que «los negocios son los negocios» y que las emociones no tienen cabida en el lugar de trabajo sigue prevaleciendo en muchos círculos. Por increíble que parezca, no es raro que nuestros formadores escuchen a los ejecutivos quejarse de que no necesitan habilidades «blandas».

---

2. RUCCI, A.J.; KIRN, S.P. y QUINN, R.T.: «The employee-customer-profit chain at Sears», en *Harvard Business Review*, n.º 82, enero/febrero de 1998.

Pero en su mayor parte, la visión pragmática de HeartMath sobre el corazón, combinada con el apoyo biomédico y un proceso orientado a los resultados, es recibida con gran receptividad por las empresas. Cuando los valores básicos del corazón y los nuevos métodos que aumentan la inteligencia del corazón se introducen en el lugar de trabajo, el cambio positivo se produce de forma rápida y espectacular.

Bruce Cryer, vicepresidente de Desarrollo Empresarial Global de HeartMath LLC, enseña habilidades basadas en el corazón en empresas de todo Estados Unidos y ha sido testigo del impacto de esas habilidades de primera mano. Para Bruce, la necesidad de aplicar el corazón en una empresa tiene mucho sentido. «Consideremos que todas las organizaciones son sistemas vivos compuestos por personas que piensan y sienten», dice Bruce. «Cada organización es en realidad un gran y complejo organismo cuya salud y resistencia depende de muchos de los mismos factores que determinan la salud y el equilibrio de un individuo. Las organizaciones inteligentes, al igual que las personas inteligentes, reconocerán y tratarán de medir los elementos que funcionan, así como los que están desequilibrados».[3]

En 1994, Bruce llevó a su equipo a Motorola con el objetivo de mejorar el rendimiento de los empleados. La empresa ya gozaba de una reputación mundial por la innovación de sus productos, en parte porque dedicaba una atención inusitada a las necesidades de su gente. Pero el aumento de la competencia había elevado las apuestas y el estrés era mayor de lo habitual. Como es usual en Motorola, la dirección se preocupó y tomó medidas.

Se pidió al equipo de HeartMath que abordara los problemas de productividad, trabajo en equipo, habilidades de comunicación, estrés, salud, creatividad e innovación. Bruce y su equipo enseñaron la solución HeartMath a los empleados de Motorola y realizaron eva-

---

3. CHILDRE, D. y CRYER, B: *From Chaos to Coherence: Advancing Emotional and Organizational Intelligence Through Inner Quality Management*, cita p. 4. Butterworth-Heinnemann, Boston, 1998.

luaciones antes y después para medir los cambios. Después de seis meses de practicar las herramientas y técnicas de HeartMath, los participantes mostraron una gran diferencia en su rendimiento.

- El 93 % había aumentado la productividad.
- El 90 % había mejorado el trabajo en equipo.
- El 93 % tenía un mayor sentido de la autonomía.
- El 93 % se sentía más saludable.

Los trabajadores de la línea de montaje, que se encontraban entre los grupos de empleados a los que se impartió formación, declararon tener mucha más energía y vitalidad. Sintieron menos tensión y notaron menos problemas físicos durante el período de seis meses, y se sintieron más realizados a nivel personal y profesional en su trabajo al final de ese período.

Motorola también se interesó por la relación entre la salud cardiovascular de sus empleados y su eficiencia en el trabajo. La empresa era consciente de que el 28 % de los adultos estadounidenses tienen la tensión arterial alta. Este problema de salud no sólo es el principal factor de riesgo de las enfermedades cardíacas y los accidentes cerebrovasculares, sino que también puede inhibir de forma significativa el rendimiento y la productividad.

Aunque el equipo de HeartMath se centró en aumentar la productividad de la empresa, la reducción de la tensión y el estrés generó también claros beneficios para la salud. Al principio del período de seis meses, el 28 % de los trabajadores de los equipos ejecutivo, administrativo y de ingeniería tenían la presión arterial alta, en consonancia con la media nacional. Después, todos los que practicaron las herramientas y técnicas de la solución HeartMath habían recuperado las lecturas normales de presión arterial.[4]

---

4. BARRIOS-CHOPLIN, B.; MC CRATY, R. y CRYER, B.: «A new approach to reducing stress and improving physical and emotional well being at work», en *Stress Medicine*, vol. 13, pp. 193-201, 1997.

La disminución de la experiencia del estrés se experimentó tanto de forma objetiva como subjetiva. Un empleado dijo: «Llevo la vida familiar mucho mejor, con menos preocupaciones, y he resuelto muchos problemas de larga duración. Puedo escuchar a los demás, tener la mente abierta, estar dispuesto a formar a los compañeros y venir al trabajo sintiéndome feliz y preparado para trabajar».

Los participantes en el programa informaron de una reducción de la ansiedad (18 %), agotamiento (26 %) y hostilidad (20 %), junto con un aumento de la satisfacción (32 %). En general, consiguieron una reducción del 36 % de los síntomas de estrés, como insomnio, taquicardia, dolores de cabeza, acidez y temblores.

Desde entonces, más de mil empleados de Motorola han seguido el programa de formación corporativa HeartMath con resultados similares, y este curso ha sido adoptado como el principal programa de gestión del estrés en la Universidad de Motorola en Schaumburg, Illinois. La experiencia de Motorola ha demostrado que aprovechar la inteligencia del corazón puede repercutir directamente en los resultados de una empresa.

Aplicar el corazón a las empresas

Cuando llevamos la solución HeartMath al ámbito empresarial, utilizamos un programa llamado «Gestión de la Calidad Interior» (IQM, por sus siglas en inglés). Las mismas herramientas y técnicas básicas que has aprendido en este libro, junto con otras más, se dirigen hacia cuatro objetivos específicos:

- Mejorar la autogestión interna.
- Lograr una comunicación coherente.
- Impulsar el clima organizativo.
- Facilitar los procesos estratégicos y la renovación.

La autogestión interna proporciona una nueva base para la eficacia y la productividad individuales, mientras que la comunicación coherente desempeña un papel fundamental en la creación de equipos. Un clima organizativo constructivo y de apoyo proporciona un terreno fértil para una operación próspera a largo plazo, y la renovación estratégica mantiene el dinamismo de toda la operación y garantiza la reposición continua de los recursos de la empresa.

Para ayudar a las empresas a alcanzar estos objetivos, los formadores de HeartMath enseñan la técnica Freeze-frame® como medio para reducir el estrés y aumentar la claridad mental. Los empleados aprenden a evaluar sus activos y déficits energéticos. En los cursos avanzados, se introduce la técnica Cut-thru® para mejorar aún más el equilibrio emocional. Para regenerarse antes o después del trabajo o durante las pausas, muchos empleados utilizan también la técnica Heart Lock-In®.

En Royal Dutch Shell, en el Reino Unido, los consultores de HeartMath formaron a ciento cincuenta directivos de nivel medio y superior y observaron mejoras significativas, especialmente en el grupo con mayores niveles de estrés. Hubo reducciones del 65 % en la tensión, del 87 % en la fatiga, del 65 % en la ira y del 44 % en las intenciones de abandonar la empresa. Estos importantes cambios se produjeron en sólo seis semanas. Para determinar el valor de retención de las herramientas y técnicas de HeartMath, los consultores volvieron al cabo de seis meses para realizar una nueva evaluación. Los participantes habían tenido más tiempo para perfeccionar sus habilidades, y los resultados lo demostraron. En todas las áreas evaluadas, los indicadores de estrés habían seguido disminuyendo.

Estos estudios ilustran lo poderoso que puede ser desarrollar la coherencia del corazón en el trabajo. La mayoría de nosotros pasamos un gran porcentaje de nuestro tiempo trabajando, y todos interactuamos de alguna manera con las empresas y dependemos de sus productos y servicios. En la medida en que los ejecutivos y directivos reconozcan los beneficios prácticos de la inteligencia del corazón en el lugar de trabajo y fomenten su desarrollo, prestarán un enorme servicio a sus accionistas, empleados, clientes y comunidades.

Organismos gubernamentales

Durante muchos años, Joseph Sundram, director de la División de Programas Organizativos de HeartMath, ha llevado nuestros programas a muy diversas ramas del gobierno. Esta experiencia le ofrece una inusual oportunidad de ver lo que ocurre cuando la solución HeartMath es aplicada por funcionarios públicos, personal militar, agentes de policía en encuentros de alto riesgo y otras personas que sirven en las infraestructuras de las organizaciones gubernamentales locales, estatales y federales.

Los empleados de la administración pública se enfrentan a muchas de las mismas tensiones y desafíos que sus homólogos del sector privado. Pero también se enfrentan a retos exclusivos del sector público.

Desde el principio, el trabajo gubernamental ofrecía a los empleados algo que ahora casi ha desaparecido del sector privado: la seguridad de un empleo de por vida si los empleados cumplían las reglas. Para evitar la mala gestión, las normas y reglamentos de la administración pública establecen los parámetros de las prácticas justas en el empleo, la promoción y el despido. Pero si se pregunta a los directivos cómo se aplican *en realidad* estas normas, su nivel de frustración puede dispararse. Una de las consecuencias no deseadas de las normas ha sido la dificultad para deshacerse de las personas que ya no hacen un trabajo aceptable.

«En una empresa, si haces tu trabajo mal de forma considerable, te despiden», explica Joseph. «Con la protección de la administración pública, si alguien hace mal su trabajo de forma sistemática, pueden pasar dos o tres años hasta que se le destituya de su puesto. A menudo el individuo problemático es simplemente trasladado, convirtiéndose en el problema de alguna otra organización gubernamental».

A diferencia de las empresas, muchos organismos públicos son monopolios de una sola fuente. Esto crea una mentalidad distintiva entre algunos funcionarios. En la mayoría de los casos, son la rigidez del propio sistema y los excesos irresponsables de unos pocos individuos los que empañan la calidad del servicio para muchos.

En las agencias gubernamentales, el cambio está necesariamente sujeto a los lentos engranajes de una burocracia lenta, pero los profundos cambios que ya se han producido están desafiando la seguridad de la que siempre han dependido los trabajadores del gobierno. Las bases militares se han reducido o cerrado; la expectativa de un servicio vitalicio en el ejército ya no puede darse por sentada. A medida que las fuerzas armadas se reducen y se basan más en la tecnología, menos personas, más versátiles y mejor formadas, tienen una buena oportunidad de hacer carrera. En los últimos años, miles de militares se han visto obligados a buscar nuevas salidas profesionales.

Pero, según Joseph, incluso antes de que llegaran estas presiones externas, muchos organismos públicos sabían que tenían que cambiar. La explosión de la información exigía nuevas tecnologías y competencias para pasar de un entorno basado en el papel a sistemas de gestión de la información más eficaces basados en la informática. Los problemas morales iban en aumento y las quejas del servicio de atención al cliente se acumulaban. La falta de atención estaba pasando factura tanto a los empleados y a las organizaciones como a los propios clientes.

Consideremos el reto al que se enfrentó una empresa canadiense de servicios públicos que genera y distribuye energía eléctrica para gran parte de Norteamérica. Cuando la energía eléctrica se desreguló en Estados Unidos, esta entidad canadiense se vio obligada a rediseñarse para ser competitiva y sobrevivir. Si no podía cambiar de forma adecuada, perdería su vida en el mercado y decenas de miles de puestos de trabajo, así como el orgullo nacional y regional.

Fundada y operada durante décadas como empresa pública, recientemente se «desmembró» en tres empresas públicas y privadas. La forma de hacer negocios y de servir a los clientes, e incluso la identidad principal como entidad gubernamental, tuvieron que cambiar. Los empleados, antes seguros de su futuro como parte de un monopolio gubernamental, tuvieron que aprender el lenguaje de la rentabilidad, la competencia y la atención al cliente. El mensaje era claro: renovarse o morir.

No ha sido una transición fácil. Un estudio realizado en 1998 por el Instituto de HeartMath mostró profundos cambios en la actitud, el rendimiento y la salud en un grupo experimental que recibió el programa de Gestión de la Calidad Interior (en comparación con un grupo de control que no recibió formación). Se administraron pruebas psicológicas justo antes de la formación de un día y de nuevo doce semanas después.

El insomnio aumentó en un 15 % en el grupo de control, pero se redujo en un 11 % en el grupo experimental. El apoyo social (evidenciado por la sensación de compañerismo con los compañeros de trabajo) mejoró en un 13 % entre el grupo experimental, frente a un aumento de sólo el 3 % en el grupo de control. La ansiedad se redujo en un 13 % en el grupo experimental, frente a un descenso de sólo el 3 % en el grupo de control. La satisfacción en el trabajo mejoró un 13 % en el grupo experimental, frente a un descenso del 1 % en el grupo de control. La productividad descendió un 5 % en el grupo de control durante esta época de turbulencias, pero logró un aumento del 1 % en el grupo experimental (*véase* la Figura 12.1).

Las implicaciones de estos resultados son mucho mayores que simplemente poner a los empleados de buen humor. Como señala Joseph: «El interés es un lubricante a nivel biológico, cognitivo, organizativo y de servicio. Las organizaciones preparadas, formadas por personas preparadas, generan sistemas más eficaces y eficientes. Aprenden más rápido y con mayor profundidad, y son más capaces de ser flexibles cuando cambian los requisitos del trabajo. Experimentan una mayor satisfacción por estar realmente al servicio de sí mismos, de sus colegas y de los demás». Dado que los organismos públicos fueron concebidos para el servicio público, la formación hace que tanto los individuos como la organización estén más alineados con su misión.

Trabajamos con muchas agencias gubernamentales y empresas, y es alentador ver los datos que ilustran un patrón consistente de mejora en el bienestar físico y emocional de los empleados que hemos tenido la oportunidad de formar. Esto subraya nuestra creencia en la eficacia de la inteligencia del corazón para superar los retos individuales y colectivos.

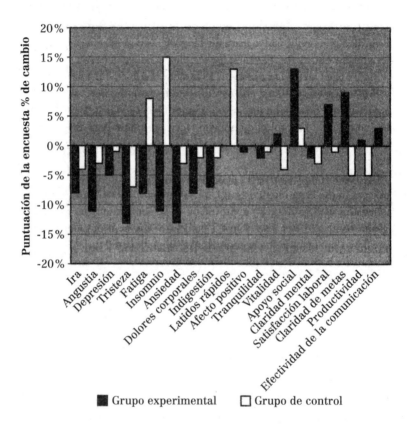

■ Grupo experimental   □ Grupo de control

El impacto de las herramientas y técnicas de la solución HeartMath en la salud y eficacia de la empresa

Figura 12.1. Durante una turbulenta transición organizativa, los empleados de una gran empresa canadiense de servicios públicos que recibieron formación en las herramientas y técnicas de la solución HeartMath mostraron mejoras en el equilibrio emocional, la salud física y la eficacia laboral (barras negras). Un grupo de control que no utilizó las herramientas mostró tendencias opuestas en muchas de estas áreas (barras blancas).

El campo de batalla urbano

Las personas que trabajan en empresas o agencias gubernamentales se enfrentan a muchos retos y situaciones estresantes, pero ningún grupo de personas se enfrenta a tanto potencial de estrés como los que prestan servicio en las fuerzas del orden. En las calles de nuestra ciudad, los policías trabajan en una zona de guerra. Poner sus vidas en riesgo es una faceta fundamental de su trabajo. No es de extrañar que los agentes de policía tengan uno de los peores historiales de cualquier profesión en cuanto a jubilación forzosa, enfermedades catastróficas y muerte prematura. A diario, experimentan la acumulación incesante de tensiones tanto menores como extremas. Las acusaciones de brutalidad policial entre un pequeño grupo de agentes en los últimos años parecen casi inevitables en el contexto de un trabajo tan estresante.

Imagina que eres un agente de policía. Durante todo el día te has encontrado con una tras otra situación hostil, potencialmente mortal. Casi al final de tu turno, cuando intentas detener a alguien por exceso de velocidad, éste huye. Entonces persigues al conductor durante cuarenta y cinco minutos, con la adrenalina bombeando constantemente en tu organismo. Intentar recalibrar tu respuesta biológica de lucha o huida después de un día así, para poder actuar adecuadamente en el mundo «civil» al que vuelves a casa, requiere un nivel excepcional de autogestión.

Ahora vuelve a pensar en la persecución en coche. Si sucumbes a los sentimientos de rabia y hostilidad en esa situación estresante, tu coordinación física será mayor, pero se producirá una desincronización de tus procesos mentales. Como resultado, la función del córtex, esa parte del cerebro que te permite tomar decisiones de todo tipo, incluidas las morales, se verá afectada. En el fragor de un momento así, las regiones más primitivas del cerebro se ponen a trabajar duro.[5] Sin los impulsos mitigadores de las regiones más

---

5. ANRSTEN, A.: «The biology of being frazzled», en *Science,* vol. 280, n.º 5370, pp. 1711-1712, 1998.

complejas del cerebro, se podría ver como algo perfectamente natural sacar al sospechoso de su coche y golpearlo hasta hacerlo papilla.

Acudir al corazón antes de tratar con el sospechoso te daría una enorme ventaja. Serías capaz de desprenderte de parte de la ira, la frustración y la culpa que sentiste durante la persecución y llegar desde un lugar más objetivo y neutral. Tu claridad mental y tu capacidad de decisión aumentarían y tu velocidad de reacción y coordinación mejorarían. Entonces, incluso si la situación requiriera el uso de la fuerza, serías capaz de aplicar el nivel de fuerza apropiado para la situación concreta. Demasiada fuerza podría perjudicar al sospechoso, al caso y a tu carrera, e incluso podría provocar una conflagración en toda la comunidad; demasiado poca podría poner en peligro la seguridad y provocar lesiones o la muerte de transeúntes inocentes, de ti mismo y de tus colegas. Al involucrar a tu corazón en la toma de decisiones, tu biología estaría en sintonía con tu mejor capacidad de funcionamiento, y serías capaz de ver tus acciones con una perspectiva más amplia.

En un estudio de 1998 patrocinado por siete jefes de policía, el Instituto de HeartMath siguió a agentes de siete departamentos de policía diferentes de una gran área metropolitana a través de un ejercicio llamado «escenario», consistente en un simulacro de llamada policial realizado mientras se llevaba munición incapaz de herir a los agentes y a los participantes.

Fuera de un almacén especialmente diseñado, los agentes de policía reciben información sobre la situación. Se les dice que se ha producido un posible allanamiento de morada. Una puerta normalmente segura que se encuentra entreabierta refuerza la sospecha de peligro. Puede haber o no personas dentro; si las hay, se desconoce si son empleados o delincuentes (o ambos). Pueden estar armados o no. La Figura 12.2 muestra la reacción fisiológica de un solo agente que pasa por el simulacro.

Aunque el oficial sabe que esto es sólo una simulación, podemos ver un claro comienzo de la respuesta de lucha o huida incluso cuando se le dice que se prepare. Su ritmo cardíaco comienza a aumentar y sus ritmos se desordenan. Una vez que se traslada a la zona de operaciones (donde se le informa y realiza los últimos preparativos), se produce otra sacudida de su sistema nervioso simpático estimulado, lo que provoca un pico en sus ritmos cardíacos, mientras su pulso se eleva aún más. Saca su arma y entra con cautela en el edificio, escudriñando las cajas y los materiales apilados en la sala en busca de posibles escondites. Mientras lo hace, su ritmo cardíaco se dispara de nuevo. Su corazón late ahora a más de dos latidos por segundo.

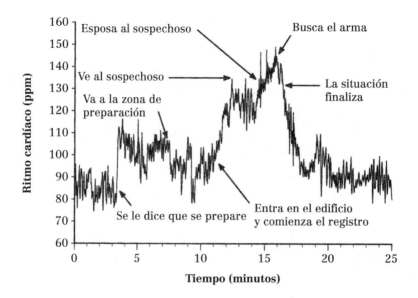

Ritmo cardíaco de un agente de policía durante una llamada policial simulada

Figura 12.2. Este gráfico muestra la variabilidad del ritmo cardíaco de un agente de policía durante un registro simulado de un almacén en busca de un sospechoso que podría estar armado. Obsérvese el rápido y gran aumento de la frecuencia cardíaca del agente cuando entra en el edificio. Cree que el sospechoso tiene un arma oculta e intenta buscarla, pero no la encuentra. Su ritmo cardíaco alcanza el máximo en este momento. Más tarde, el agente dirá que ésta es la parte más estresante de la situación.

De repente, ve a alguien en un rincón de la habitación. Grita: «¡Policía! ¡Levante las manos y salgan!». Para entonces, su corazón late casi tres veces por segundo (el ritmo es muy irregular), su presión arterial se ha disparado y la adrenalina y el cortisol recorren su organismo. Para su cuerpo, ya no es una fantasía.

En los confusos segundos que siguen, el intruso dice ser un empleado y mete la mano en su chaqueta para identificarse. La voz del policía es estridente e insistente en sus continuas órdenes: «¡Al suelo! ¡Ahora mismo! ¡Vamos!». En el minuto siguiente, más o menos, el agente logra controlar al sospechoso esposándolo. Ahí termina la estimulación.

Como se puede ver en el gráfico, esta simulación provocó una respuesta masiva de lucha o huida. Hay una caída bastante rápida desde este estado hasta la primera fase de recalibración, pero el agente tarda al menos diez minutos en recuperarse realmente de la experiencia. Durante ese tiempo, su corazón sigue acelerado. Incluso después de que todo haya terminado, sale del simulacro con el pulso más alto que cuando empezó.

Una de las razones por las que siete jefes de policía han patrocinado entrenamientos conjuntos de HeartMath para sus agentes es lograr el considerable beneficio que las herramientas y técnicas de HeartMath tienen sobre el rendimiento en las situaciones de alto estrés que implica el trabajo policial. Otra es ayudar a los agentes a recalibrarse con rapidez sobre el terreno.

Pero hay otra razón, más personal, por la que estas organizaciones utilizan la solución HeartMath para desarrollar las habilidades del corazón. Después de pasar ocho horas o más lidiando con algunos de los aspectos menos agradables de la sociedad, es extremadamente difícil para un oficial dejar esas experiencias atrás y volver a casa para ser un padre o una madre, un esposo o una esposa, o un hijo o una hija amorosos. A veces, los agentes intervienen en accidentes o en escenarios de crímenes en los que las personas han sufrido muertes espantosas e inoportunas. Estas imágenes y los sentimientos que generan deben ser silenciados o suprimidos para poder realizar el trabajo en el momento. Aprender a mantener su perspectiva en equilibrio, incluso cuando se enfrentan a los lados más oscuros del comportamiento humano, no es una tarea fácil.

La solución HeartMath ofrece a los agentes de policía, y a cualquier otra persona involucrada en un trabajo de alto estrés, las herramientas necesarias para soltar el estrés y volver al corazón a voluntad. Las personas que utilizan estas habilidades en momentos de crisis tienen más probabilidades de rendir al máximo en un momento en el que necesitan todos los recursos que puedan reunir.

El Estudio Policial de HeartMath ha demostrado que las herramientas y técnicas de la solución HeartMath pueden marcar una diferencia significativa en la vida de los agentes de policía en una variedad de funciones policiales. Treinta agentes de un grupo experimental recibieron tres sesiones de formación de HeartMath durante un período de cuatro semanas, mientras que un grupo de control de treinta agentes no recibió ninguna formación durante el mismo período. Se los sometió a una prueba antes del programa, y de nuevo, cuatro semanas después de finalizar la formación.

Como muestra la Figura 12.3, la depresión aumentó entre el grupo de control en un 17 % durante un período de dieciséis semanas. En el mismo período, la depresión disminuyó entre los agentes formados en un 13 %. Entre el grupo de control, la angustia descendió un 1 %, mientras que el grupo experimental registró un descenso del 20 % en el estrés. La fatiga disminuyó entre el grupo que recibió formación en un 18 %, mientras que en los no formados en HeartMath sólo lo hizo en un 1 %.

Los hombres y mujeres de nuestros departamentos de policía hacen grandes sacrificios para servir a nuestras comunidades y a la nación. Proporcionarles las habilidades necesarias para que realicen su trabajo con la menor cantidad de estrés y sufrimiento, y para que cambien de estado emocional con mayor facilidad, les permite servir con eficacia y luego disfrutar de un tiempo centrado en sus familias cuando vuelven a casa cada día. También evita la lenta y mortal acumulación de estrés que conduce a las tasas inusualmente altas de enfermedades cardiovasculares y de mortalidad tras la jubilación conocidas entre los oficiales. Se merecen más por su servicio desinteresado. Aprender a utilizar la inteligencia de su corazón puede ayudarles a disfrutar del fluir coherente de una vida de calidad.

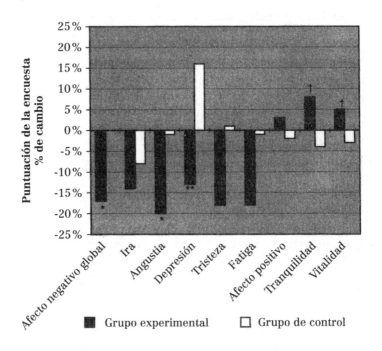

Mejoras en los niveles de estrés de los policías que practican las herramientas y técnicas de la solución HeartMath

Figura 12.3. Los agentes de policía que practicaron las herramientas y técnicas de la solución HeartMath mostraron una reducción significativa del estrés, las emociones negativas y los síntomas de estrés físico (barras negras). Los resultados se comparan con un grupo de control no formado en las herramientas (barras blancas) +<1, *p<.05, **p<.01.

Servir a los demás

Una de las principales razones por las que el entrenamiento de HeartMath funciona con tanta eficacia en muchos tipos de organizaciones diferentes es que éstas se componen de individuos que trabajan juntos. A través de la mejora de sus esfuerzos cooperativos, la inteligencia del corazón tendrá el mayor impacto en la sociedad.

Lo mejor que podemos hacer por la sociedad es empezar por nosotros mismos. Al vivir desde el corazón de forma efectiva, damos un ejemplo que anima a otros a nuestro alrededor a querer lo mismo para ellos. Al escuchar a tu corazón, su voz intuitiva te proporcionará la visión y la guía que necesitas para ayudarles.

Una de las claves para determinar la mejor manera de expresar la inteligencia de tu corazón al servicio de los demás es distinguir siempre entre el interés y el exceso de preocupación a la hora de decidir qué y cuánto hacer. Muchas buenas intenciones se han quedado cortas al permitir que la preocupación excesiva agote la energía en nombre del interés. Es importante no dejar que las buenas intenciones se interpongan en el camino de lo que es más efectivo. Utiliza el discernimiento del corazón, y no una cabeza sobreexcitada, para decidir dónde invertir el tiempo y la energía.

Cuando la inteligencia del corazón se va perfeccionando, conduce a una comprensión madura de lo que es el servicio a los demás. Sigue consistiendo en el amor, pero con un resultado práctico que comprende el uso más eficiente de la energía.

A medida que continúes practicando las herramientas y técnicas de HeartMath, acumulando activos y eliminando déficits energéticos, construirás no sólo un sentido más depurado del servicio a los demás, sino también el poder de efectuar un cambio productivo en las áreas en las que elijas servir. Busca primero profundizar tu conexión con tu propio corazón, y las oportunidades de compartir tu corazón con otros de manera significativa te encontrarán.

A lo largo de este libro hemos presentado herramientas, técnicas y conceptos prácticos que puedes utilizar para mejorar tu vida.

También hemos compartido investigaciones biomédicas, historias personales y aplicaciones organizativas para proporcionar una mayor comprensión del poder y la inteligencia del corazón. En el último capítulo nos apartamos un poco de este tema y te ofrecemos una visión de cómo percibimos el estado actual de nuestro mundo, el futuro de la inteligencia del corazón y un modelo teórico de cómo el desarrollo de la coherencia individual y colectiva influirá en los acontecimientos presentes y futuros. El capítulo 13 pretende promover la consideración de nuevas y emocionantes posibilidades y una visión más amplia del potencial de la inteligencia del corazón.

Lo más importante, sin embargo, es que, para alcanzar estas posibilidades, hagas un esfuerzo sincero ahora para aplicar lo que has aprendido en los capítulos anteriores. Como dijimos en el primer capítulo, el último paso en la solución HeartMath es *materializar lo que sabes.*

CAPÍTULO 13

EL CORAZÓN EN EL SIGLO XXI

Al trabajar con personas de distintos ámbitos de la sociedad, como empresas, escuelas, organismos policiales, la comunidad médica y organizaciones gubernamentales, hemos adquirido una visión bastante completa de los retos a los que se enfrenta la gente. La mayoría de las personas parecen sentirse sobrepasadas en el presente e inseguras sobre el futuro. Se están produciendo tantos cambios de forma simultánea que es difícil comprender hacia dónde va todo. La siguiente historia de un alto directivo de una gran empresa informática que asistió a uno de nuestros seminarios ilustra esa incertidumbre.

«Nuestra empresa está pasando por una fusión con otra empresa. Las fusiones y adquisiciones entre empresas exigen una consolidación de recursos y tecnología. Es muy estresante para los empleados, porque tienes que trabajar el doble haciendo tu propio trabajo junto con todo el resto del trabajo que supone la fusión con personas de una cultura corporativa diferente con formas distintas de hacer las cosas. A menudo no sabes a qué atenerte. Puedes tener un nuevo supervisor, tu puesto puede ser eliminado, puedes ser trasladado a un nuevo departamento o ubicación, o puedes ser despedido.

»Para colmo, nuestra empresa tiene que responder al mismo tiempo al problema informático del efecto 2000 en todo el mundo. Miles de millones de dólares en ordenadores bastante nuevos están siendo desechados porque no hay suficientes expertos en software para hacerlos compatibles con el efecto 2000. Esto está costando tanto a las empresas que el valor de sus acciones está empezando a caer. Nuestros clientes piden nuevos sistemas informáticos que sean compatibles, pero no podemos fabricar suficientes para satisfacer todos los pedidos antes del año 2000; todo el mundo va a contrarreloj. El problema se agrava aún más porque el gobierno se ha adelantado a muchos de los pedidos que hicieron nuestros clientes para que los ordenadores esenciales del gobierno sean compatibles con el efecto 2000. Además de todo esto, estamos lidiando con la crisis económica asiática, y nadie sabe hacia dónde va la economía mundial. El mero hecho de intentar seguir el ritmo de las exigencias en el trabajo ya es bastante estresante, pero cuando miro hacia el futuro, me pregunto si lo que estoy haciendo va a suponer alguna diferencia».

El mundo se encuentra en una importante época de transición. El avance tecnológico y la globalización en los negocios, en los medios de comunicación y a través de Internet nos están llevando rápidamente a oportunidades y desafíos sin precedentes. Estamos en un período de transformación a gran velocidad, y todo y todos nos vemos afectados por ello.

Los sistemas informáticos de todo el mundo, desde los satélites de comunicaciones hasta los teléfonos móviles y las transacciones bancarias, están cada vez más interconectados y son más interdependientes. Un problema en un área puede provocar una reacción en cadena en todo el mundo. Todos hemos escuchado escenarios potenciales que asustan incluso a los más acérrimos. Como sociedad global fuertemente conectada, nos dirigimos con rapidez a tener que tomar decisiones importantes que afectarán a nuestra seguridad actual y a la vida de las generaciones futuras. Los problemas del mundo podrían empeorar antes de mejorar. Pero los propios retos de este período también presentan oportunidades para un cambio significativo en la conciencia humana.

Hemos entrado en una fase de desarrollo que acentúa la importancia de avanzar hacia nuevas soluciones inteligentes que promuevan la coherencia y la alineación en lugar de la división y la lucha. En HeartMath consideramos que el cultivo de la inteligencia del corazón, que existe en todas las personas pero que permanece en gran medida dormida, es nuestro recurso más rico para lograr esta coherencia.

La fuerza del estrés global

La energía colectiva generada a partir de los sentimientos, pensamientos y actitudes de los casi seis mil millones de personas de este planeta crea una atmósfera o «clima de conciencia». Este clima de conciencia, que nos rodea como el aire que respiramos, nos afecta sobre todo a nivel energético y emocional.

Un aumento de los pensamientos y sentimientos *coherentes* genera un impulso *estimulante* en el clima de conciencia, mientras que un aumento de pensamientos y sentimientos *incoherentes* genera una corriente de *estrés*. En otras palabras, la coherencia o la incoherencia se transmite a través del clima de conciencia de la misma manera que la música o el ruido se transmite a través de las señales de radio.

El estrés colectivo que experimentan las personas de todo el mundo crea una emisión de gran alcance de ruido y estática internos. El estrés se transmite primero de persona a persona en los hogares, las escuelas, las oficinas y las calles. Luego, amplificado y reforzado a través de la televisión, la radio y los medios impresos, el impulso del estrés se vuelve global, llegando a miles de millones de personas a diario.

Cuando se producen acontecimientos como un atentado terrorista que mata a cientos de personas, la reanudación de las maniobras bélicas de Saddam Hussein o las pruebas nucleares en India y Pakistán, las personas de todo el mundo se ven afectadas. Sienten la ola de tensión de esas situaciones inestables, aunque no se vean directamente afectadas. Cuando se informa de catástrofes naturales devastadoras, como terremotos, inundaciones, huracanes o incendios, se siente una oleada similar.

En la física cuántica, hay pruebas de que la información puede intercambiarse casi de forma instantánea a través de lo que se llama «no localidad cuántica». Los físicos han realizado experimentos que demuestran que, una vez que dos partículas se tocan, quedan interconectadas para siempre de alguna manera. Si se cambia una partícula, la otra (ahora a kilómetros de distancia) cambia de forma simultánea. Cuando escuchamos en la televisión contenidos que repercuten en nuestros pensamientos y estados de ánimo, seguimos conectados a esa información.

En su libro *The Undivided Universe*, los físicos cuánticos David Bohm y Basil Hiley describen esta conexión no local que une objetos distantes. Afirman: «Sólo hace falta un poco de reflexión para ver que esto [...] se aplica de forma aún más directa y obvia a la conciencia, con su flujo constante de pensamientos evanescentes, sentimientos, deseos, impulsos y necesidades. Todo ello fluye dentro y fuera entre sí».[1] Lo que tienen en común es, en realidad, una cualidad de totalidad ininterrumpida.

Lo que estos físicos sugieren es que los pensamientos y los sentimientos de las personas están mucho más interconectados de lo que se pensaba. Nuestra propensión a los prejuicios, las proyecciones, el exceso de preocupación, las emociones no gestionadas y las mentalidades inflexibles han creado un clima de conciencia que está arrastrando a las personas a un estado de incoherencia.

Cuando se generan ondas de estrés, nuestras emociones recogen esta energía incoherente. Incluso después de que la onda pase, las secuelas emocionales siguen reverberando. Si alguna vez has vivido un terremoto y sus réplicas, puede que hayas sentido la energía estática reverberando en tu cuerpo durante días. Las fuertes olas de estrés emocional pueden afectar al mundo entero de forma similar. Cuando se producen acontecimientos que provocan miedo y ansiedad masivos, *todos* experimentamos estrés en algún nivel. A nivel de conciencia, estamos todos juntos en esto.

Cuando examinamos la física de la conciencia colectiva, la naturaleza de la incoherencia y la coherencia cobra cada vez más impor-

---

1. Bohm, D. y Hiley, B.J.: *The Undivided Universe*, cita p. 382. Routledge, Londres, 1993.

tancia. Nuestra propia gestión emocional también ocupa un lugar destacado en la lista de prioridades. Dependiendo de cómo nos autogestionemos, podemos desviar parte de esta influencia del estrés. Sin embargo, todavía podemos ser vulnerables a los aumentos de la frecuencia del estrés en el mundo que nos rodea, aumentos que amplifican nuestro procesamiento mental excesivo y nuestra reactividad emocional y nos empujan más allá de nuestro umbral de tolerancia.

La fuerza de la coherencia

La fuerza global del estrés es obvia, pero hay una fuerza igualmente potente que se opone a ella. Aunque las olas de estrés e incoherencia aumenten, la energía de la coherencia, la otra cara de la vida en esta era de cambio, está trabajando a nuestro favor.

En medio del creciente estrés, se está creando una nueva fuerza hacia la coherencia. Pero sólo podemos sintonizar con ella y actualizarla mediante la gestión emocional y el equilibrio, habilidades de las que carece gran parte de la sociedad. Si nos quedamos encerrados en la ansiedad, el miedo, la resignación o la falta de voluntad de cambio, el ritmo siempre acelerado de estos tiempos seguirá proporcionando un reto tras otro. Encontrar la energía del corazón en nuestro interior es la mejor manera de ayudarnos a nosotros mismos y a los demás a avanzar en esta época de transición.

Aunque en este momento se transmite más incoherencia que coherencia en la conciencia de las masas, vemos una evidencia considerable de la fuerza de la coherencia. Cada vez más personas están hablando entre ellas sobre el corazón, siguiendo su corazón, y tratando de aumentar su aprecio, compasión y equilibrio personal. Algunos libros superventas como *No te ahogues en un vaso de agua*, de Richard Carlson, y *El encanto de la vida simple*, de Sarah Ban Breathnach, nos recuerdan que debemos buscar la gratitud y la alegría en la vida.

Muchas personas están experimentando un cambio en sus prioridades y valores. Se han hartado de vivir una vida de ambición y supervivencia básica. El creciente interés por la espiritualidad y las prácticas religiosas de todo tipo demuestra que la gente busca algo más. Están buscando, acudiendo a su interior lo mejor que pueden, el sentido y el propósito de sus vidas. Todos estos ejemplos representan un anhelo de más corazón y de conexión con el espíritu.

Cada vez que una persona hace un esfuerzo por contactar con una parte más profunda de sí misma, equilibrar sus emociones y desviar el impulso del estrés, los demás se benefician. A medida que más individuos aprenden a mantener su aplomo y equilibrio y se abstienen de aumentar la incoherencia a su alrededor, ayudan a contrarrestar la frecuencia del estrés. Esto facilita que otros puedan surfear las olas del cambio en lugar de ser golpeados por ellas. Esta corriente de coherencia facilita la aparición de una nueva conciencia y de nuevas soluciones para los retos sociales a nivel mundial.

La humanidad ha llegado a un punto de la evolución en el que la inteligencia del corazón es esencial. En un futuro próximo, la gestión de las emociones no parecerá una opción como ahora; será un *elemento básico*. La participación de la inteligencia del corazón facilita la gestión emocional y nos alinea con el impulso de la coherencia. Con la fuerza de esa capacidad, la inteligencia del corazón nos conducirá a las nuevas soluciones que necesitamos para afrontar los retos globales. También nos revelará nuestra tecnología interior, la cibernética de nuestro pensamiento y nuestros sentimientos.

A través de nuestra experiencia con la inteligencia del corazón, predecimos que los avances en la tecnología interior se producirán incluso con mayor rapidez en los próximos años que los avances en la tecnología exterior en los últimos cien años. Sabemos que es una gran afirmación, pero no surge de la nada; se basa en el hecho de que la coherencia es más organizada y poderosa que la incoherencia. Recordemos que la potencia coherente de un láser es mucho más potente que la luz incandescente. La incoherencia en el sistema humano genera estrés y desorden. La sociedad ya está harta de eso; es hora de explorar el potencial de la coherencia.

La transición hacia la inteligencia del corazón será más significativa que la transición de la Edad Media al Renacimiento y a la Revolución Científica, o la transición de la Revolución Industrial a la Era de la Información del siglo pasado. Representa un cambio dimensional en la conciencia humana, y ya ha comenzado.

Ciencia y espíritu

Muchas formas antiguas de medicina consideraban que el cuerpo tenía un espíritu vitalista, una fuerza vital o un campo rector. La medicina china utiliza el término *chi* para describir la fuerza vital que fluye a través de cada persona. Las teorías vitalistas sostienen que hay que añadir alguna fuerza o campo no físico a las leyes de la física y la química para poder comprender la vida de forma plena.[2]

El componente vitalista ha sido revivido por varios científicos modernos, entre ellos Rupert Sheldrake, que postula la existencia de campos morfogenéticos no físicos y rectores, o campos «generadores de formas».[3] Estos campos no físicos ayudan a explicar por qué muchos métodos de medicina alternativa, incluida la oración, pueden funcionar. Parece que hay algún tipo de energía sutil o campos no físicos involucrados, aunque la ciencia no tenga instrumentos lo suficientemente sensibles para medirlos.

El crecimiento explosivo del movimiento de salud alternativa en Estados Unidos y otros países occidentales en la última década se produjo porque la gente demandaba nuevos enfoques. Leían noticias o veían a amigos que recibían ayuda con métodos curativos alternativos e intuían que estos métodos tenían mucho que ofrecer.

2. Mc Craty, R.; Rozman, D. y Childre, D.: *HeartMath: A New Biobehavioral Intervention for Increasing Health and Personal Effectiveness – Increasing Coherence in the Human System* (título provisional). Harwood Academic Publishers, Amsterdam, 1999.

3. Sheldrake, R.: *A New Science of Life*. Tarcher, Los Ángeles, 1981 (Trad. español: *Una nueva ciencia de la vida: la hipótesis de la causación formativa*. Kairós, 2011).

Durante años, los Institutos Nacionales de la Salud (NIH, por sus siglas en inglés) y otras organizaciones médicas descartaron enfoques alternativos como la acupuntura y la curación energética por considerarlos indemostrables y, por tanto, inválidos. Sin embargo, el Congreso obligó finalmente a los NIH a ocuparse de este campo, porque millones de personas evitaban la medicina tradicional y buscaban tratamientos alternativos con grandes beneficios. Ahora los NIH han financiado una Oficina de Medicina Alternativa para investigar e identificar los enfoques alternativos más eficaces (incluso si esos enfoques aún no pueden ser explicados científicamente).

En la comunidad de físicos se habla de un «espacio previo» a partir del cual se manifiesta el mundo físico, incluidos el tiempo y el espacio. El físico Roger Penrose ha propuesto que el universo es una telaraña dinámica de giros cuánticos. Estas redes de giros crean un conjunto evolutivo de pequeños volúmenes geométricos que definen e informan el espacio-tiempo.[4] Penrose colabora ahora con el médico Stuart Hameroff, con la esperanza de descubrir cómo las redes de giros informan a los sistemas biológicos vivos. Hameroff introdujo el concepto de *vitalismo cuántico*, que considera que la vida se deriva de los procesos organizativos en el nivel más fundamental del universo y está íntimamente ligada a ellos.[5] Estos dos hombres esperan poder explicar científicamente cómo se unen la conciencia y la biología (o lo que algunos llamarían *espíritu* y *materia*).

En nuestra opinión, las explicaciones científicas de la energía sutil o los campos generadores de formas se encontrarán a medida que los científicos investiguen la inteligencia y otros atributos del corazón. Las investigaciones del Instituto HeartMath han demostrado que el campo electromagnético del corazón se extiende más allá del

---

4. Penrose, R.: *Shadows of the Mind: A Search for the Missing Science of Consciousness*. Oxford University Press, Oxford, 1994.

5. Hameroff, S.R.: «"More neural than you": Reply to Patricia Churland's "Barinshy"», en Hammeroff, S., Kaszniak, A. y Scott, A.C.: *Toward a Science of Consciouness II*. MIT Press, Cambridge, Massachusetts, 1998.

cuerpo. Hasta ahora, los instrumentos pueden medir el campo del corazón a no más de dos o tres metros del cuerpo, pero todo indica que se trata de un campo no local que trasciende el tiempo y el espacio. Los físicos William Gough y Robert Shacklett,[6] así como William Tiller,[7] han propuesto modelos que conectan la teoría electromagnética con un dominio multidimensional intrínsecamente no lineal y no local que opera bajo principios holográficos. Estos modelos, aunque aún no están probados, ayudan a explicar cómo el campo del corazón podría extenderse a lo largo de kilómetros y posiblemente a través del mundo.

Basándonos en los descubrimientos de HeartMath que indican que la coherencia comienza en los ritmos del corazón y luego se comunica al cerebro y al cuerpo, nuestra teoría es que el corazón es un conducto principal a través del cual el espíritu entra en el sistema humano. Las cualidades del espíritu (amor, compasión, cuidado, aprecio, tolerancia y paciencia) crean una mayor coherencia y orden en los patrones del ritmo cardíaco, mientras que la ira, la frustración, la ansiedad, el miedo, la preocupación y la hostilidad crean incoherencia y desorden. A medida que las personas adoptan ritmos cardíacos más coherentes, la inteligencia de su corazón superior se manifiesta. Su perspectiva se vuelve más beneficiosa y consciente de la totalidad. Desde nuestro punto de vista, la coherencia se manifiesta cuando el espíritu se fusiona con lo humano.

La gente no tiene que esperar a que la ciencia demuestre la existencia de la conciencia o del espíritu para empezar a conectar con la inteligencia organizadora de su corazón. Nuestra sociedad global puede adoptar una nueva dimensión coherente de la experiencia vital si un número suficiente de personas realiza, aunque sea, pequeños esfuerzos para activar la energía del corazón con coherencia.

6. GOUGH, W.C. y SHACKLETT, R.L.: «The science of connectiveness; Part III: the human experience», en *Subtle Energies*, vol. 4, n.º 3, pp. 187-214, 1993.
7. TILLER, W.A.: *Science and Human Transformation*. Pavior Publishing, Walnut Creek, California, 1997.

Estos esfuerzos darán lugar a un cambio de un enfoque en la mente a un enfoque en el corazón. Cada persona tiene que tomar la decisión de cambiar, pero la recompensa puede ser sustancial. A medida que más personas elijan el corazón, se sintonizarán con la frecuencia del corazón de otras personas que están haciendo lo mismo. Esto les ayudará a navegar sobre las olas de la fuerza del estrés y los cambios globales con mayor facilidad y agilidad.

Coherencia social

Se pueden observar indicadores de una creciente coherencia social en la aparición de grupos de apoyo en números récord. Tanto si están formados por personas que comparten retos comunes como por personas que comparten objetivos de mejora personal o de estudio, estos pequeños grupos son como familias; proporcionan una conexión de corazón y un refuerzo del apoyo emocional y social. Los grupos de apoyo ayudan a las personas a desestresarse de los problemas en el trabajo y en casa. El interés que los miembros del grupo intercambian mientras están juntos y los esfuerzos individuales de cada uno en casa por acudir al corazón contribuyen a la ola de conciencia coherente que fomenta la cooperación y ayuda a aliviar el estrés y la confusión emocional.

Incluso la fuerza del estrés global tiene su lado positivo, ya que suele obligar a las personas a acudir a su corazón en busca de soluciones y puede unir a la gente. Cuando se producen crisis locales, dejamos de lado las diferencias raciales, culturales y económicas y trabajamos juntos por el bien común, al menos durante un tiempo. Después, a menudo recordamos esas experiencias tan sentidas como puntos álgidos de nuestras vidas.

Nuestros experimentos sobre la electricidad del tacto, mencionados en el capítulo 8, demostraron que la señal eléctrica de nuestro corazón aparece en las ondas cerebrales de las personas que tocamos o que están cerca. Los experimentos de HeartMath también han demostrado que la energía electromagnética producida por el corazón se irradia fuera del cuerpo. A medida que emitimos más amor, interés por los demás y aprecio, el corazón emite una frecuencia u onda entre las personas que facilita que los demás se comprometan con su corazón.

El aprecio por sí solo es una poderosa frecuencia de coherencia, ya que realmente la amplifica y nos alinea con nuestro verdadero ser, nos conecta con el corazón planetario y nuestro propósito más profundo. Al materializar las cualidades del corazón en nuestras vidas (aprecio, interés por los demás, compasión y amor), ayudamos a impulsar la coherencia en el campo de conciencia del planeta.

Prevemos que la fuerza de la coherencia alcanzará finalmente una magnitud significativa y creará un milenio de paz y prosperidad basado en la nueva inteligencia. La humanidad finalmente realizará el cambio de polaridad de la incoherencia a la coherencia. Esto permitirá a las personas de todo el mundo percibir y actuar con más facilidad de forma equilibrada y solidaria, tanto a nivel individual como colectivo.

Responsabilidad personal

A medida que aumenta la acumulación global de estrés, es fácil que la distorsión emocional se deslice sobre nosotros en forma de sobrecarga mental y reactividad emocional. La sobrecarga nos mantiene a todos (ricos o pobres, con estudios o sin ellos) presos de la identificación excesiva con todo lo que ocurre. Es un estado de sueño que perpetúa el nivel de supervivencia.

Al asumir la responsabilidad personal, es importante desarrollar el equilibrio emocional y tratar de no aumentar la presión del estrés. Preocuparse en exceso no ayuda. Acepta el reto y apuesta por mantener la estabilidad emocional ante el cambio; no cedas. Todos podemos superar los sentimientos de confusión y sobrecarga y encontrar un nuevo punto de integridad en nuestro interior gestionando la mente y las emociones con el corazón. Este proceso genera esperanza y proporciona un mayor acceso a nuestro espíritu.

Ya no resulta tan difícil como antes cambiar a la coherencia del corazón. De hecho, nunca antes había sido tan fácil acceder a la coherencia, porque cada vez hay más gente que recurre al corazón. Como resultado, nuestra capacidad para ir más allá de las limitaciones y experimentar la plenitud ha aumentado de forma significativa. A medida que practiquemos el seguir al corazón, desarrollaremos las capacidades y las percepciones que necesitamos para abordar problemas personales y sociales.

En estos tiempos se puede obtener mucho conocimiento al alinear el corazón y la mente. A medida que logremos esa alineación, la experiencia de la nueva conciencia se hará tangible y real. Ahora es el momento de tomarse en serio esta promesa. Pero *tener* percepciones es diferente a *actuar* sobre ellas. Debemos *seguir* al corazón y dar forma a un mundo mejor para nosotros mismos y para el conjunto colectivo.

Gestión del cambio: desarrollar la propia seguridad

Mi intención (la de Doc) siempre ha sido ayudar a las personas a amarse más y a experimentar la fuente del amor y la seguridad en sus corazones. La solución HeartMath no es el único enfoque para materializar la energía del corazón, pero (como hemos demostrado a través del trabajo que hemos realizado en diversos contextos sociales) funciona.

Las herramientas y técnicas de la solución HeartMath cultivan la esperanza. A medida que las personas desarrollan su propia inteligencia del corazón, surge una nueva esperanza en su interior, esperanza de que pueden experimentar paz, felicidad y satisfacción en sus vidas; esperanza de que no se dejarán arrastrar por el ímpetu del estrés, y de que, en cambio, harán una valiosa contribución al desarrollo de la inteligencia del corazón. Pero la esperanza puede verse oscurecida por el caos. Intenta recordar que cuando las cosas parecen ser caóticas, a menudo es porque están en proceso de remodelación y transformación para mejor.

Evita la tendencia a esperar resultados inmediatos, especialmente cuando se trata de problemas mentales y emocionales de larga duración. A menudo hacemos un esfuerzo a medias, y luego nos decepcionamos cuando no todo sale bien al instante. A través del corazón, las distorsiones mentales y emocionales pueden transmutarse en poco tiempo; pero seamos sinceros: no hay soluciones rápidas. Ciertamente, la solución HeartMath no es una solución rápida. Sin embargo, es un proceso que puede arreglar las cosas con rapidez cuando se aborda con sinceridad.

No caigas en la trampa de sentir que las cosas nunca van a mejorar ni te digas a ti mismo: «Lo he intentado, pero no funciona». Ese período entre el esfuerzo por cambiar y el registro de los resultados es cuando la mayoría de las personas tropiezan, volviendo a los viejos comportamientos.

Al aplicar cualquier parte de la solución HeartMath, sé paciente en tu práctica; no esperes milagros de la noche a la mañana. Intenta ser lo más constante posible en la aplicación de estos conceptos y técnicas, y los beneficios te llegarán a su debido tiempo.

En los nuevos tiempos

Una cosa es segura: una vez que realices tu propio cambio de paradigma de la cabeza al corazón, la vida será mucho más divertida. Ese cambio es un proceso constante que altera tu estado interno paso a paso. A medida que vayas cambiando de percepción y actitud, tu vida exterior empezará a responder en consecuencia, y la recompensa será una mayor satisfacción.

La plenitud tiene lugar primero en el interior; es un *sentimiento* que tienes. Por supuesto, las ganancias externas forman parte del paquete de realización de una persona, pero lo externo no es lo que proporciona una satisfacción duradera. El mundo está lleno de personas que pensaron que ser ricos les proporcionaría plenitud, sólo para descubrir que incluso con enormes sumas de dinero sus vidas seguían siendo miserables.

La puerta a la plenitud está en tu corazón. Cuando utilizas la inteligencia de tu corazón para cambiar la percepción y dirigir el flujo de tus emociones, tienes la capacidad de generar y magnetizar tu propia plenitud. El anhelo se detiene y es reemplazado por el aprecio.

Una vez que estabilices la conexión con la inteligencia de tu corazón, tendrás más seguridad y libertad para pensar, sentir y vivir de forma adecuada para ti. Una nueva madurez te permitirá tomar sin miedo las decisiones que sabes que son correctas para ti, sin dejar de respetar con sensibilidad a los demás.

La vida seguirá siendo imprevisible, pero tendrá más fluidez, menos resistencia y tensión. Tendrás una nueva capacidad para relajarte. Un día normal te parecerá más ligero, más esperanzador y más abierto. La percepción intuitiva, entendida de forma práctica, se convertirá en algo tan natural como respirar. Te convertirás en un ser con poder propio capaz de participar plenamente en un proceso cocreativo con la vida, ya que el espíritu se fusiona con tu humanidad.

En los nuevos tiempos, una vez que una cantidad significativa de personas haya hecho el cambio a la conciencia del corazón, la vida será muy diferente para todos. Todos estos beneficios, y muchos más, se obtienen aprendiendo de forma sistemática a concentrarse en el corazón, a escucharlo y a seguirlo.

GLOSARIO

ADN. Una molécula compleja que se encuentra en cada célula del cuerpo y que lleva la información genética o el patrón que determina las características hereditarias individuales. Componente esencial de toda la materia viva (y principal constituyente de los cromosomas), el ADN es un ácido nucleico formado por dos largas cadenas de nucleótidos retorcidas en una doble hélice.

Amígdala. El centro cerebral subcortical clave que coordina las respuestas conductuales, neuronales, inmunológicas y hormonales a los estímulos ambientales. También sirve como almacén de la memoria emocional dentro del cerebro. Su función es comparar las señales entrantes del entorno con los recuerdos emocionales almacenados. De este modo, la amígdala toma decisiones instantáneas sobre el nivel de amenaza de la información sensorial entrante. Debido a sus amplias conexiones con el hipotálamo y otros centros del sistema nervioso autónomo, la amígdala es capaz de activar el sistema nervioso autónomo y las respuestas emocionales antes de que los centros cerebrales superiores reciban la información sensorial.

Aprecio. Estado emocional activo en el que una persona tiene una clara percepción o reconocimiento de la calidad o magnitud de aquello que agradece. El aprecio también conduce a un mejor equilibrio fisiológico, medido en la función del sistema cardiovascular e inmunológico.

Armonización. Fenómeno observado en la naturaleza por el que los sistemas u organismos que presentan un comportamiento periódico se sincronizan, oscilando con la misma frecuencia y fase. Un ejemplo común de este fenómeno es la sincronización de dos o más relojes de péndulo colocados uno cerca del otro. En los seres humanos, a menudo se observa la armonización de diferentes sistemas biológicos oscilantes a la frecuencia primaria de los ritmos cardíacos durante estados emocionales positivos. La armonización, un modo altamente eficiente de funcionamiento corporal, se asocia con una mayor claridad, fortaleza y paz interior. Los equipos armonizados son los que funcionan con un mayor grado de sincronización, eficiencia y comunicación coherente.

Armonización corazón/cerebro. Estado en el que las ondas cerebrales de muy baja frecuencia y los ritmos cardíacos se unen en frecuencia, es decir, se sincronizan. Este fenómeno se ha asociado a cambios significativos en la percepción y a una mayor conciencia intuitiva.

Autogestión interna. Proceso activo de reducir y neutralizar las propias reacciones mentales y emocionales automáticas ante eventos o situaciones, en lugar de ser víctima de ellas.

Cabeza. Generalmente se utiliza para describir el cerebro y la mente, esa parte de nuestra inteligencia que funciona de forma lineal y lógica. Las funciones principales de la cabeza son analizar, memorizar, compartimentar, comparar y clasificar los mensajes entrantes de nuestros sentidos y experiencias pasadas, que luego transforma en percepciones, pensamientos y emociones.

Cambio de tiempo. Se utiliza aquí para describir el tiempo que se ahorra cuando somos capaces de desprendernos de una reacción mental o emocional ineficiente y tomar una decisión más eficaz. El cambio de tiempo detiene una reacción en cadena de pérdida de tiempo y energía y catapulta a las personas a un nuevo dominio de la gestión del tiempo, donde hay una mayor eficiencia energética y satisfacción.

Caos. Gran desorden o confusión; incoherencia. Este término procede de la palabra griega *khaos*, que significa «materia no formada». El caos es el estado desordenado que se considera que existía antes del universo ordenado.

Célula. La unidad estructural más pequeña de un organismo capaz de funcionar de forma independiente. La célula es una unidad compleja de protoplasma que suele tener un núcleo, un citoplasma y una membrana que la envuelve.

Celular. Que contiene o está formado por células.

Circuitos neuronales. Vías neuronales formadas por neuronas interconectadas en el cerebro y el cuerpo a través de las cuales se procesa información específica. Las investigaciones han demostrado que muchas de estas conexiones neuronales se desarrollan en la infancia temprana en función de nuestras experiencias y del tipo de estimulación que recibimos. Del mismo modo, incluso más adelante en la vida, los circuitos neuronales pueden reforzarse o atrofiarse, dependiendo de la frecuencia con que los utilicemos. Los circuitos específicos se forman y se refuerzan a través de un comportamiento repetido, y de esta manera las respuestas físicas y emocionales pueden llegar a ser «cableadas» (o automáticas) en nuestro sistema.

Coherencia. Conexión lógica, orden interno o armonía entre los componentes de un sistema. Este término también puede referirse a la tendencia a un mayor orden en el contenido informativo de un sistema o en el flujo de información entre sistemas. En física, se describen como coherentes dos o más formas de onda que están unidas en fase (de modo que su energía es constructiva). La coherencia también puede atribuirse a una sola forma de onda, en cuyo caso denota una distribución ordenada o constructiva del contenido energético. Últimamente, el interés científico por la coherencia en los sistemas vivos es cada vez mayor. Cuando un sistema es coherente, prácticamente no se desperdicia energía, debido a la sincronización interna entre las partes. En las organizaciones empresariales, una mayor coherencia permite la aparición de nuevos niveles de creatividad, cooperación, productividad y calidad a todos los niveles.

Coherencia cardíaca. Modo de funcionamiento cardíaco en el que la producción rítmica y eléctrica del corazón está muy ordenada.

La investigación de HeartMath ha demostrado que las emociones positivas como el amor, el interés y el aprecio aumentan la coherencia en los patrones de latidos rítmicos del corazón. Durante los estados de coherencia cardíaca, se ha demostrado que los patrones de ondas cerebrales se sincronizan con los patrones de variabilidad del ritmo cardíaco; además, el equilibrio del sistema nervioso y la función inmunológica se ven reforzados. En general, el cuerpo funciona con mayor armonía y eficacia.

Coherencia interna. Un estado profundo de autogestión interna en el que se genera un mayor orden y armonía en los sistemas físico, mental y emocional. En este estado, los sistemas cardiovascular, inmunitario, hormonal y nervioso funcionan con mayor eficacia. Los estados de coherencia interna se asocian a una menor reactividad emocional y a una mayor claridad mental, adaptabilidad y flexibilidad.

Corazón. Órgano hueco y muscular de los vertebrados que mantiene la sangre en circulación por todo el cuerpo mediante sus contracciones y relajaciones rítmicas. El corazón, que es el generador de energía y el oscilador rítmico central y más potente del cuerpo, es un sistema complejo y autoorganizado de procesamiento de información con su propio «pequeño cerebro» funcional que transmite de forma continua mensajes neuronales, hormonales, rítmicos y de presión al cerebro.

Corteza cerebral. La zona más desarrollada del cerebro, que rige todas las capacidades humanas de alto orden, como el lenguaje, la creatividad y la resolución de problemas. El córtex, al igual que otros centros cerebrales, sigue desarrollando nuevos circuitos neuronales, o redes, a lo largo de la vida de una persona.

Cortisol. Hormona producida por las glándulas suprarrenales en situaciones de estrés, comúnmente conocida como la «hormona del estrés». El exceso de cortisol tiene muchos efectos nocivos para el organismo y puede destruir las células cerebrales del hipocampo, una región del cerebro asociada al aprendizaje y la memoria.

DHEA. Una hormona esencial producida por las glándulas suprarrenales y conocida como la «hormona de la vitalidad» por sus propiedades antienvejecimiento. Como antagonista natural del cuerpo de las hormonas glucocorticoides, una familia que incluye el cortisol, la DHEA revierte muchos de los efectos fisiológicos desfavorables del estrés excesivo. Es la precursora de las hormonas sexuales estrógeno y testosterona, y sus variadas funciones incluyen la estimulación del sistema inmunológico, la reducción de los niveles de colesterol y la potenciación de los depósitos óseos y musculares. Se han registrado niveles bajos de DHEA en pacientes con muchas enfermedades importantes.

Emoción. Sentimiento fuerte. Las emociones incluyen cualquiera de las diversas reacciones complejas con manifestaciones mentales y físicas, como el amor, la alegría, la tristeza y la ira. La energía emocional es neutra y se une a pensamientos positivos o negativos para crear emociones.

Equilibrio. Estabilidad o incluso la distribución del peso a cada lado de un eje vertical. Este término también se utiliza para denotar la estabilidad mental o emocional.

Estrés. Presión, tensión o una sensación de agitación interior resultante de nuestras percepciones y reacciones a eventos o condiciones. Estado de excitación emocional negativa, generalmente asociado a sentimientos de malestar o ansiedad que atribuimos a nuestras circunstancias o situación.

Factor natriurético auricular o péptido auricular. Hormona que regula la presión arterial, la retención de líquidos corporales y la homeostasis de los electrolitos. Se la conoce como la «hormona del equilibrio». Esta hormona afecta a los vasos sanguíneos, los riñones, las glándulas suprarrenales y muchas zonas reguladoras del cerebro.

Frecuencia. El número de veces que se repite una acción, suceso o acontecimiento en un período determinado. En física, la frecuencia es el número de oscilaciones periódicas, vibraciones u ondas por unidad de tiempo, normalmente expresado en ciclos por segundo. La inteligencia humana opera dentro de un gran ancho de banda de frecuencias.

Freeze-frame®. Herramienta clave que consiste en desconectar de forma consciente las reacciones mentales y emocionales ante acontecimientos externos o internos y, a continuación, desplazar el centro de atención de la mente y las emociones a la zona física que rodea al corazón mientras nos centramos en una emoción positiva, como el amor o el aprecio. Esta herramienta está diseñada para prevenir y liberar el estrés (deteniendo las reacciones ineficaces en el momento) y luego proporcionar una ventana de oportunidades para nuevas perspectivas intuitivas. Esta técnica tiene numerosas aplicaciones para el pensamiento creativo, la innovación y la planificación, así como para mejorar la salud y el bienestar general.

Gestión emocional. El grado de capacidad que uno tiene para controlar las respuestas emocionales de forma consciente.

Heart Lock-In®. Técnica clave que se utiliza para tranquilizar la mente y mantener una conexión sólida con el corazón, para así poder encerrarse en la energía de éste. Esta técnica añade fortaleza y energía regenerativa a todo el sistema de la persona.

Herramientas energéticas del corazón. Sentimientos básicos del corazón que pueden aplicarse para activar la inteligencia del corazón, eliminar los déficits de energía y aumentar los activos energéticos.

Hoja de balance de activos y déficits. Una herramienta de HeartMath para evaluar los activos y los déficits en relación con la forma en que una persona está utilizando su energía mental y emocional. En combinación con la técnica Freeze-frame®, el balance de activos y déficits puede aportar ideas sorprendentes y claridad sobre cuestiones personales y profesionales.

Incoherencia organizativa. Estado resultante del ruido interno, la agitación, la presión y el conflicto acumulados entre los individuos que componen la organización. Este estado se caracteriza por una percepción distorsionada, altos niveles de reactividad emocional y una disminución de la eficiencia, la cooperación y la productividad.

Inhibición cortical. Desincronización o reducción de la actividad cortical, que se cree que es el resultado de los ritmos cardíacos erráticos y las consiguientes señales neuronales transmitidas desde el corazón al cerebro durante el estrés y los estados emocionales negativos. Esta condición puede manifestarse en una capacidad de toma de decisiones menos eficiente, lo que lleva a decisiones pobres o precipitadas, una comunicación ineficaz o impulsiva y una coordinación física reducida.

Inteligencia del corazón. Término acuñado para expresar el concepto del corazón como un sistema inteligente con el poder de equilibrar y dar coherencia a los sistemas emocional y mental.

Inteligencia intuitiva. Un tipo de inteligencia distinta de los procesos cognitivos, que se deriva del uso y la aplicación coherentes de la propia intuición. Los estudios demuestran que la capacidad humana de afrontar los retos de la vida con fluidez y soltura no se basa únicamente en el conocimiento, la lógica o la razón; también incluye la capacidad de tomar decisiones intuitivas. La investigación de HeartMath sugiere que, con entrenamiento y práctica, los seres humanos pueden desarrollar un alto nivel de inteligencia intuitiva operativa.

Interés. Actitud interior o sentimiento de verdadero apoyo, sin intenciones ni apegos al resultado. El interés sincero es rejuvenecedor tanto para el que da como para el que recibe.

Intuición. Inteligencia y comprensión que pasa por encima de los procesos cognitivos lógicos y lineales; la facultad de conocer directamente, como por instinto, sin razonamiento consciente. La intuición es un conocimiento inferencial puro, no enseñado, unido a una perspicacia aguda y rápida.

Neurona. Cualquiera de las células que componen el sistema nervioso, formada por un cuerpo celular nucleado con una o varias dendritas y un único axón. Las neuronas son las unidades estructurales y funcionales fundamentales del tejido nervioso.

Neutral. En física, que tiene una carga eléctrica neta de cero; con referencia a la maquinaria, una posición en la que un conjunto de engranajes está desconectado. En los seres humanos, pasar a un estado neutral significa desprenderse de forma consciente de nuestras reacciones mentales y emocionales automáticas ante una situación o asunto para obtener una perspectiva más amplia.

Parasimpático. Rama del sistema nervioso autónomo que ralentiza o relaja las funciones corporales. Esta parte del sistema nervioso es análoga a los frenos de un coche. Muchas enfermedades y trastornos conocidos se asocian a la disminución de la función parasimpática.

Percepción. El acto o la facultad de aprehender por medio de los sentidos; el modo en que un individuo ve una situación o un acontecimiento. La forma en que percibimos un acontecimiento o una cuestión subyace a cómo pensamos, sentimos y reaccionamos ante ese acontecimiento o cuestión. Nuestro nivel de conciencia determina tanto nuestra percepción inicial de un acontecimiento como nuestra capacidad para extraer el significado de los datos disponibles. Las investigaciones demuestran que cuando la lógica y el intelecto de la mente se integran de forma armoniosa con la inteligencia intuitiva del corazón, nuestra percepción de las situaciones suele cambiar de forma significativa, ofreciendo perspectivas más amplias y nuevas posibilidades.

Plexo solar. Amplia red de nervios situada en la zona del vientre, justo debajo del esternón; recibe este nombre por los patrones en forma de rayo de sus fibras nerviosas. Esta red neuronal se distribuye por el tejido que recubre el esófago, el estómago, el intestino delgado y el colon, y a veces se denomina «sistema nervioso entérico» o «cerebro intestinal».

Prejuicios. Actitudes y opiniones fuertemente sostenidas, en gran medida negativas, a menudo basadas en información incompleta y prejuiciosa.

Preocupación excesiva. El resultado del interés llevado a un extremo ineficaz que cruza la línea de la ansiedad y la angustia. La preocupación excesiva es uno de los mayores inhibidores de la resiliencia personal y organizativa. Se ha convertido en algo tan natural que la gente a menudo no sabe que la está experimentando, porque se presenta como interés. A medida que las personas aprenden a identificar y tapar las fugas en su propio sistema personal causadas por el exceso de preocupación, dejan de consumir energía y eficacia, tanto a nivel personal como organizativo.

Revelación. La facultad de ver el carácter interno o la verdad subyacente y aprehender la verdadera naturaleza de una cosa. Una comprensión o conciencia clara.

Sentimientos básicos del corazón. Cualidades psicológicas comúnmente asociadas al corazón. Estas cualidades representan algunos de los valores y rasgos humanos más beneficiosos y productivos. Hay muchos sentimientos básicos del corazón, como el amor, la compasión, el no juzgar, el valor, la paciencia, el perdón, el aprecio y el interés por los demás.

Señal electromagnética. En física, onda propagada a través del espacio o la materia por el campo eléctrico y magnético oscilante generado por una carga eléctrica oscilante. En el cuerpo humano, el corazón es la fuente más potente de energía electromagnética.

Simpático. Rama del sistema nervioso autónomo que acelera las funciones corporales, preparándonos para la movilización y la acción. La respuesta de lucha o huida al estrés activa el sistema nervioso simpático y provoca la contracción de los vasos sanguíneos, junto con un aumento de la frecuencia cardíaca y muchas otras respuestas corporales. Esta parte del sistema nervioso es análoga al acelerador de un coche.

Sistema cardiovascular. Sistema del cuerpo humano compuesto por el corazón y los vasos sanguíneos.

Sistema hormonal. Formado por las numerosas hormonas que actúan e interactúan en todo el cuerpo para regular muchas funciones metabólicas, así como las células, órganos y tejidos que las fabrican. Una hormona es una sustancia producida por células vivas que circula por los fluidos corporales y produce un efecto específico en la actividad de las células alejadas de su punto de origen.

Sistema inmunológico. Sistema corporal integrado de órganos, tejidos, células y productos celulares, como los anticuerpos, que diferencia lo «propio» de lo «extraño» dentro de nuestro cuerpo y neutraliza las sustancias u organismos potencialmente patógenos que causan enfermedades. El «sistema inmunológico» organizativo se basa en los valores fundamentales conocidos por mejorar la realización personal y el bienestar, eliminando los virus emocionales que pueden impregnar y destruir la eficacia y la coherencia de la organización.

Sistema límbico. Grupo de estructuras cerebrales corticales y subcorticales que participan en el procesamiento emocional y en ciertos aspectos de la memoria. Estas estructuras incluyen el hipotálamo, el tálamo y la amígdala, entre otras.

Sistema nervioso. Sistema de células, tejidos y órganos que coordina y regula las respuestas del cuerpo a los estímulos internos y externos. En los vertebrados, el sistema nervioso está formado por el cerebro y la médula espinal, los nervios, los ganglios y los centros nerviosos de los órganos receptores y efectores.

Sistema nervioso autónomo. La parte del sistema nervioso que regula la mayoría de las funciones involuntarias del cuerpo, como el ritmo cardíaco medio, los movimientos del tracto gastrointestinal y las secreciones de muchas glándulas. Formado por dos ramas (la simpática y la parasimpática), el sistema nervioso autónomo regula más del 90 % de las funciones corporales. El corazón y el cerebro, así como los sistemas inmunitario, hormonal, respiratorio y digestivo, están conectados por esta red de nervios.

Teoría cuántica. Teoría matemática que describe el comportamiento de los sistemas físicos y que es especialmente útil para estudiar las características energéticas de la materia a nivel subatómico. Uno de los principios clave de la teoría cuántica es que no nos limitamos a *observar* la realidad, sino que *participamos* en la *creación* de nuestra realidad.

Variabilidad de la frecuencia cardíaca (VFC). Los cambios de frecuencia cardíaca que se producen normalmente de un latido a otro. El análisis de la VFC es una herramienta importante para evaluar la función y el equilibrio del sistema nervioso autónomo. La VFC se considera un indicador clave del envejecimiento, la salud cardíaca y el bienestar general.

ÍNDICE

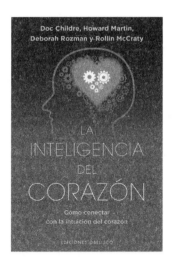

Este libro ofrece al lector una nueva visión, en alta definición, del corazón energético como centro de inteligencia intuitiva, creativa y unificadora del que podemos aprender a servirnos para obtener los consejos orientativos que necesitemos en cualquier momento.

Como continuación y ampliación de su éxito anterior, los autores nos describen una serie de técnicas y pautas para vivir desde el corazón y conseguir reunir todas las piezas del rompecabezas que constituye nuestra búsqueda del sentido y de la plenitud en la vida.

En este libro encontraremos información y herramientas sencillas para acceder a la intuición de nuestro corazón y optar por las mejores opciones para obtener un máximo de beneficios. Dichas decisiones son de gran importancia en estos tiempos de fuertes cambios y son capaces de aportarnos o malograr nuestra paz, felicidad y sensación de seguridad.

Nuestros pensamientos y sentimientos influyen en la bioquímica que rige en gran parte nuestra salud –sobre cómo nos sentimos, tanto para bien como para mal–. Los pensamientos, las sensaciones, los sentimientos y las actitudes no son más que frecuencias vibratorias que podemos aprender a manejar si nos ponemos a ello de corazón.